品读生活｜优享人生

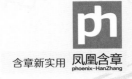

含章新实用　凤凰含章
phoenix-HanZhang

一本适合中国父母的新生儿、婴儿养育全书

新生儿婴儿
护理百科

许鼓 于伟 金国壮 主编

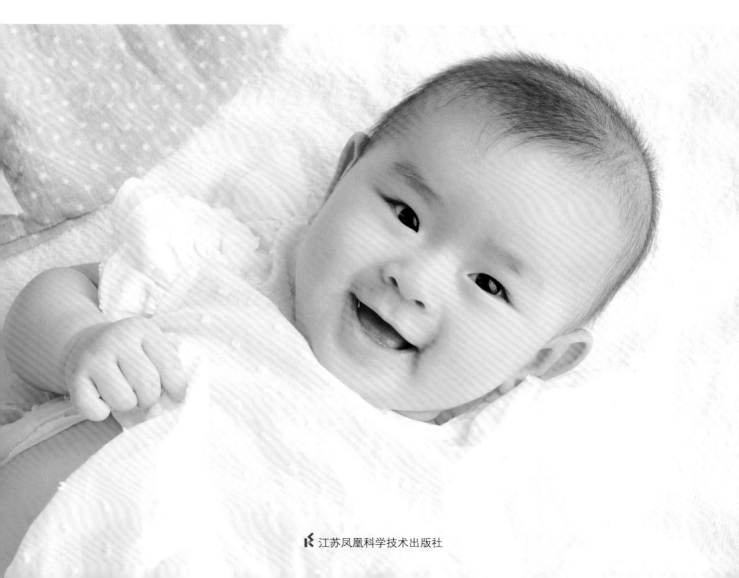

江苏凤凰科学技术出版社

图书在版编目（CIP）数据

新生儿婴儿护理百科 / 许鼓，于伟，金国壮主编
. -- 南京：江苏凤凰科学技术出版社，2019.6
ISBN 978-7-5713-0191-0

Ⅰ . ①新⋯ Ⅱ . ①许⋯ ②于⋯ ③金⋯ Ⅲ . ①新生儿
—护理②婴儿—护理 Ⅳ . ①R174

中国版本图书馆 CIP 数据核字 (2019) 第 052825 号

新生儿婴儿护理百科

主　　　编	许　鼓　于　伟　金国壮	
责 任 编 辑	樊　明　祝　萍	
责 任 监 制	曹叶平　方　晨	

出 版 发 行	江苏凤凰科学技术出版社
出版社地址	南京市湖南路 1 号 A 楼，邮编：210009
出版社网址	http://www.ppm.cn
印　　　刷	北京博海升彩色印刷有限公司

开　　　本	718mm × 1000mm　1/12
印　　　张	20
插　　　页	1
版　　　次	2019年6月第1版
印　　　次	2019年6月第1次印刷

标 准 书 号	ISBN 978-7-5713-0191-0
定　　　价	49.80 元

图书如有印装质量问题，可随时向我社出版科调换。

序 言

一本中国式育儿全书

无论你是做足准备、满心期待，还是毫无准备，婴儿的到来都会彻底改变你的生活。"吃、喝、拉、撒、睡"，这些你从未留意过的小事，在你为人父母后立刻变成生活的重中之重。无论你从事何种职业、受过多高的系统教育，育儿都是一件需要从零学起的事情，不仅需要学习基本的育儿知识，更要从实践中学会具体操作；不仅要关注婴儿的身体发育是否健康，更要学习如何激发婴儿体内蕴藏的无限潜能……

然而如何学习、从什么渠道学习，这是每位新手爸妈都面临的问题。

80后、90后的新手爸妈们，素有怀疑和追求完美的精神，在育儿这件事情上更是如此。他们不会轻易相信祖母或者母亲那一辈的育儿经验，若是老人们自信满满地跟他们说"反正我们那时都是这样做的"，他们往往会有自己的选择，因为他们不仅要知道怎么做，还要知道为什么这样做，甚至还追求如何才能做得更好。

借鉴西方的育儿经验？美国的《斯波克育儿经》诞生于1946年，虽然至今依然是风靡全球的经典之作，但毕竟是西方人的教养方式，与中国家庭的育儿情况相差甚远，如独立睡眠、多子女、全职妈妈、西式辅食和社区医生等内容。

日本松田道雄的《定本育儿百科》于1967年问世，可以说是亚洲最著名、最权威的育儿书籍，但由于年代久远，一些常识性问题混淆不清，比如在乳汁不足的情况下，松田先生不是鼓励妈妈们通过婴儿的频繁吸吮来刺激泌乳，而是建议妈妈们赶紧添加配方奶，因为他认为"母乳的营养不如配方奶粉"。

育儿离不开文化和民族背景，《新生儿婴儿护理百科》就是一本适合中国家庭的育儿百科书籍，由国内先进育婴机构发起，通过深入全国各地300多个家庭，帮助解决育儿的实际困难和问题总结而来。同时，专家阵容亦相当强大，既有潜心钻研育婴理论的教授学者，又有长期以来奋斗在医疗工作前线的专家医师。

在编排上，以婴儿成长的阶段为纵线，分月阐述，并将育儿过程中可能出现的问题按照婴儿日常护理要点、婴儿的喂养方法、婴儿每月可能出现的不适、婴儿每月益智游戏和体能训练等分门别类，编排科学合理，新手爸妈查阅起来快速简便。

此外，成书过程耗时长达2年，连续追踪拍摄了0～1岁不同月龄婴儿的各种成长变化和养护方法，图片量高达1000多幅，新手父母可对照图片即学即用。更难能可贵的是，本书不仅仅传授育婴方式，字里行间更是向广大父母传达先进的育儿理念，如"母乳是婴儿最好的食粮""0～1岁小婴儿有惊人的能力，父母要及时发掘这种能力""尊重婴儿间的差异性"等。

作为一名从事儿科医疗工作近40年的医生，我接待过各种各样的患儿，却遗憾地发现，许多前来就诊的婴儿其实根本就没有生病，很多症状都是由于养育不当而造成的，但医院里儿科诊室人满为患却是不争的事实。为此我感到很痛心。我希望前来就诊的小患儿能少一些，再少一些，这些稚嫩的小生命打针吃药的次数少一些，再少一些。

如果你想科学、合理地养育宝宝，让他拥有最佳的人生开端，不妨仔细阅读本书，相信一定会给作为新手爸妈的你很多育儿启示。

上海复旦大学附属儿科医院儿保科主任医师、教授

郭志平

目　录

第1个月　我是小小新生儿

012
一、宝宝的日常护理：悉心呵护保健康
012　穿着，由内而外的关怀
016　抱新生儿也要讲究方法
017　呵护好宝宝的小肚脐
019　分段沐浴法，新生儿的特殊洗澡方式
021　尿布，你会选择和使用吗
026　读懂整天睡觉的宝宝
029　观大便，识健康

031
二、宝宝的喂养方法：营养充足长得快
031　新生儿喂养须知
032　母乳喂养，好的开始至关重要
036　人工喂养，你依然可以当个好妈妈

040
三、应对宝宝不适有窍门：健健康康快乐多
040　鼻塞：宝宝鼻子不通了
041　鹅口疮：嘴巴起"癣"

041　急性腹痛：宝宝哭闹真厉害
043　黄疸：宝宝成了名副其实的"黄种人"
044　腹胀：肚子鼓鼓像个球

046
四、父母早教有方：宝宝聪明健康有道
046　益智亲子游戏
047　体能训练
048　新生儿抚触：让爱传递

第2个月　快乐微笑小宝宝

052
一、宝宝的日常护理：悉心呵护保健康
052　妈妈，我要天天洗澡
054　本月睡眠问题：应对宝宝的昼夜颠倒
055　日光浴：让宝宝和太阳公公亲亲脸
056　水浴：带宝宝去游泳吧

058
二、宝宝的喂养方法：营养充足长得快
058　吃多少？合适最好
060　应对哺乳困难，掌握增加泌乳量的秘诀
062　人工喂养的宝宝要及时补水

063
三、应对宝宝不适有窍门：健健康康快乐多
063　湿疹："小痘痘"不要来
065　尿布疹：不要"红屁股"

066
四、父母早教有方：宝宝聪明健康有道
066　益智亲子游戏
067　被动操：提升宝宝的身体运动能力

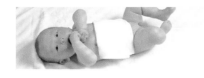

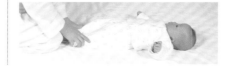

第3个月　宝宝脖子竖起来

072
一、宝宝的日常护理：悉心呵护保健康
072 能耐见长，爸妈要做好防护工作

073 本月睡眠问题：宝宝睡觉比以前老实多了

075 妈妈要上班了，找个合适的人来带宝宝

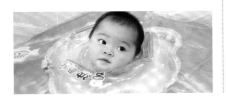

076
二、宝宝的喂养方法：营养充足长得快
076 母乳喂养：会导致宝宝体重增长缓慢吗

078 人工喂养：喂太胖并非好事

080 混合喂养：母乳为主，配方奶粉为辅

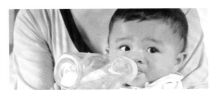

081
三、应对宝宝不适有窍门：健健康康快乐多
081 夜啼：家里有个"夜哭郎"

083 打呼噜：关注宝宝睡觉时的"另类"声音

085
四、父母早教有方：宝宝聪明健康有道
085 益智亲子游戏

086 被动操：帮助宝宝掌握翻身技巧

第4个月　宝宝手脚动起来

090
一、宝宝的日常护理：悉心呵护保健康
090 宝宝皮肤巧护理

092 把尿便训练，妈妈的态度很重要

094
二、宝宝的喂养方法：营养充足长得快
094 上班族妈妈哺乳的7条建议

096 上班族妈妈的母乳储存有道

098 妈妈要上班了，宝宝不喝配方奶怎么办

099 上班族妈妈生病时哺乳有方

101 辅食添加早知道

106
三、应对宝宝不适有窍门：健健康康快乐多
106 夏季脱水热：宝宝高热，烧出"无名热"

107 小儿缺锌：宝宝发育有障碍

109
四、父母早教有方：宝宝聪明健康有道
109 益智亲子游戏

111 体能训练

第5个月　宝宝练成翻身术

114

一、宝宝的日常护理：悉心呵护保健康

114 注意看护，防止宝宝翻下床

115 宝宝围嘴戴起来

116

二、宝宝的喂养方法：营养充足长得快

116 本月宝宝喂养须知

117 辅食添加全攻略

121

三、应对宝宝不适有窍门：健健康康快乐多

121 便秘：宝宝便便真难受

123 食物过敏：吃错食物反应多

125

四、父母早教有方：宝宝聪明健康有道

125 益智亲子游戏

127 体能训练

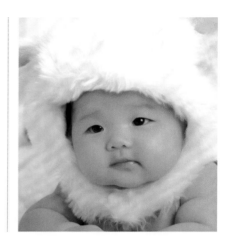

第6个月　白白牙齿真漂亮

130

一、宝宝的日常护理：悉心呵护保健康

130 关爱宝宝的小乳牙，小小牙齿更健康

132 宝宝安睡计划：睡出健康宝宝

134 宝宝咬乳巧应对

135

二、宝宝的喂养方法：营养充足长得快

135 本月宝宝喂养须知

136 出牙期宝宝宜吃的食物

137 明明白白用童车，快快乐乐去出游

138

三、应对宝宝不适有窍门：健健康康快乐多

138 幼儿急疹：宝宝身上长"玫瑰疹"

140 腹泻：宝宝大便排不停

143

四、父母早教有方：宝宝聪明健康有道

143 益智亲子游戏

144 体能训练

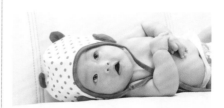

第7个月　宝宝独坐显身手

148
一、宝宝的日常护理：悉心呵护保健康

148 轻松喂药的秘诀：宝宝乖乖吃药不是梦

150 宝宝喜欢安抚物

151 认生：宝宝害怕陌生人

153
二、宝宝的喂养方法：营养充足长得快

153 本月宝宝喂养须知

154 培养宝宝良好的饮食习惯

155 巧吃食物，增强免疫力

156
三、应对宝宝不适有窍门：健健康康快乐多

156 缺铁性贫血：宝宝脸色好苍白

158 感冒：鼻涕流呀流，宝宝没精神

160 小儿肺炎：高热、头痛，真难受

162
四、父母早教有方：宝宝聪明健康有道

162 益智亲子游戏

163 被动操：为爬行做准备

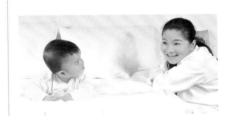

第8个月　爬来爬去乐不停

166
一、宝宝的日常护理：悉心呵护保健康

166 便盆训练：排便习惯轻松养成

167 8个月大的宝宝，不该再吃手指啦

168 宝宝护耳进行时

170
二、宝宝的喂养方法：营养充足长得快

170 本月喂养须知

171 矫正宝宝偏食、挑食，妙招奉送

173 宝宝吃出好脑力

176
三、应对宝宝不适有窍门：健健康康快乐多

176 咳嗽：咳来咳去痛苦多

178 中耳炎：宝宝耳朵好疼啊

180
四、父母早教有方：宝宝聪明健康有道

180 益智亲子游戏

181 被动操：爬行训练的加强版

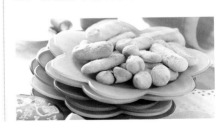

第9个月　宝宝表演模仿秀

186

一、宝宝的日常护理：悉心呵护保健康

186 正确引导宝宝模仿

187 排除宝宝爬行的安全隐患

189 慎用学步车，不让宝宝"以车代步"

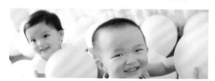

190

二、宝宝的喂养方法：营养充足长得快

190 本月是宝宝主食转型的开始

191 母乳喂养的地位开始退居二线

192

三、异常状况早知道：健健康康快乐多

192 迟到的牙齿：宝宝为何晚出牙

194 盗汗：查出原因，对症护理

195

四、父母早教有方：宝宝聪明健康有道

195 益智亲子游戏

197 体能训练

第10个月　扶物站起真厉害

200

一、宝宝的日常护理：悉心呵护保健康

200 克服宝宝的"恋母情结"

201 万里之行，先得有双鞋

202

二、宝宝的喂养方法：营养充足长得快

202 本月宝宝喂养须知

203 最好让宝宝自然断奶

205 宝宝自己进餐：把饭吃到了鼻子上

206 逐渐让宝宝爱上蔬菜

208

三、异常状况早知道：健健康康快乐多

208 发热：宝宝成了小火炉

211 误食异物：如何应对宝宝的"不择食"

212

四、父母早教有方：宝宝聪明健康有道

212 益智亲子游戏

214 体能训练

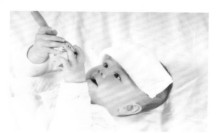

第11个月　迈出人生第一步

218

一、宝宝的日常护理：悉心呵护保健康

218　宝宝爱咬人：宝宝牙齿真锋利

219　让宝宝迈好人生第一步

220

二、宝宝的喂养方法：营养充足长得快

220　本月宝宝喂养重心转移

220　喂饭困难：良好的饮食习惯要从小抓起

222

三、异常状况早知道：健健康康快乐多

222　意外伤害：警惕无处不在的危险

223　上呼吸道感染：重在预防

224

四、父母早教有方：宝宝聪明健康有道

224　益智亲子游戏

225　体能训练

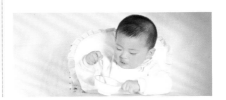

第12个月　小小乖乖1岁啦

228

一、宝宝的日常护理：悉心呵护保健康

228　宝宝学走路仍是本月重点

229　和奶瓶说"拜拜"

230　引导宝宝开口说话就是如此简单

231

二、宝宝的喂养方法：营养充足长得快

231　本月宝宝喂养须知

232　独立，从吃饭开始

234

三、异常状况早知道：健健康康快乐多

234　手足口病：小心传染

235　宝宝厌食：养成良好习惯最重要

236

四、父母早教有方：宝宝聪明健康有道

236　益智亲子游戏

238　体能训练

239

附录　宝宝每月身体发育指标参考表

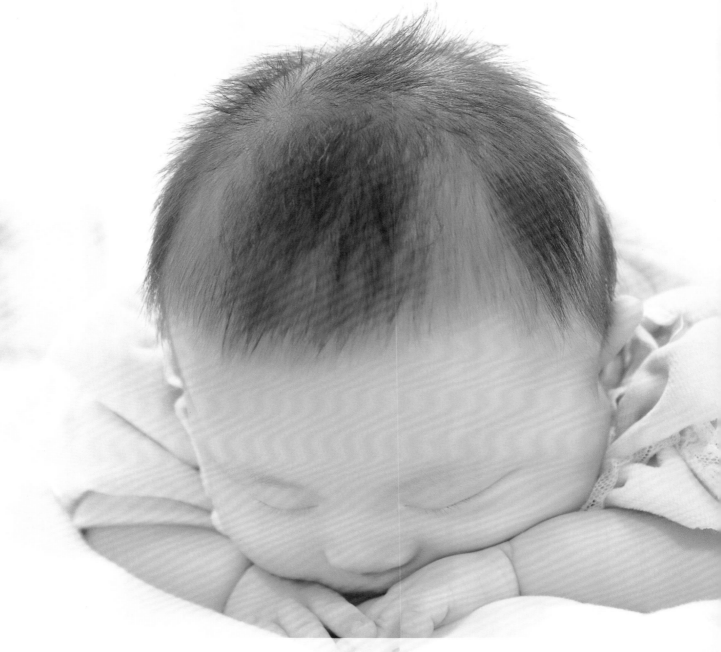

▶宝贝日记之小公主诞生

　　童童出生在一个阳光灿烂的日子里。听到童童的第一声啼哭时，我的心里无比激动——我当妈妈了！从产房到病房，每个人都说我生了一个小美女，像妈妈一样漂亮，浓密的头发又黑又长。童童出生时才2.4千克，第二天抱去洗澡，和其他小宝宝一比，个头显得好小，不过很"老成"哦！大伙儿都围着童童开心地讨论宝宝像谁多一点，如"鼻子像爸爸""嘴巴像妈妈""眉毛像爸爸""眼睛像妈妈"……

第1个月

我是小小新生儿

妈妈育儿手记之本月养育重点

○ 掌握开奶的黄金时间。○ 保证充足的睡眠。○ 注意宝宝皮肤清洁。

○ 精心呵护小肚脐。○ 注意观察宝宝的大小便。

○ 多搂抱、抚摩宝宝，给予宝宝充分的皮肤接触。

○ 时刻不忘和宝宝温柔地对话。○ 时常以微笑和丰富的表情看着宝宝。

一 宝宝的日常护理：悉心呵护保健康

宝宝虽小，可是样样都不能少，衣食住行，每一样都不容小觑。穿衣、脱衣、呵护小肚脐、洗澡、换尿布……虽说在生产前，童童妈也做足了理论功课，可是快要临产时，还是经常觉得手足无措，搞定每件事都要费上九牛二虎之力。"纸上得来终觉浅，绝知此事要躬行"，新手妈妈，接下来就来边学习边实践如何护理新生儿吧。

▶ 穿着，由内而外的关怀

童童的穿着是一件颇令人费心的事情。童童妈早在生产前就向已育的同事要来一些旧衣裤，选旧衣裤有两点好处：一是孩子穿着不易过敏，二是新生儿成长迅速，很多衣服只穿十来天就穿不下了，买新的又浪费。不过童童奶奶可不干了："怎么能给我的宝贝孙女穿旧衣服呢？我早就给她买了好多漂亮舒适的小衣裤啦。"那么，到底给新生儿穿什么好呢？

❶ 选择宝宝衣服的5个窍门

刚生下宝宝，别忙着打扮他。就选择衣服来说，漂不漂亮不是重点，重要的是衣服要合身、要舒适、要充分考虑到安全因素（表1-1）。

纯棉至上

新生儿出生后，就应当穿上舒适的衣服。新生儿的皮肤娇嫩，容易出汗，因此，应当选用质地柔软、容易吸水、透气性好、颜色浅淡、不脱色的全棉布衣服。

无领最好

因新生儿的颈部较短，可选择无领或和尚领斜襟开衫。这样的衣服不用系扣子，只用带子在身体的一侧打结，不仅容易穿脱，并可随着新生儿逐渐长大而随意放松，一件衣服可穿较长时间。

素色为佳

宝宝内衣裤应选择浅色图案或素色的，这样一旦宝宝出现不适和异常，弄脏了衣物，妈妈就会及时发现。

宜买大忌买小

为新生儿选择衣服时宜买大忌买小，即使新衣服对你的宝宝来说稍微大一些，也不会影响他的生长发育，千万不要给宝宝穿太紧身的衣服。

看、闻、摸

如果新手妈妈喜欢在小店或小摊上给宝宝买衣服，那么在选择时要注意以下几点。

看——仔细查看内衣的颜色，不要选择深色衣服，因为深色衣服染色剂中甲醛和其他化学制剂含量比浅色衣服高；而白色衣服也要注意，特别洁白的衣服往往加有荧光剂，真正天然的白色是柔和的，甚至有些发黄。

闻——有异味的衣服往往是甲醛或其他化学制剂含量过高，不能购买。

摸——摸摸衣服的质地是否柔软。

表1-1　新生儿衣物清单

用品名	展示图	说明	重要性
新生儿纱布（棉布）内衣		视季节选择厚薄搭配	必备
包巾/包被		视季节搭配	必备
兔装/蝴蝶装		穿脱方便，分长袖、短袖	必备
棉纱尿布/纸尿裤		透气、吸水性佳的尿布	必备
帽子		防晒、保暖	必备
袜子		吸汗、保暖	必备
围嘴		防溢奶、流口水	必备
内衣		活动肩、侧开、前开、全关襟	视各家需求而定
肚围		睡觉时保护肚脐免于着凉	视各家需求而定
婴儿专用洗衣液		洗净宝宝衣物	视各家需求而定
小衣架		晾晒宝宝衣物	视各家需求而定

⚠ 请这样帮宝宝穿衣

给宝宝穿衣服的时候，妈妈的动作一定要轻柔自然，以免伤害宝宝的关节。给宝宝穿衣的方法如下。

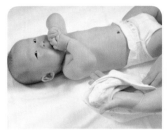

01 袖子是最难穿的部位。首先要将袖口收捏在一起，先穿右侧。

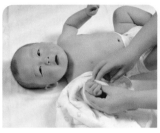

02 将宝宝的右手臂拉伸到衣袖中。

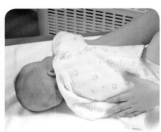

03 将穿好的一侧衣服拉平，然后左手托起宝宝，将衣服塞入背部；右手拉住宝宝右手臂。

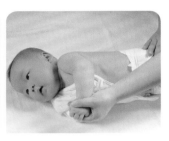

04 妈妈的左手拉着宝宝的左手臂，使宝宝向右侧躺。

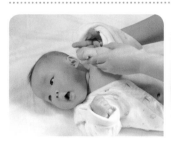

05 接下来按照前面穿右侧衣袖的方式穿左侧衣袖。

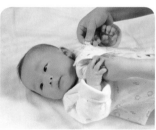

06 将宝宝的上衣拉平后，由上往下扣好扣子。

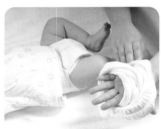

07 接下来要给宝宝穿裤子了，先将宝宝右侧裤管用手捏住。

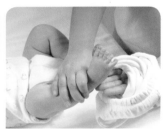

08 一手抓住宝宝的右脚，一手将右侧裤腿对准宝宝的脚丫。

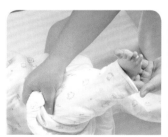

09 将宝宝的右腿套入裤腿中。

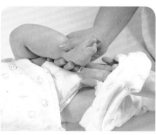

10 换另一边，用同样的方式将左腿套入裤腿中。

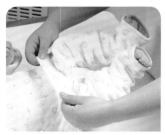

11 两手分别抓住裤腰的两侧，将宝宝的裤子提到腰部。

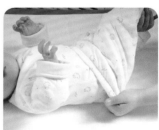

12 分别将左、右两侧的裤腰拉上去，整理好。

ⓘ 请这样帮宝宝脱衣

给宝宝脱衣服时，妈妈可以这样做。

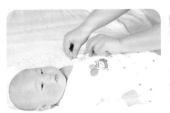 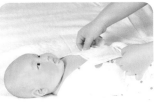 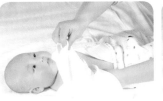 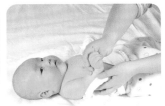

01 先让宝宝平躺在一条铺好的浴巾上。

02 从上向下解开所有扣子。

03 先脱右边。妈妈一手握住宝宝的右手臂肘关节，稍微弯曲后，一手拽住袖口。

04 拉出宝宝的右手臂，将宝宝的身体微侧，衣服塞入宝宝背后身体的一侧。

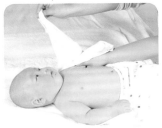 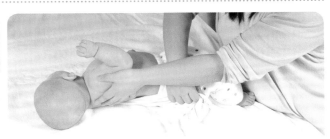

05 接下来脱左边。妈妈一手握住宝宝的左手臂肘关节，稍微弯曲后，一手拽住袖口。

06 拉出宝宝的左手臂。

07 妈妈用左手托起宝宝，右手则将衣服从宝宝的背部下面拉出来，顺势将衣服完全脱下。

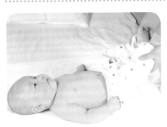 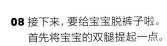 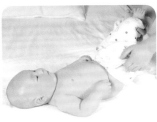 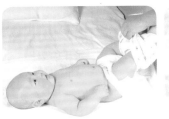 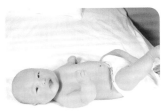

08 接下来，要给宝宝脱裤子啦。首先将宝宝的双腿提起一点。

09 妈妈一只手握住宝宝的双脚，另一只手则拉住宝宝的裤腰，将裤子拉到臀部。

10 将宝宝的裤子轻轻拉下。

11 现在，小宝宝的衣服已全被脱下来了。

▶ 抱新生儿也要讲究方法

当护士把童童放在童童妈的怀里时，童童妈居然有点手足无措。这个小肉团，要怎么抱呢？学会科学地抱宝宝，是新手妈妈必须掌握的一课。温柔地抱着自己的宝宝，是妈妈释放母爱的一个不可替代的方式，也是新生儿感受美妙的世界、沐浴妈妈的爱以及获得心智成长发育的需要。

❗ 抱新生儿的4项原则

抱宝宝也是要讲究科学方法的，以下是抱新生儿的4项原则。

第一时间抱抱新生儿

新生儿出生2小时之内感受妈妈温柔的拥抱和爱抚，这是母子建立终身依恋关系的第一步。妈妈把新生儿抱在怀里，让他能听到妈妈心脏的跳动声，闻到妈妈的体味，并伴以妈妈对新生儿亲切的呼唤，足以让新生儿感到安全和放松。

支撑新生儿的头

新生儿的小脖子并不是生下来就能竖起来的，妈妈在抱新生儿时一定要让他的头有所依靠——轻轻地把宝宝的小脑袋放入肘窝里，前臂及手掌托住宝宝的背和腰，用另一只手掌托起小屁股，呈横抱或斜抱的姿势，使宝宝的腰部和颈部在一个平面上。

竖抱时间不可过长

新生儿越小，竖抱的时间越要短。竖抱的正确方法是一只手托住宝宝的臀部和腰背，另一只手托住宝宝的头颈部或让他依靠在妈妈的肩膀上。竖抱时间最初控制在两三分钟，否则新生儿会不堪重负。

不要摇晃柔弱的新生儿

新生儿头部的髓磷脂还不能胜任保护大脑的工作。抱着新生儿用力摇晃，会造成其头部毛细血管破裂，甚至死亡。所以请尽量不要摇晃新生儿。

❗ 如何抱起新生儿

当新生儿醒来或者哭闹需要抱起时，你可以按下面方法做。

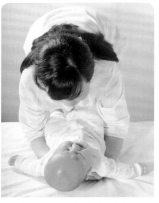 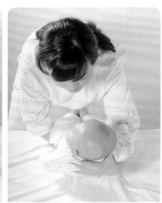

01 当宝宝仰卧在床上时，把一只手轻轻放在他的腰背部及臀部下面。

02 另一只手轻轻放在宝宝的头颈部下方。

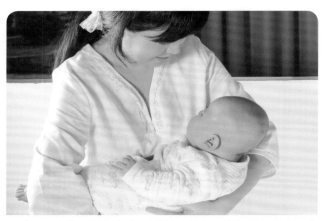

03 轻柔且缓慢地抱起宝宝，让他的身体有所依靠，这样头才不会往后下垂。

🔔 如何放下新生儿

当需要把宝宝放在床上时，你可以按下面方法做。

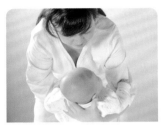 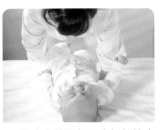

01 把一只手置于宝宝的头颈部下方，用另一只手抓住其臀部，缓慢且轻柔地放下，手要一直扶住他的身体，直到其重量已完全落到床褥上为止。

02 从宝宝的臀部下方轻轻抽出你的手，用这只手稍稍抬高他的头部，使你能够轻轻抽出另一只手，再轻轻地放下他的头。不要让宝宝的头向后掉到床上，或太快抽出你的手臂。

▶ 呵护好宝宝的小肚脐

当宝宝还在妈妈的肚子里时，脐带是连接宝宝和妈妈的纽带，为宝宝输送营养。在宝宝出生后，脐带的使命也宣告完成了，因而被切断成仅剩1厘米左右的蓝白色残端，几小时后变为棕白色，接下来会逐渐干枯、变细、变黑，3～7天后便会脱落。在这之后，由于脐内的血管收缩，脐部皮肤向内牵拉而凹陷，形成脐窝，也就是我们所说的"肚脐眼"。

对于这个小小的"肚脐眼"，新手爸妈千万不要疏忽，若宝宝出生后，爸妈不好好护理"肚脐眼"，便会引起发炎，给宝宝和新手爸妈带来一系列的麻烦。

🔔 脐带脱落前的护理

在正常情况下，脐带会在出生后3～7天脱落。在脐带脱落前，脐部很容易成为细菌繁殖的温床。这是因为脐带被切断后形成了创面，这是细菌侵入新生儿体内的一个重要门户，轻者可造成脐炎，重者则可导致败血症，甚至死亡，所以脐带的消毒护理十分重要。

在护理宝宝脐带时，爸爸妈妈应注意：在脐带脱落前，需保持局部清洁干燥，特别是尿布不要盖到脐部，以免排尿后弄湿脐部创面；要经常检查包扎的纱布外面有无渗血，如出现渗血，则需要请护理人员重新结扎止血。若无渗血，只要每天用75%的酒精棉签轻拭脐带根部，待其自然脱落即可。

🔔 新生儿脐带不脱落怎么办

一般情况下，宝宝的脐带会慢慢变黑、变硬，3～7天脱落。假如宝宝的脐带2周后仍未脱落，就要仔细观察脐带的情况，只要没有感染迹象，没有红肿或化脓，没有大量液体从脐窝中渗出，就不用担心。另外，爸爸妈妈可以用75%的酒精给宝宝擦拭脐窝，使脐带残端保持干燥，以加速脐带残端的脱落和肚脐创面愈合。

🔔 新生儿脐带有分泌物怎么办

愈合中的脐带残端经常会渗出一些清亮的或淡黄色的

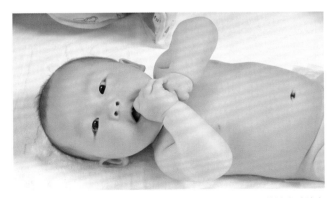

◆ 宝宝垚垚：在妈妈的精心护理下，垚垚的脐带脱落后，他的小肚脐变得十分干净。

黏稠液体，这属于正常现象，爸爸妈妈不必过于担心。

待脐带自然脱落后，脐窝会有些潮湿，并有少许米汤样液体渗出，这是由于脐带脱落的表面还没有完全长好，肉芽组织里的液体渗出所致，用75%的酒精轻轻擦干净即可。一般一天擦拭1~2次即可，2~3天后脐窝就会干燥。

假如肚脐中渗出的液体像脓水或有恶臭味，说明脐部可能出现了感染，要立即带宝宝去医院检查。

⚠ 如何保持新生儿肚脐干爽

宝宝的脐带脱落前或刚脱落，脐窝还没干燥时，一定要保证脐带和脐窝的干燥，因为即将脱落的脐带是一种坏死组织，很容易感染细菌。妈妈可以利用纱布来保证新生儿肚脐部位的干燥，按下图方法操作。

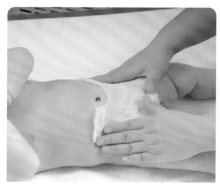

01 用裁剪好的纱布包围住肚脐。

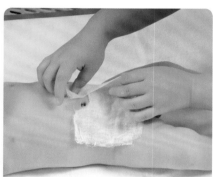

02 将纱布右侧纵向折叠。

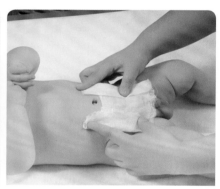

03 另一边的纱布也纵向折叠。

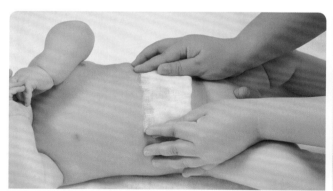

04 将纱布的上下方都折叠起来。

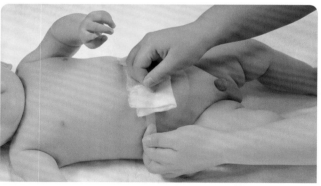

05 在两侧贴上医用胶布固定就好了。

▶ 分段沐浴法，新生儿的特殊洗澡方式

对于童童妈来说，给童童洗澡可是件大事。小家伙脐带还不能碰水，只能用分段沐浴法。可是童童不干了，基本上每次都是从脱衣就开始大哭，一直到洗澡完毕。每次洗澡下来，童童妈和婆婆都要累出一身臭汗。可见，对于新手爸妈来说，给宝宝洗澡并非易事。

在新手妈妈生下宝宝后尚未出院时，会有护士专门负责给宝宝洗澡。可是，一旦出院，给宝宝洗澡的任务就落到新手爸妈身上。下面，我们就一起来看看给宝宝洗澡的方法及注意事项吧。

❗ 准备工作要做好

在给宝宝沐浴前，妈妈要准备好相关的用品。

首先，准备好沐浴用品，如宝宝的衣服、浴巾、包被、纸尿裤、毛巾、澡盆等。

其次，在给宝宝洗澡的时候，室温最好控制在24℃左右，水温保持在37℃～38℃。

❗ 具体操作方法

以宝宝的脐部为界，采取分段沐浴法，具体方法如下。

（1）脱下宝宝的衣服，让宝宝仰卧，用左手托住其枕部，拇指及中指将宝宝双耳向前按，贴于脸上，这样可以防止宝宝耳内灌水。

（2）将宝宝的臀腰部夹在妈妈腋下，其背部放在妈妈的左前臂上。固定好之后，妈妈右手将毛巾浸入温水中，先清洗宝宝双眼分泌物（自内眼角向外眼角擦洗）、耳后、颈，再清洗胸、背、双腋窝、双上肢及双手。注意擦洗腹部时，不要将脐带弄湿，以免引发炎症。

（3）将宝宝倒过来，使宝宝的头顶贴在妈妈的左胸前，用左手抓住宝宝的大腿，右手用浸水的小毛巾先清洗其会阴（女宝宝一定要从前向后洗）、腹股沟及臀部，然后清洗下肢及双脚。

（4）最后，在给宝宝洗完澡以后，要立刻用浴巾裹住宝宝，轻轻擦干后围上尿布，穿上衣服，裹在包被中即可。应该注意的是，不要将宝宝紧紧地裹在包被中，应该让宝宝的手脚放松，让他可以自由地活动，这样有利于宝宝的呼吸和血液循环，可以促进宝宝更好地成长发育。

为新生儿洗澡时，应彻底洗净其腋窝、颈部、腹股沟等处的胎脂，以减少对皮肤的刺激。如果皮肤有破损，最好不要使用粉剂药物及龙胆紫溶液，因其只能起到干燥表皮的作用。新生儿皮肤破损处宜用温水洗净、擦干，取适量的鞣酸软膏均匀轻柔地涂抹，每日2次，可起到隔水、干燥及止痛等作用，避免感染加重。

因为新生儿的皮肤非常娇嫩，防御外界侵扰、调节体温和自身再生能力都很差，伤口处即成为细菌大量繁殖的场

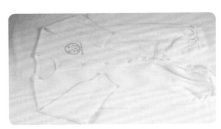

◆ 宝宝衣服

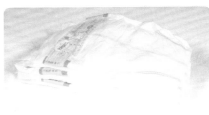

◆ 纸尿裤

◆ 包被

所，易造成皮肤化脓感染。同时细菌从破损的皮肤侵入血液，很容易发展为败血症；若不及时治疗，细菌还可随血液到达身体的各处，引发其他疾病。因此，护理好新生儿的皮肤非常重要。

表1-2　新生儿清洁物品清单

用品名		说明	重要性
湿纸巾		用于清洁宝宝的小屁屁	视各家需求而定
医用脱脂棉		可代替湿纸巾，蘸清水清洁小屁屁，效果也很好，湿纸巾中或多或少带有化学物质	必备
婴儿棉签		用于清洁鼻屎、耳垢等，宝宝的小鼻孔和小耳朵用不了大人的棉签	必备
纱布小方巾		用途很多，如拍嗝时垫在大人肩膀，喂奶时围在宝宝胸前，沐浴时给宝宝洗脸等	必备
小盆		两个，一个用来洗脸，一个用来洗屁屁	必备
浴盆		为宝宝洗澡用	必备
浴架		与浴盆搭配使用，比较安全	视各家需求而定
浴巾		宝宝洗完澡用来擦干身体	必备
宝宝洗发水、沐浴液		为宝宝洗澡用	视各家需求而定
婴儿抚触油、润肤霜		洗澡后为宝宝做抚触并润肤时用	必备
婴儿专用洗衣液		刺激性比较小，适合小宝宝用	视各家需求而定

▶ 尿布，你会选择和使用吗

早在童童未出世前，童童奶奶就乐颠颠地将家里的棉质旧衣物拣出来，给童童做了好多条纯棉尿布。可是，麻烦来了，小屁股一下一泡尿，一下一泡屎的，别说清洗一天下来那堆积如山的尿布，就是换尿布也麻烦呀！于是童童妈和婆婆商量："干脆，就用纸尿裤算了，多省事啊。""不行，老是用纸尿裤，浪费钱不说，宝贝孙女会得红屁股的。"关于尿布的学问，妈妈到底要了解多少，才能正确地使用呢？

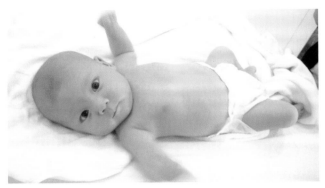

◆ 宝宝烊晲：妈妈给宝宝穿上了纸尿裤，这样宝宝可以在睡觉时不被妈妈换纸尿裤的举动给弄醒。宝宝醒来后给了妈妈一个满足的笑容。

❶ 妈妈最关心的关于纸尿裤的4个问题

虽然纸尿裤有诸多优点，但是新手爸妈还是被一些问题困扰着。

使用纸尿裤是否会出现"罗圈腿"

胎儿出生前在子宫内是呈螃蟹形的，出生后双腿也是膝盖部弯曲分开的，这是小宝宝自然的姿势。长期以来，新手爸妈习惯把宝宝的腰部和腿部都用布固定，把腿伸直，这样不但不能使宝宝的腿变笔直，反而会使腿部肌肉紧张，股骨头可能会因此滑脱，影响髋关节臼的发育，甚至发生髋关节脱位。使用纸尿裤可以让宝宝自由地活动，采取自然姿势，不但不会造成"罗圈腿"，还可防止髋关节脱位。

纸尿裤是否是导致尿布疹的直接原因

纸尿裤并非是导致尿布疹的直接原因。宝宝是否发生尿布疹，同样取决于纸尿裤的质量。不少纸尿裤并非完全是纸质的，长期使用会对宝宝的肌肤造成伤害；不透气或透气性不好的纸尿裤也同样存在这个问题。宝宝排出的尿液长时间存放在纸尿裤中，如果透气性不好，局部温度过高，尿液蒸发，会滋生细菌，大便中的细菌又可使尿液产生氨，刺激宝宝稚嫩的皮肤，易使宝宝长尿布疹。可见，纸尿裤与尿布疹并没有直接的关系。只要注意质量和使用方法，完全可避免尿布疹的发生。

纸尿裤的吸水性好能否使宝宝获得高质量睡眠

研究数据表明，使用吸水性能强和回渗少的高质量一次性纸尿裤，可为宝宝臀部提供一个充分干爽的环境，使宝宝不会总是感到潮湿、不适，从而减少了由尿湿而致的苏醒次数，睡眠时间也要比使用传统尿布的宝宝长，有助于宝宝睡得更香甜。

纸尿裤是否会影响小鸡鸡

无论是使用传统尿布还是纸尿裤，都会提高阴囊内的温度，但到目前为止，还没有案例说明使用纸尿裤与男性不育有关。

❶ 选购纸尿裤有方法

科学技术的进步通常能给我们带来更美好、更便利的生活，如果问妈妈什么是人类最好的发明，她们肯定会说——纸尿裤。纸尿裤不仅能为宝宝的肌肤提供一个干爽的环境，使他们享受更充分的睡眠，而且能将妈妈们从烦琐的重复性劳动中解放出来，使她们有时间努力工作、有精力享受生活。

购买时应先注意包装上的标志是否规范

根据我国轻工业行业标准关于纸尿裤的规定，纸尿裤的销售包装上应标明以下内容：产品名称、采用标准号、执行卫生标准号、卫生许可证号和商标；生产企业名称、地址；产品品种、内装数量和产品等级；产品的生产日期或批号。

通过试用来做最合适的选择

每家厂商都有自己个性化的设计，妈妈可以根据宝宝的实际情况和自己的喜好来选择。最实用的方法是刚开始的时候少量购买，然后根据以下纸尿裤"好用"的参考标准来检查所购买的纸尿裤，看看效果再决定最终长期购买的品牌及产品。

纸尿裤"好用"的参考标准

合身舒适：宝宝每天穿着的纸尿裤合身贴身最重要，有弹性设计的纸尿裤能够很好地配合宝宝活动，避免宝宝臀部出现红印和摩擦宝宝皮肤。

吸水量大：这样可以减少更换频率，不会打扰睡眠中的宝宝，而且快速吸收能够减少尿液与皮肤接触的时间，自然就减少了宝宝患尿布疹的概率。

干爽、不回渗：如果屁屁老是接触湿湿的表层，宝宝一定不舒服，而且容易长尿布疹。

透气、不闷热：透气性好、不闷热是保护宝宝稚嫩肌肤的重要条件。

尽量使用知名品牌的纸尿裤

纸尿裤直接接触宝宝皮肤，选择知名品牌，材料质量和生产卫生环境比较有保障，更加放心。

选好购物地点，让你买到放心产品

在给宝宝选购纸尿裤时，妈妈应尽量在有信誉的大商场或超市购买，因为大商场或超市的进货渠道更有保证，更易为宝宝买到优质的纸尿裤。

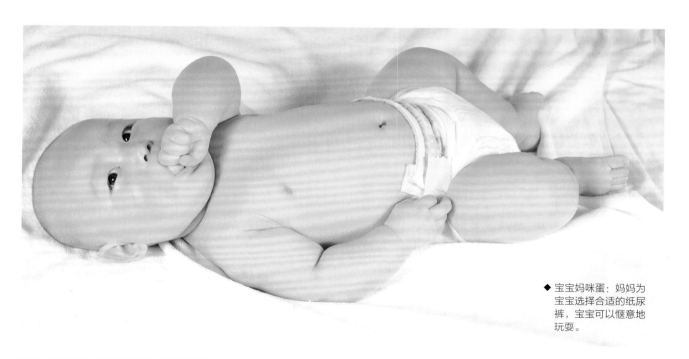

◆ 宝宝妈咪蛋：妈妈为宝宝选择合适的纸尿裤，宝宝可以惬意地玩耍。

🔸 如何穿纸尿裤

给宝宝穿纸尿裤的方法如下。

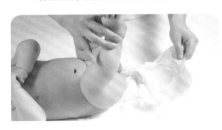

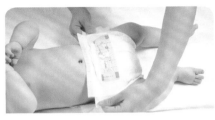

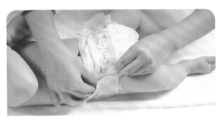

01 将纸尿裤展开, 一手提起宝宝的双脚, 使宝宝屁股抬起, 另一只手将新的纸尿裤放到宝宝屁股下面。

02 将纸尿裤的一方向宝宝的肚子上方牵拉, 使其左右保持对称。

03 撕开纸尿裤一侧的小耳朵, 粘在适合宝宝腰围的位置。

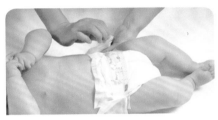

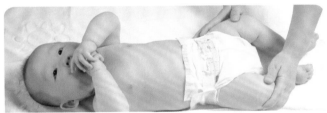

04 撕开纸尿裤另一侧的小耳朵, 粘在适合宝宝腰围的位置。

05 现在, 宝宝的纸尿裤穿好了。妈妈还可以用 2 根手指插入宝宝肚脐下的纸尿裤处, 检查纸尿裤的腰围大小是否合适。若不合适, 可调整一下, 直到适合宝宝的腰围。

🔸 如何脱纸尿裤

给宝宝脱纸尿裤的方法如下。

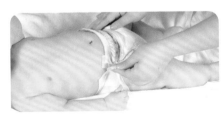

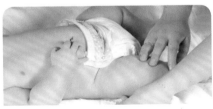

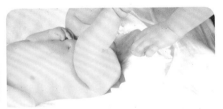

01 一手轻按纸尿裤中间, 一手捏住侧边的粘贴处。

02 将纸尿裤两侧的粘贴处撕开。

03 一手提起宝宝双脚, 使其臀部抬高, 另一只手拉住纸尿裤, 将脏纸尿裤取下并卷起, 以免弄脏衣物。

🔔 使用纸尿裤须知

在使用纸尿裤的时候，爸爸妈妈还要注意以下几点。

有过敏现象应立即停止使用

如果发现宝宝的皮肤发红，以下几种方案可供选择。

（1）换另一个牌子的纸尿裤可能就没问题了。因为宝宝的皮肤有个体差异，体质也不同，所以适用的品牌和产品也不同。

（2）使用最传统的尿布来过渡。

（3）用以上两种方法替代一段时间，再重新使用这一品牌，宝宝可能就会适应。

纸尿裤胶条的使用需小心

使用宝宝护肤品如油、粉或沐浴露等时，应特别注意不要让它们粘在胶条上，以免其粘力降低。若是选择无胶腰贴的纸尿裤，即使粘到也不影响。另外，无胶腰贴的一大好处就是不必担心粘到宝宝娇嫩的皮肤。

个人卫生应做好

在更换纸尿裤前，妈妈应先将手清洗干净，避免手中的细菌接触宝宝的皮肤。

纸尿裤存放有方法

应将纸尿裤保存在干燥通风、不受阳光直射的室内，防止雨、雪和地面湿气的影响，也不要与污染品或有毒化学品放在一起。

🔔 传统尿布的使用方法

传统尿布并非像人们所说的一无是处，它有很多优点是纸尿裤不能替代的。

（1）传统尿布是棉布制品，不容易使宝宝稚嫩的皮肤过敏。

（2）传统尿布可以反复利用，经济实用，很适合刚出生的宝宝，因为在这一时期尿布使用量特别大。

（3）使用传统尿布还可以促使新手爸妈重视训练宝宝排便的习惯。及早训练排便习惯有利于宝宝大脑神经细胞

◆ 传统尿布

之间的连通，增强神经对肌肉的控制能力，促进大脑的活动和发育。

纸尿裤和传统尿布各有千秋，没有必要因为青睐纸尿裤而把传统尿布完全抛弃。聪明妈妈的做法是，把纸尿裤和传统尿布巧妙地交替使用，也就是夜里为了宝宝睡得安稳，或带宝宝外出的时候使用纸尿裤；白天居家有人照顾时，因为能够及时为宝宝更换尿布，可以考虑使用传统尿布。

在给宝宝穿传统尿布时，可以采取以下方法。

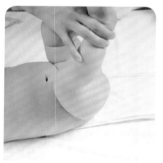

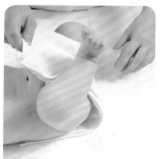

01 将尿布折叠好后，将尿布的一端垫到宝宝的屁股下方。

02 妈妈将尿布的另一端往宝宝腹部拉起。

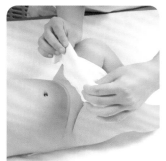 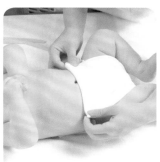 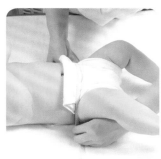 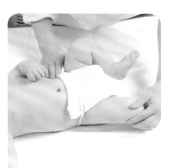

03 将尿布的顶端向内折叠。

04 将折叠好的尿布拉至宝宝腹部展平。

05 将松紧带放在已经折好的尿布上。

06 轻轻抬起宝宝的小屁股和尿布，将松紧带放于尿布下，最后将松紧带的两端系牢即可。

🔵 如何正确地清洗宝宝的尿布

尿布的清洗与宝宝的健康有着密切的关系。尿布清洗方法不当，可导致宝宝长尿布疹。妈妈可按照下列方法清洗宝宝的尿布。

（1）宝宝的尿布在每次大小便后均要清洗，最好是用一块清洗一块。为省事方便，也可将尿布集中起来清洗，但一次不能洗得太多，以免洗不干净。

（2）清洗小便的尿布时，可先用清水（最好是用热水）浸泡片刻，再清洗2～3遍，拧干后，再用开水烫一遍。

（3）如果是有大便的尿布，先用凉水和刷子将尿布上的大便洗刷掉，再用中性肥皂擦在尿布上；放置20～30分钟后再用开水冲烫，待水冷却后再搓洗干净，以尿布上无大便的黄色痕迹为准；最后再用清水冲洗2～3遍，以将残留在尿布上的肥皂冲洗干净，避免刺激宝宝的皮肤。

（4）尿布洗干净后，最好是放在太阳底下晒干，可达到消毒杀菌的目的。

（5）如条件不允许，如遇到梅雨天无条件晾晒时，可以用熨斗烫干，这样尿布不易返潮，较为干爽舒适，又可达到消毒的目的。

🔵 隔尿巾、尿布裤也很方便

除了纸尿裤和传统尿布，妈妈还可以为宝宝选择隔尿巾、尿布裤，隔尿巾、尿布裤使用起来也很方便。

减轻妈妈负担的隔尿巾

使用传统尿布，虽然宝宝觉得干爽舒服了，但每天洗尿布的重任就落在妈妈身上，让新手妈妈不胜其烦。于是

◆ 隔尿巾

市场上出现了隔尿巾，减轻了这种负担。

隔尿巾都是一次性使用的，是一张薄薄的纸，类似于纸尿裤上面的那一层无纺布。使用时，把它包在尿布外层，隔在宝宝的屁股和尿布之间。隔尿巾的渗透性，能令尿液渗透到尿布里，并隔开粪便。使用后将隔尿巾扔掉，这样洗涤下面的尿布就容易多了。

要注意的是，用过的隔尿巾不要扔进抽水马桶里，以防堵塞。

比纸尿裤更柔软透气的尿布裤

尿布虽然透气舒适，但给宝宝戴上后只能靠妈妈用手托着宝宝的屁股，不是很方便。虽然有些尿布配有安全扣，可将尿布折叠扣起成一定形状，但依然不如纸尿裤方便。

如果这样，还可以选择尿布裤。它的形状和纸尿裤差不多，也是外包围，兜住宝宝的小屁股后，在前面用魔术贴贴紧，但材料是用柔软的布料做成，而且中间部分留有空隙，用来放置尿布。把一张尿布折叠成长方形，刚好可以塞进裤子的中间，然后给宝宝穿好，就可以把小屁股包得妥妥当当，而且柔软透气。

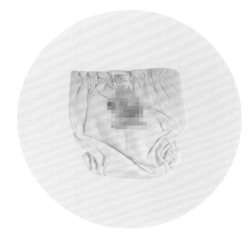

◆ 尿布裤

▶ 读懂整天睡觉的宝宝

童童妈是个文艺女青年，以前读文学作品，总是时不时地看到诸如"她睡得像个婴儿一样安宁"的描述。生完宝宝之后，她才知道，如此形容一个人睡觉安宁的人，一定是没有生过宝宝的。你看童童，哪次睡觉安宁过呀？不是睡一会儿就醒了，就是睡着了还挤眉弄眼、手抓脚踢的。

其实，新生儿睡觉也会传达给妈妈很多信息，细心的妈妈捕捉到这些信息了吗？

❶ 新生儿3种睡眠状态的护理要点

新生儿的大脑皮质兴奋性低，外界的刺激对新生儿来说都是过强的，因此持续和重复的刺激易使其疲劳，致使大脑皮质兴奋性更加低下而进入睡眠状态。所以在新生儿期，宝宝除饿了要吃奶而醒来，哭闹一会儿外，几乎所有的时间都在睡觉。睡眠可以使大脑皮质得到休息而恢复其功能，对宝宝健康是十分必要的。随着大脑皮质的发育，宝宝睡眠时间会逐渐缩短。

心理学家通过仔细观察、研究，将新生儿睡眠按程度不同分为：活动睡眠（浅睡）状态、安静睡眠（深睡）状态和困倦状态。

活动睡眠状态

宝宝虽然两眼闭着，但偶尔会把眼睛微微睁开，手和脚会动一下，脸上还会做出一些表情，如皱眉、微笑、吮吸嘴巴等。如果呼吸逐渐不规则而且稍加快，这表明宝宝快醒了。

照料要点：不要误以为宝宝已经醒了，其实宝宝仍在睡眠中。如果在这时给他换尿布、喂奶，宝宝会因没睡足而闹情绪，哭闹不止。因此在这种睡眠状态时，妈妈最好不要叫醒宝宝。

安静睡眠状态

宝宝身体及脸部松弛自如，除了偶尔惊跳一下或极轻

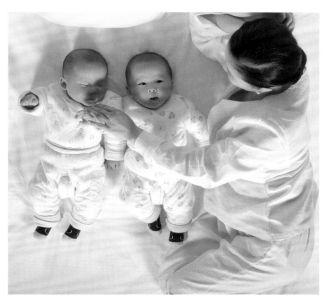

◆ 宝宝磊磊和垚垚：伴着妈妈的歌声，弟弟垚垚已经睡着了，但哥哥磊磊依然十分活跃。

微的嘴角动以外，几乎没有什么活动；眼睛紧闭，呼吸均匀并变慢。

照料要点：尽量将光线调暗一些，让宝宝能安静舒适地充分休息，即使已经到了喂奶时间，只要宝宝没有醒就不要硬把他叫醒，这样宝宝的大脑会比较放松，夜里也不易哭闹，同时还可促进其垂体分泌生长激素，使宝宝成长得更快。

困倦状态

宝宝的大脑反应已处于不积极状态，眼睛半闭半睁，目光不灵活，有时眼皮出现闪动；脸上没什么表情，对平时反应积极的刺激表现得有些迟钝，身体运动减少。这种状态时常发生在刚醒或入睡前。

照料要点：这表明宝宝很累。进行任何刺激都会让宝宝的大脑更加疲乏，容易引起夜里啼哭。此时应该把宝宝放在一个舒适安静的地方。

❗ 新生儿能否睡枕头

妈妈最好不要给新生儿睡枕头，原因如下两点。

（1）新生儿的头比较大，几乎与肩宽相等，平睡、侧睡都很自然，不需要枕头。

（2）新生儿的颈部很短，若宝宝睡觉时再加枕头，会使头部前倾或偏向一侧，影响其呼吸或使其睡得不舒适。时间长了，可能造成头颈部畸形。

❗ 从宝宝睡眠习惯看健康

睡眠对宝宝的成长有很大意义，妈妈一定要注意观察宝宝睡觉时的状况，这有助于发现宝宝身体是否存在问题。

睡觉时突然手脚抽搐

一些宝宝睡觉时会有惊厥的情况，需要向各位妈妈说明的是，医学上的"惊厥"与我们常说的惊醒、惊吓是不一样的。如果你的宝宝在睡觉时突然手脚抽搐，可能就是惊厥的表现。小儿惊厥常见的有两种，一种是发热惊厥，这类惊厥一般出现的时间较短，在1分钟左右，这是由发热引起的，这时宝宝的体温一般在38.5℃以上，3岁前的宝宝都很常见。如果不是发热引起的惊厥，同时还有面色发青、发紫等情况，则需要入院确诊宝宝是否患有癫痫。

睡眠时间特别少，可能是缺钙

除了睡觉时的表现，睡眠时间的长短也是有讲究的。新生儿每天要睡18个小时左右，2~3个月的宝宝每天睡16个小

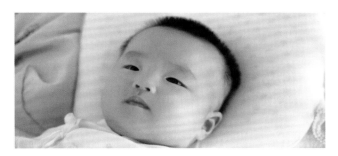

◆ 宝宝芷涵：早在新生儿期，妈妈就给宝宝准备了一个可爱的小枕头，不过，这个枕头在宝宝满百天后才能真正派上用场。

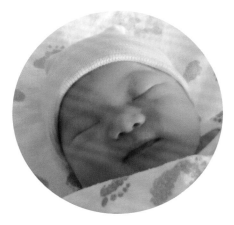

◆ 宝宝子恩：像许多宝宝那样，子恩出生后大多数时间都在睡觉。妈妈总是仔细地观察睡着了的宝宝，以了解宝宝的健康和发育状况。

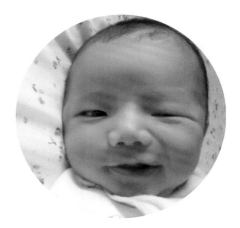

◆ 宝宝梓栋：宝宝正处于安静的觉醒状态，露出顽皮的微笑。

时左右，4～6个月的宝宝睡14个小时左右，7个月至1岁的宝宝睡12个小时左右，1～3岁的儿童睡10～12个小时。但我们不能教条式地计算宝宝的睡眠时间，因为睡眠时间的长短也有个体差异。上面提到的时间，只是一个基本的参考数据，多一点、少一点都没有关系，但是如果宝宝的睡眠时间和这个参考数据的差距大于2个小时，就要引起注意了。一些宝宝睡眠时间明显过短，这有可能是缺钙的表现。

嗜睡不爱动，或将影响宝宝智力

一些宝宝明显睡得很多，动得少、吃得少，大便也比较少，有明显的黄疸，这可能是甲状腺功能低下的表现，一定要及时就医。如果是先天性的，3个月内不及时治疗，就可能影响到宝宝的智力发育。如果嗜睡、不爱动的同时伴随着发热症状，则有可能是脑炎的表现，也要及时就医。要提醒妈妈们的是，宝宝如果只是在一些特定时间，比如生病的恢复期嗜睡，病好后恢复正常睡眠，是不需要担心的。

醒后啼哭超过半个小时，妈妈要留心

如果宝宝惊醒后啼哭超过半个小时，妈妈怎么哄都没用，可能就是宝宝不舒服了。宝宝因为做梦被惊醒而哭泣

的时间一般都不会很长，只要大人哄一哄、逗一逗就没事了。但如果怎么哄都没用，并且长时间哭泣，就可能是宝宝有肠绞痛的症状（由于宝宝的小肠比较长，所以容易有肠绞痛、肠痉挛等情况发生），如果不及时治疗，可能会引起肠坏死。

宝宝睡觉时老哼哼不是病

宝宝有时在睡觉时扭动身体，并且发出哼哼声，好像身体不舒服，可睡醒后又一切如常，这是病吗？睡觉哼哼不是病。正常宝宝在活动睡眠（浅睡）状态下都会有以上表现，不是病态。宝宝睡觉哼哼，可能为如下原因：

★ 宝宝的情感世界很丰富，可能是在做梦。

★ 宝宝对湿尿布的刺激感到不舒服。

★ 厌烦某一种睡姿，于是宝宝就会扭动身体，发出哼哼声，乃至以哭泣来表达。

★ 对睡眠环境不满意，如噪声、室温、空气不新鲜等。

★ 胃肠道不舒服，比如饥饿、吃奶时胀气等。

宝宝睡觉时哼哼，妈妈该怎么办呢？不必惊慌，也不必不停地摇晃宝宝，可以让宝宝换个体位睡，如侧卧位、俯卧

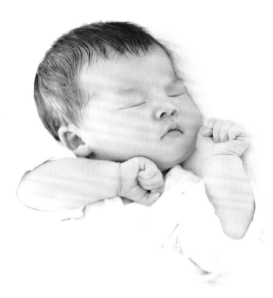

◆ 宝宝昕怡：宝宝睡着了，四肢屈曲，拳头紧握，新生儿睡觉时大多还会保持着胎儿时期的习惯。

位置（俯卧位时，妈妈一定要陪在宝宝身边，以防宝宝发生窒息等意外），并轻轻抚摩背部，使宝宝感到安全和踏实。

如果宝宝睡觉时总是扭动身体，并且鼻尖上有汗珠，身上潮乎乎的，应注意室内温度是否过高，或是否包裹得太多、太紧，宝宝因为太热而睡不安稳。这时应降低室温，减少或松开包被，解除宝宝过热感。

如果宝宝小脚发凉，则表示是由于保温不足而睡不安稳，可加厚盖被或用热水袋在包被外面保温。

若尿布湿了也会影响睡眠，应当及时更换尿布，用温水洗净臀部。

宝宝吃饱后轻拍其背部，让他嗝出随吃奶而进入胃内的空气，这样宝宝一般都会满足地入睡。

▶ 观大便，识健康

都说女人当了母亲后会有很大的改变，这话真是没错。要说以前，童童妈不要说闻着屎臭吃饭了，就算是吃饭时听到有人说到"屎""尿"之类的字眼都会吃不下去。可是，生下童童后，童童一次又一次挑战童妈的极限：经常大人吃着饭，她就开始拉便便。刚开始，童童妈做恶心状，童童奶奶就批评她："自己的女儿，就算是屎都是香的。"慢慢地，童童妈就习惯了，甚至她还可以一边端着饭碗，一边研究童童的便便。

宝宝大便的颜色

宝宝大便的颜色并不是一成不变的。随着宝宝的生长发育，便便的颜色在各个阶段均会有所不同，新手爸妈不必因此而感到奇怪。

新生儿胎便：墨绿色

刚生下来的宝宝，出生后12个小时内会拉出墨绿色的胎便。胎便通常没有臭味、状态黏稠、颜色近墨绿色，主要由胎内吞入的羊水和胎儿脱落的分泌物等组成。

特别提示：早产儿排胎便的时间有时会有所推迟，主要和早产儿肠蠕动功能较差或宝宝进食延迟有关。

过渡期大便：黄绿色

待排净胎便，向正常大便过渡时的大便呈黄绿色，多数新生儿在吃奶2～3天后大便呈现这一颜色，然后逐渐进入黄色的正常阶段。

特别提示：新生儿喂养开始的时间和摄入奶量会直接影响过渡期大便的出现和持续的时间。若开奶延迟，过渡期大便出现的时间也会推迟。

吃辅食后的大便：颜色较暗

宝宝从6个月开始添加辅食，随着宝宝辅食数量和种类的增多，宝宝的大便性质开始慢慢接近成年人，颜色变得较暗。大便的颜色有时会与食物颜色有关，妈妈不必为之担心。

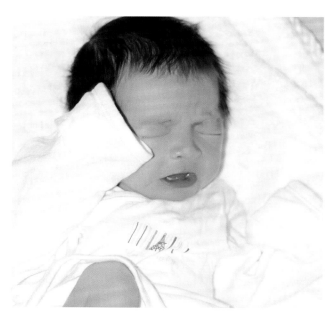

◆ 宝宝钬莹：宝宝的大便颜色在不同阶段是不一样的，父母要注意观察。

特别提示：吃较多蔬菜、水果的宝宝，大便会较松散。如果是鱼、肉、奶、蛋类吃得较多的宝宝，因为蛋白质消化使然，大便就会比较臭。

❗ 需要警惕的"坏臭臭"

通过观察宝宝的大便可以初步判断宝宝的健康状况和营养状况。宝宝出现下列情况时，妈妈一定要高度重视。

新生儿24个小时不排便

新生儿若24个小时都没有排便，妈妈们应尽快带宝宝去医院检查。

特别提示：请医生检查宝宝是否有消化道先天畸形。

新生儿灰白便

宝宝从出生起拉的就是灰白色或陶土色大便，一直没有黄色，但小便呈黄色。

特别提示：赶紧去看医生，很有可能是先天性胆道梗阻所致。

豆腐渣样便

大便稀，呈黄绿色且带有黏液，有时呈豆腐渣样。

特别提示：可能是患有霉菌性肠炎，患此症的同时还会患有鹅口疮。如宝宝有上述症状，需到医院就诊。

绿色稀便

大便次数多，量少，呈绿色或黄绿色，含有胆汁，带有透明丝状黏液。

应对措施：这是由喂养不足引起的，这时只要给足营养，大便就可以转为正常。

油性大便

粪便呈淡黄色，液状，量多，像油一样发亮，在尿布上或便盆中如油珠一样可以滑动。

应对措施：这表示食物中脂肪含量过多，多见于人工喂养的宝宝，需要适当增加糖分或暂时改喂低脂奶等。

蛋花汤样大便

宝宝每天大便5～10次，含有较多未消化的奶块。

应对措施：如为母乳喂养则应继续，不必改变喂养方式，也不必减少奶量及次数；如为混合或人工喂养，需适当调整饮食结构，可在配方奶粉里多加一些水将奶液配稀些。

臭鸡蛋便

大便闻起来像臭鸡蛋一样。

应对措施：表示宝宝蛋白质摄入过量，或者蛋白质消化不良。应该注意配方奶粉浓度以及进食是否过量，可适当稀释奶液。

水便分离

粪便中水分增多，呈汤样，水与粪便分离，而且排便的次数和量有所增多。

特别提示：这是病态的表现，多见于肠炎、秋季腹泻等疾病。应立即带宝宝到医院就诊，并应注意宝宝生活用具的消毒。

宝宝的喂养方法：营养充足长得快

母乳是宝宝最好的食物，一定要尽量让宝宝在第1年里喝母乳。童童还未出生时，童童妈就决定用母乳喂养，不过，第一次喂奶就把童童妈折腾得够呛：几个大人齐上阵，帮助童童叼上乳头，好不容易搞定了，童童使劲吸也吸不出奶来，放开乳头大哭。一时间，大人手足无措……当父母不易，尤其当新手爸妈更不易。无论是母乳喂养、人工喂养还是混合喂养，都要方法得当，才能让新手爸妈和宝宝都少吃苦头。

▶ 新生儿喂养须知

面对宝宝，妈妈总是爱得恨不能把所有的都给他，可是，宝宝只需要他自身所需要的。新手妈妈要仔细总结宝宝的需求，科学喂养，给宝宝最合适的营养。

❗ 怎样判断宝宝喂养是否得当

无论是采用哪种方式对宝宝进行喂养，都可根据以下3点来判断宝宝喂养是否得当。

（1）宝宝在吃完奶后，神情安静，不哭闹，精神好，睡得好，大便正常，则说明宝宝吃饱了。

（2）如果宝宝在吃奶时很费劲，吮吸不久就睡着了，睡了不到1～2个小时又醒来哭闹；或有时吮吸乳头一会儿就把乳头吐出后哭闹，体重也不增加，则说明宝宝没有吃饱。

（3）喂养得好的宝宝体重增长有规律。一般在满月时，男婴可以增重约800克，女婴可增重约700克，这是每周增重200克左右的标准。

❗ 宝宝如何传达饱、饿信息

新手妈妈对宝宝的饱、饿状况总是不太清楚，往往以为宝宝哭就是饿了，睡着了就是吃饱了。事实上，宝宝会通过他的举动向你传达饱、饿的信息，你捕捉到了吗？

宝宝饿了，他就会：饥饿性哭闹；用小嘴找乳头；当把乳头送到他嘴边时，会急不可待地衔住，满意地吮吸；吃得非常认真，很难被周围的动静打扰。

宝宝饱了，他就会：吃奶漫不经心，吮吸力减弱；有一点动静就停止吮吸，甚至放下乳头，寻找声源；用舌头把乳头抵出来，若把乳头放进去还会再抵出来，再试图把乳头放进去时，他会转头不理你。

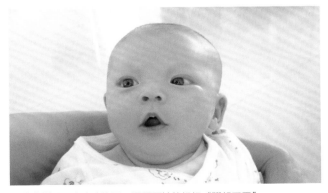

◆ 宝宝烊旸：宝宝吃饱了，跟照顾她的奶奶"聊起了天"。

▶ 母乳喂养，好的开始至关重要

母乳是妈妈赠予宝宝最珍贵的礼物，新手妈妈千万不要因为这样那样的原因，就轻易放弃母乳喂养。"万事开头难"，每一个成功喂养母乳的妈妈，都或多或少经历过初始阶段的各种困难。一旦渡过了最初的难关，当你怀中抱着温暖的小宝宝，你心中千丝万缕的母爱便会化作香甜濡热的乳汁，奔涌而出，输送进宝宝可爱的小嘴中。

❗ 珍贵的初乳，不要错过

初乳指分娩后5天内乳房分泌的乳汁，与白色、水样的成乳相比，初乳略带黄色、有黏性，而略带黄色是富含胡萝卜素的缘故。

初乳之所以重要，除了它富含宝宝生长发育需要的丰富营养外，更主要的原因是其具有极强的免疫功能，能增加宝宝抗病能力。具体来说，初乳的珍贵之处体现在以下几点：

溶菌酶含量极高

溶菌酶是宝宝成长必不可少的蛋白质，它在抗菌、避免病毒感染、维持肠道内菌群平衡等方面都发挥着重要的作用。

含有丰富的微量元素

初乳中含有丰富的微量元素，对促进宝宝的生长发育，特别是神经系统的发育十分有益。

含有大量乳铁蛋白

初乳中乳铁蛋白的含量很高，它可结合宝宝体内的铁，避免细菌代谢所造成的铁流失，从而控制机体内铁的水平；还能将铁运送到合成各种含铁蛋白质（如血红蛋白、肌红蛋白等）的地方，进而达到抑制细菌生长、抵抗多种细菌性疾病的目的，起到抗感染、抑制毒素的作用，从而增强宝宝的抗病能力。

含有大量免疫物质

初乳中含有大量的免疫物质，这些物质可吸附在病原微生物或毒素上，从而起到保护新生儿娇嫩的消化道、呼吸道的作用，防止新生儿患消化道、呼吸道疾病。

❗ 正确的喂哺姿势

在喂哺宝宝时，需注意以下细节：

妈妈的姿势

在椅子上哺乳时，可以在椅子前面放一个矮脚凳，这样妈妈可以双脚踩在上面以抬高腿部。当坐在床上哺乳时，可以在背后多放几个枕头，帮助妈妈坐直，此外，还可以在膝盖下、腿上和抱宝宝的胳膊下也各放一个枕头。

宝宝的姿势

把宝宝身体放直，横躺在妈妈怀里，整个身体对着妈妈的身体，脸对着乳房。宝宝的头和身体应该保持一条直线，不要向后仰或歪着；不要让宝宝扭头或是伸长脖子才

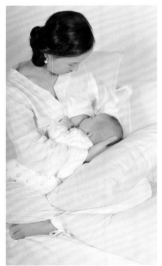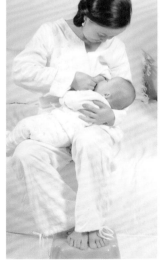

◆ 妈妈的姿势

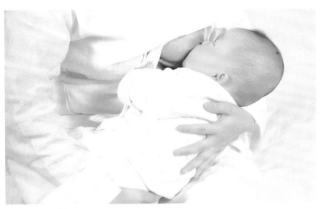

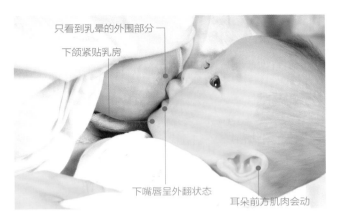

只看到乳晕的外围部分

下颌紧贴乳房

下嘴唇呈外翻状态

耳朵前方肌肉会动

◆ 宝宝的姿势

能够碰到乳头。喂奶时，还要注意不要让宝宝的身体摇晃而偏离妈妈的身体。

正确握乳房的姿势

许多新手妈妈习惯用剪刀手的姿势去握乳房，其实，这种姿势不利于乳汁的分泌。正确握乳房的姿势应该是：手贴在乳房下的胸壁上，拇指在上方，另外4个手指捧在下方，用食指托住乳房，形成一个"C"字。注意手指要离开乳晕一段距离，不要离乳头太近。

观察宝宝是否在有效吮吸

观察宝宝是否在有效吮吸，可以从以下几个细节来判断。

只看到乳晕的外围部分：宝宝吮吸时，应该含住了乳晕的大部分，从妈妈的视野看去，只能看到乳晕的外围部分。

不应有"吧嗒吧嗒"的声音：如果宝宝吮吸时发出"吧嗒吧嗒"的声音，不要因此以为宝宝在津津有味地喝母乳，恰恰相反，这是他没有正确衔乳、难以喝到乳汁的信号。如果宝宝正确衔乳的话，应该能听到宝宝吞咽的声音。

下嘴唇呈外翻状态：正确衔乳时，宝宝的嘴唇呈外翻形状，同时舌头会伸出来抵在下牙龈上方，并在乳头周围形成一个槽，缓和来自下颌的压力。

耳朵前方肌肉会动：宝宝吮吸时，你能看到他耳朵前方的肌肉会动，表明吮吸有力有效，动用了整个下颌。如果看到宝宝脸颊中间有凹陷，则表示衔乳不当，凹陷是宝宝嘴巴没有和乳房衔接好造成的。

下颌紧贴乳房，呼吸通畅：正确衔乳时，宝宝的下颌应该紧贴妈妈的乳房，鼻子也轻轻地碰到乳房，但鼻孔不会被遮住，呼吸还是很通畅。如果妈妈的乳房挡住了他的鼻孔，可以将宝宝的屁股拉近点或者稍微抬高乳房，以助于宝宝呼吸。

一天喂多少次母乳为好

母乳喂养的次数是不定的，任何时候只要宝宝想吃，就喂母乳，这叫"按需喂养"。而且，宝宝出生后频繁地、非限制性地吮吸，有助于妈妈更快地"下奶"，吮吸得越勤，乳汁分泌得越旺盛。另外，妈妈频繁给宝宝喂奶也有助于预防乳房肿胀和随之出现的问题。

🟡 宝宝溢奶巧喂养

宝宝在喝完奶水过一段时间后，会从嘴里自然地流出奶水，我们把这种现象叫作"溢奶"。这是新生儿常见的一种现象，通常发生在宝宝刚吃完奶后，一般吐出一两口。此时宝宝表情自然，没有任何不适反应。新手妈妈第一次遇到宝宝溢奶，难免会惊慌失措。其实，如果宝宝只是生理性溢奶，只要科学护理就可以有效防止。

喂哺姿势要正确

给宝宝喂奶时，宝宝的头应略抬起，不要平躺着喂；宝宝在吸奶时，嘴唇要完全含住乳头及大部分乳晕，不要仅仅只含住乳头，以免吸进大量的空气造成溢奶。人工喂养的宝宝在使用奶瓶时，奶瓶里的奶水应充满整个奶嘴，以免宝宝吸进大量的空气造成溢奶。

喂奶之后要拍嗝

每次给宝宝喂奶后，妈妈应将宝宝缓缓竖起来放在肩上轻轻拍背，直到宝宝打嗝以后才能让他躺下，以减少宝宝溢奶情况的发生。

喂奶之后宝宝要右侧卧位

每次给宝宝喂奶完毕，放其躺下时，宝宝应以右侧卧位为宜，以免宝宝溢奶时奶水被呛进气管里。

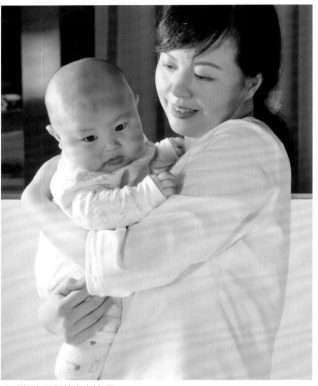

◆ 喂奶之后要给宝宝拍嗝

🟡 宝宝呛奶，妈妈这样喂

相较于那些没有母乳吃或者母乳不够吃的宝宝来说，溜溜可是个幸福的宝宝，因为溜溜妈产奶丰富。不过，溜溜也有自己的"烦恼"和"不满"，那就是妈妈的奶水流速太快，经常呛得他大哭，甚至以"罢奶"来表示不满，这可真让溜溜妈郁闷。其实，只要喂哺方法得当，就可以有效避免宝宝呛奶。

如果奶水充足，为防止宝宝呛奶，妈妈可采取右侧图中的喂哺姿势。

另外，妈妈胀奶时，可以用吸奶器吸出来一些，减慢奶流速度后再喂宝宝，这样可减少呛奶的概率；人工喂养

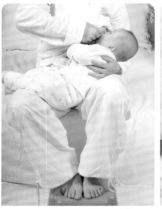

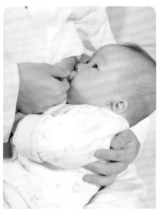

01 在给宝宝喂奶时，脚踩在小凳上，抱好宝宝。

02 以拇指和食指轻轻夹着乳头喂哺。

的话，妈妈则应给宝宝选择合适的奶嘴，这样可以控制宝宝吸入的奶量，避免呛奶。

🔴 剖宫产妈妈，请这样哺乳

对于顺产的妈妈，喂奶姿势是怎么方便怎么来，不过，对于剖宫产后恢复期的妈妈来说，哺乳姿势可要讲究了。因为在这段时间里，你既要给宝宝喂乳，又要保护脆弱的手术伤口。剖宫产妈妈可以采用下列姿势哺乳。

橄榄球式抱法

用橄榄球式抱法时应让宝宝腰部自然弯曲，这有助于那些习惯于肌肉紧绷的宝宝更好地放松，身体放松了，就能更好地衔乳了。

橄榄球式抱法如下。

（1）妈妈端坐在床上或是舒适的扶手椅上，身侧放一个或多个枕头，或在妈妈的身体和椅子扶手间塞进一个枕头。

（2）在宝宝身下垫枕头，顺着要喂奶的那边抱起，高度达到准备喂奶那侧乳房的高度。

（3）手托住宝宝的脖子，让其头朝向乳房，身体在臂弯下侧向妈妈身体的一侧。

（4）用手臂的力量将宝宝拉近。一旦宝宝能很好地吮吸了，可以在宝宝和抱着他的手之间插一个枕头，帮助宝宝保持贴近妈妈的姿势，妈妈就可以向后靠放松了，注意要避免探身前倾到宝宝上方。

侧卧姿势

侧卧姿势是宝宝和妈妈面对面侧身躺着，方法如下。

（1）为了让这个姿势更舒服，可以在妈妈的头下放两个枕头，背后放一个，上面的腿下放一个，宝宝背后也塞一个枕头。

（2）让宝宝面向妈妈，侧身躺在妈妈的臂弯里（如果妈妈还处于剖宫产后的恢复期，需要有人帮助调整宝宝的位置，使宝宝的嘴巴对准乳头）。

侧卧姿势对夜间哺乳及午睡哺乳非常适用，但刚开始母乳喂养的时候，侧卧姿势并非最好的选择，因为这个姿势使妈妈不易于调整宝宝的头部，引导他衔乳。最好在宝宝养成了良好的衔乳习惯之后，再使用侧卧姿势。

当然，如果由于身体原因，必须躺着喂奶，则另当别论。

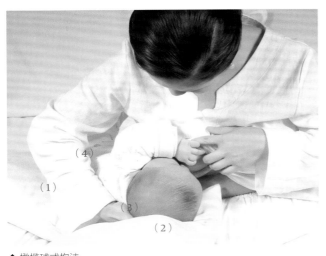

◆ 橄榄球式抱法

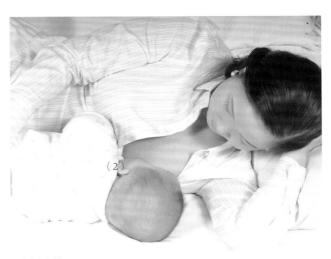

◆ 侧卧姿势

▶ 人工喂养，你依然可以当个好妈妈

并不是所有的妈妈都能为宝宝进行母乳喂养，也不是所有的宝宝都能接受母乳喂养。妈妈们要用知识来武装自己，多看书，了解科学的育儿知识，不要因为对宝宝的爱而"无意"中伤害了宝宝。

❗ 哪些情况不能进行母乳喂养

不能进行母乳喂养的情况主要有以下几个。

（1）哺乳妈妈患有传染性疾病正值发病期的，如肝炎发病期、肺结核活动期。

（2）哺乳妈妈患有心血管疾病，心脏功能在3～4级或伴心力衰竭。

（3）哺乳妈妈肾功能不全。

（4）哺乳妈妈患有严重高血压、糖尿病等慢性疾病。

（5）哺乳妈妈患有精神病或先天性代谢性疾病。

（6）哺乳妈妈患病用药，如抗癌药物。

（7）哺乳妈妈产后并发症严重。

（8）哺乳妈妈没有奶水或奶水不足。

（9）宝宝先天性畸形，如唇裂、腭裂等，或早产儿吮吸困难。

（10）宝宝患先天性代谢性疾病，如枫糖尿症和半乳糖血症等。

❗ 掌握好人工喂养的奶量

配方奶用量可按每日每千克体重110～120毫升计算，也可任其吮吸，以满足食欲为度。可通过观察宝宝大便和体重增长情况，判断喂奶量是否合适。宝宝每周体重增长150～200克，即属正常。

❗ 奶瓶的选择

人工喂养的首要问题就是宝宝奶瓶的问题。一般要准备6个奶瓶，其中4个给宝宝喝奶用，另外2个装开水等，不可任何饮品都"一瓶烩"。那么，如何为宝宝挑选到合适的奶瓶呢？

玻璃奶瓶为首选

奶瓶的材质一般有玻璃和塑料两种材质。建议妈妈给宝宝选择玻璃材质的奶瓶。因为玻璃奶瓶透明度高、便于清洗，在安全方面让人放心，加热后不会产生有害物质。不过，玻璃奶瓶对于小宝宝来说比较重，可先由妈妈代劳拿着，等小宝宝长大后有力气了，就可以独立喝奶了。

塑料奶瓶清洗过后容易残留细菌，经高温加热或低温冷藏还可能会起化学反应，产生对宝宝不利的化学物质。如果选择塑料奶瓶，妈妈一定要仔细检查瓶体的硬度，以免用久了瓶身变形。

透明度很重要

奶瓶的透明度很重要，瓶身的刻度也要清晰准确。要尽量选择瓶身不太花哨的奶瓶，以免影响刻度的读取。在选购奶瓶的时候，妈妈还要打开瓶盖闻一闻里面是否有异味，质量达标的奶瓶应该没有任何味道。

仔细检查奶嘴

检查奶嘴也是必不可少的一个环节，它直接决定了宝

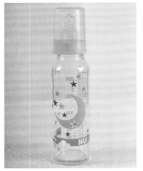
◆ 玻璃奶瓶

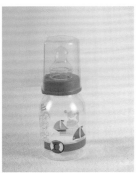
◆ 塑料奶瓶

宝会不会接受这个奶瓶。

（1）首先奶嘴的安全性一定要达标。建议妈妈选择信誉度高、口碑好、公众认可度高的品牌，这样的产品质量一般都可达标。

（2）宝宝用的奶嘴不能过大。由于宝宝还不能很好地吮吸，太大的奶嘴无法塞进他的小嘴里。

（3）奶嘴上的奶孔不可过大，数量不可过多，否则会使宝宝呛奶或吐奶。妈妈可以在奶瓶中注入温水，然后将奶瓶倒置，通过观察奶嘴的"流量"来判断选择是否合适。如果里面的水是一滴一滴地流下，说明大小适中；如果水呈直线流下，说明奶孔过大；如果水根本流不出，说明奶孔过小，宝宝吮吸起来会非常困难。

❶ 挑选合适的配方奶粉

在日常生活中，经常见到一些新手妈妈为挑选宝宝的配方奶粉而发愁，下面就提供几种挑选配方奶粉的方法供新手妈妈选用。

根据年龄段

很多配方奶粉都分年龄段，比如6个月以上、1~3岁、3~6岁等。

根据保质期

爸爸妈妈在给宝宝选择配方奶粉时要注意看保质期，要挑选最新生产的配方奶粉。

根据经济实力

根据家庭的经济条件，选择适合的奶粉。

选择正规厂家出产的

没有必要一定选择某个品牌，但要求是正规的大型厂家生产的配方奶粉。

别看广告，看宝宝

婴幼儿配方奶粉最重要的当然是安全性，这里教给妈妈们一个小窍门：给宝宝选择配方奶粉时不能只看广告。即使你亲自到超市去查看配方奶粉的成分和营养配方，也无法判断它的安全性是否过关，更何况配方中的专业名词，妈妈看了也是"云里雾里"。怎么办？

别看广告，看宝宝——不仅要看自己的宝宝，也要看其他的宝宝。当你看到朋友们的宝宝健康快乐、精神状态好又活泼爱笑时，就可以问问这位妈妈平时给宝宝吃的是什么牌子的配方奶粉、在哪里购买的。有了健康宝宝作"鉴定"，这个牌子的配方奶粉就可以放心购买了。

❶ 正确冲奶粉，你会吗

奶粉的冲调不可随意，一定要认真阅读说明书。有些爸爸妈妈总担心宝宝营养不够或是吃不饱，所以特意将奶冲得浓浓的。但过浓的配方奶是宝宝娇嫩的肠胃所承受不

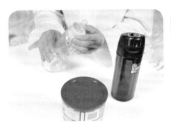

01 调制奶粉前一定要用洗手液把手洗干净，并将奶瓶洗干净。

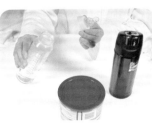

02 将开水冷却至50℃~60℃，向消过毒的奶瓶中加入规定量一半的温开水。

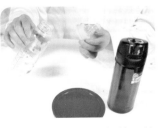

03 用量匙慢慢地加入奶粉，可边加入边轻摇。待奶粉溶解后，加热水到规定的量。

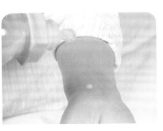

04 盖上奶嘴和奶嘴罩，使奶冷却至接近体温的温度。喂奶前先把奶汁滴在手腕内侧，以感觉温热为宜。

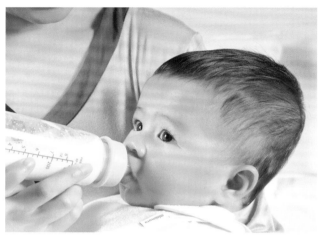

◆ 宝宝曦雅：用奶瓶给宝宝喂奶时，要注意让宝宝含住整个奶嘴。

了的，会造成宝宝呕吐、腹泻。同样，配方奶太稀会导致宝宝营养不足，甚至发育不良。

对3个月以内的宝宝来说，奶粉和水最合适的比例应该是重量上1:8、容量上1:4，1个月以内的宝宝要更稀一些。因为每个宝宝的体质不同，所以妈妈要仔细观察宝宝吃奶的反应，再根据具体情况进行增减。

! 用奶瓶喂奶的重要细节

用奶瓶给宝宝喂奶时，妈妈要注意以下几个细节。

（1）要注意查看奶嘴是否堵塞或者流出的速度过慢。将奶瓶倒置时出现"啪嗒啪嗒"的滴奶声是正确的。

（2）用奶瓶喂奶时，最常用的姿势就是横抱。和母乳喂养时一样，要一边注视着宝宝，一边叫着宝宝的名字喂奶。

（3）母乳喂养时，宝宝要含住整个乳头才能吮吸到乳汁，用奶瓶喂奶时也要让宝宝含住整个奶嘴。

（4）为了避免宝宝打嗝，在用奶瓶喂奶时应该让奶瓶倾斜一定角度，以防止宝宝胃里进入大量空气。

! 奶瓶的清洗技巧

奶瓶是宝宝最重要的餐具，人工喂养的宝宝自然离不开奶瓶，就算是母乳喂养的宝宝也会时不时用到奶瓶。那么，新手妈妈要如何保持奶瓶的干净卫生呢？奶瓶用完之后要马上清洗，不要认为还有替换的奶瓶就不及时清理，那样会使留在奶瓶中的奶渍凝固而不易清洗干净，同时凝固在奶瓶上的奶渍会给病原微生物的繁殖创造条件。特别是在夏季，更要及时清洗奶瓶。

在清洗奶瓶的时候，妈妈可以按照以下方法进行操作。

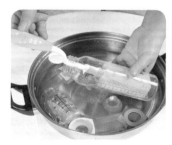

01 选择专用的奶瓶洗涤剂或天然植物的洗涤剂，以及用刷子和海绵清洗。

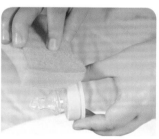

02 奶嘴及奶瓶盖的部分很容易残留奶粉，要先用海绵或刷子清洗其外侧。

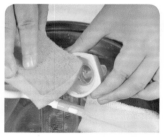

03 用海绵或刷子清洗奶嘴以及奶瓶盖内侧。

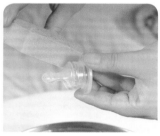

04 为了防止洗涤剂的残留，奶嘴要特别注意冲洗干净，最好能将奶嘴翻转过来清洗内部。

🄹 奶瓶的消毒技巧

欣欣是个典型的奶粉宝宝，一生下来就没喝过一滴母乳。最近欣欣妈发现宝宝出现了口腔溃疡，连嘴唇上都是成片的白斑。她连忙带宝宝去看医生，医生说宝宝是由于奶瓶不卫生而患上了鹅口疮。欣欣妈感到很纳闷，每次都用清水将奶瓶洗得干干净净的，怎么还会不卫生？其实，欣欣妈犯了一个错误，就是只是单纯地清洗奶瓶，这是不够的，一定要经常给奶瓶消毒才行。妈妈们可采取以下方法给奶瓶消毒：

煮沸消毒法——玻璃奶瓶

准备一个消毒奶瓶专用的不锈钢煮锅，里面装满冷水，水的深度要能完全覆盖所有已经清洗过的喂奶用具。可先将玻璃奶瓶放入锅中。

等水烧开5~10分钟后，再放入奶嘴、瓶盖等塑料制品，盖上锅盖再煮3~5分钟后关火。

等水稍凉后，用消毒过的奶瓶夹夹取出所有用具，待沥干之后将奶嘴、瓶套套回奶瓶上备用。

煮沸消毒法——塑料奶瓶

准备一个不锈钢煮锅，里面装满冷水，水的深度要能完全覆盖所有已经清洗过的喂奶用具。

待水烧开后，将塑料奶瓶、奶嘴、奶瓶盖一起放入锅

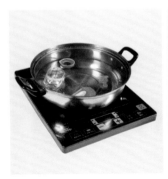

◆ 煮沸消毒法

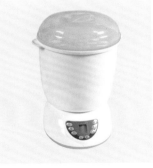

◆ 蒸汽锅

中消毒，再煮3~5分钟即可，不宜久煮。

最后以消过毒的奶瓶夹夹起所有用具，并置于干燥通风处倒扣沥干。

蒸汽锅消毒法

目前市面上有多种功能、品牌的电动蒸汽锅，可以用来消毒宝宝的喂奶用具，使用方法如下。

使用蒸汽锅消毒前，先将所有的奶瓶、奶嘴、奶瓶盖等物品彻底清洗干净。

然后将清洗干净的奶瓶、奶嘴、奶瓶盖等物品一起放入蒸汽锅中，按上开关，待其消毒完毕会自动切断电源。

❗ 混合喂养，掌握最佳方法

如果母乳分泌量不足，或者妈妈因为工作原因，白天不得不与宝宝分开，无法在上班时间哺乳，也不要完全放弃母乳喂养，可以采用混合喂养的方法。

妈妈应尽量多给宝宝喂哺母乳，然后再用配方奶粉等补充不足的数量。但妈妈每天给宝宝直接喂哺母乳最好不要少于3次。若每天只喂一两次奶，妈妈的乳房会因为得不到足够的吮吸刺激而使乳汁分泌量迅速减少，这对宝宝是不利的。

混合喂养要充分利用有限的母乳，母乳喂养次数要均匀分开，不要很长一段时间都不喂母乳。夜间妈妈比较累，尤其是后半夜，起床给宝宝冲奶粉很麻烦，最好是母乳喂养。

混合喂养的注意事项：一次只喂一种奶，吃母乳就吃母乳，吃配方奶就吃配方奶。不要先吃母乳，不够了，再冲奶粉。这样不利于宝宝消化，也使宝宝对乳头产生错觉，可能引发其厌食配方奶，拒绝奶瓶。

夜间妈妈休息，乳汁分泌量相对增多，宝宝需要的量又相对减少，母乳一般可以满足宝宝的需要。但如果母乳量太少，宝宝吃不饱，就会缩短吃奶间隔，影响母子休息，这时就要以配方奶为主了。

三 应对宝宝不适有窍门：健健康康快乐多

那天中午，童童奶奶正在厨房里忙碌，忽然从卧室里传来童童妈的一声尖叫："妈，快来呀，怎么办呀？"童童奶奶惊得把锅铲一丢，急忙跑到卧室去。原来，童童嘴角溢出了一大口奶，奶水正迅速地浸湿衣襟，沿着脖子流进衣服里……每一个新生儿的成长都不会是一帆风顺的，总会有这样那样的不适或状况。当这些不适或状况来临时，妈妈们要学会从容正确地处理，才能更好地护理宝宝。

▶ 鼻塞：宝宝鼻子不通了

出生后第2天，贝贝妈感觉贝贝呼吸时鼻音很重，"呼哧呼哧"，好像大人感冒鼻塞一样，到了晚上夜深人静的时候尤其明显，贝贝妈听着心里既紧张又难受。第2天医生来查房，说这是新生儿鼻黏膜水肿，剖宫产的宝宝因为没有经过产道挤压，出现这种症状是正常现象，三四天后会自行康复的。果然症状慢慢减轻，三四天后就康复了。

❶ 鼻塞就是感冒吗

鼻塞不一定就是感冒了，这一条"定律"特别针对新生儿。新生儿的鼻腔狭小，在鼻黏膜水肿或有分泌物阻塞时易发生鼻塞。如果房间的温度太低，宝宝鼻塞的症状会更加明显。

对于大多数宝宝来说，这些鼻塞的情况是由于生理结构引起的，并不是病。有的宝宝还常流出少量的鼻涕，干燥后凝结成鼻屎，颜色呈淡黄色，这也属于正常情况。

❶ 鼻子不通巧护理

当宝宝鼻子不通时，如需清理宝宝鼻子里的分泌物，妈妈可以采取以下方法：

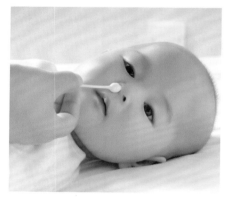

◆ 方法一：棉签沾水，软化鼻屎。如果宝宝的鼻屎很干，可以拿棉签蘸了清水在鼻孔里各滴一滴，这样会软化鼻屎。当分泌物软化后，可以用棉丝线轻轻刺激鼻腔，让宝宝打个喷嚏，把脏物排出。

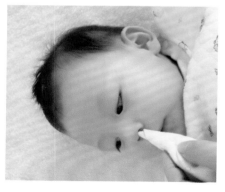

◆ 方法二：布捻子通鼻。用软布做成捻子，轻轻捻动带出宝宝鼻内分泌物。千万不要用镊子等硬物来为宝宝清理鼻腔，这样容易导致鼻腔损伤，严重的还会造成鼻出血。

▶ 鹅口疮：嘴巴起"癣"

林林第一次生病时还没满月，被有经验的月嫂发现他的口腔两侧多了些小白点，疑似鹅口疮。第一次听说这个病名时，林林妈没明白：什么是鹅口疮？它有什么症状？严不严重？容易治好吗？当听到是婴儿常见病时，林林妈才长长地舒了口气。月嫂说，宝宝得这病大都是由细菌感染、不注意卫生引起的。林林奶奶听了这话可坐不住了，跟月嫂一直强调平日里有多么注意卫生：奶瓶、奶嘴、围嘴每天都用婴儿专用洗涤剂洗净后消毒，林林妈每次哺乳前都用热水烫过的纱布擦拭乳头，哺乳内衣一天一换，所有细节该注意的都注意了……

❶ 鹅口疮是由什么引起的

鹅口疮又名"雪口病"，是一种由白色念珠菌感染引起的口腔疾病。鹅口疮通常出现在宝宝口腔的双颊两侧，有时也会出现在舌头、上腭、牙龈等位置，其表面是层叠白斑，看上去很像凝固的牛奶。

一般来说，鹅口疮是由以下几个原因引起的。

（1）因接触了含有白色念珠菌的食物或衣物而感染。

（2）因哺乳用具消毒不严、乳母乳头不洁或喂奶者手指污染所致。

（3）在出生时经产道感染，或见于腹泻、使用广谱抗生素或肾上腺皮质激素的患儿。

❶ 患了鹅口疮要怎样护理

宝宝患了鹅口疮后，爸爸妈妈可以用以下方法护理。

局部使用制霉菌素

宝宝患了鹅口疮之后，爸爸妈妈可以用制霉菌素研成末，与鱼肝油滴剂调匀，涂擦在宝宝患病部位，每4个小时用药1次，待白色斑块消失后即可停药。

使用2.5%碳酸氢钠溶液

爸爸妈妈可以使用2.5%碳酸氢钠（小苏打）溶液，在哺乳前后对宝宝的口腔加以清洗。一般来说，连续使用2~3天，病症即可消失，但痊愈后仍需继续用药数日方可有效防止复发。

注意饮食

在喂哺宝宝时，要鼓励宝宝多饮水。另外，宝宝用过的食具一定要单独清洗，煮沸消毒。切忌用粗布强行擦拭或挑刺宝宝的口腔黏膜，这样会引起局部损伤，加重感染。

最后，需要提醒爸爸妈妈的是，如果在家中用上述方法治疗5~7天后，宝宝的病情仍未得到改善，或者是情况越来越严重，爸爸妈妈就应及时带宝宝到医院就医，以免延误治疗。

▶ 急性腹痛：宝宝哭闹真厉害

许多初为人父母的朋友每天疲于应对宝宝的哭闹，他们不明白，能给他们带来那么多乐趣的宝宝为什么同样也能把他们推向精神崩溃的边缘。宝宝哭闹从来都是令人心烦的事，而且有些小宝宝哭声特别大、特别尖锐。这究竟是怎么回事呢？

❶ 宝宝哭闹是为何

20%~25%的宝宝在患急性腹痛的时候有过度哭闹的现象，新手爸妈当然很想知道宝宝患急性腹痛的原因。然而不幸的是，科学家们还不能作出明确的解释。为什么有些宝宝易患急性腹痛，而有些宝宝则没有这种症状，肯定有生物因素在起作用。

⚠ 应对宝宝哭闹有妙招

宝宝哭闹不止时，妈妈可以这样做：

有节奏地摇晃

无论是抱在怀里，还是放在推车或摇篮里，大多数宝宝对摇晃都会做出良好的反应。很快你就会注意到，宝宝有自己喜欢的节奏，有些宝宝喜欢晃得慢一些，有些宝宝喜欢晃得快一些（但不要摇晃得过于猛烈，以免宝宝头颈部受伤）。

用襁褓包裹

用襁褓将宝宝裹紧，这样做会使宝宝感到很舒服，还可能会使他们产生回到了舒适温暖的子宫里的感觉。

用温水沐浴

用温水洗澡对某些宝宝可能有作用，但对另一些宝宝则不然。有些宝宝一进澡盆就变得焦躁不安，出现这种情况时，要让宝宝一点一点慢慢地进入温水盆，可以首先用手往他身上撩些水，再逐渐让他的双脚、双腿和身躯进入水中。

令人愉悦的气味

据说某些气味，特别是熏衣草和黄春菊的气味，能给宝宝带来安慰。

在欧洲的某些国家，妈妈们常常把熏衣草和香料混在一起放在宝宝的房间里，以促进宝宝睡眠。

坐车兜风

很多宝宝在坐宝宝车或者小汽车兜风的时候，会安静下来。因此有些人建议使用一种叫"睡得香"（消除急性腹痛）的装置，这个装置和宝宝床连在一起的时候，能产生一种与坐汽车相类似的运动感觉。

唱歌

怀里抱着哇哇大哭的宝宝的时候，你可能没有唱歌的情绪，但你还是要试着唱。在任何文化背景里，人们都会给宝宝吟唱轻柔优美的歌曲，宝宝也喜欢这样的歌曲。找一首你的宝宝似乎感兴趣的歌，并且一遍又一遍地反复吟唱。要记住，宝宝喜欢重复的节奏。

有节奏的声音

像吸尘器、洗衣机这类机器发出的声响似乎也能够使某些宝宝安静下来。如果你不想整天开着这些机器，那就去买一些宝宝喜欢的声音的录音带，或者把这些声音录下来放给宝宝听。

给宝宝做按摩

给宝宝做按摩是与宝宝进行交流的最有效的途径之一，同时也是安慰宝宝的好方法。然而，就像其他方法一样，这种方法也不是对所有的宝宝都管用。有些宝宝对触摸过于敏感，给他们按摩，他们会哭闹得更厉害。

总而言之，你要不断地去尝试，找到最适合安抚自己宝宝的方法。

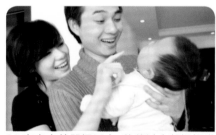

01 宝宝突然哭闹不止，爸爸过来帮妈妈哄宝宝。

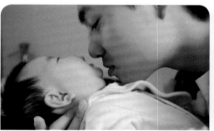

02 爸爸用颈部偎依法哄宝宝，宝宝感到很舒服。

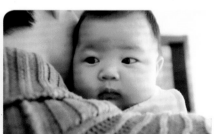

03 在爸爸的安抚下，宝宝的情绪归于平静，停止了哭闹。

▶ 黄疸：宝宝成了名副其实的"黄种人"

很多宝宝出生后几天内会出现生理性黄疸。妈妈看到宝宝皮肤变成黄色就很慌张，以为宝宝的黄疸症状很重，有的甚至以为宝宝得了肝炎，然后急忙去医院。

其实宝宝所患的黄疸大部分都属于生理性黄疸，不需要治疗便会自行消退，而母乳性黄疸虽然持续时间可能会较长，但是对于宝宝的生长发育并没有很大影响，大部分也不需要治疗，只要注意家庭护理就会自愈，所以不必过于担心。

❶ 判断宝宝患的是哪种类型的黄疸

新生儿出生后，由于胆红素代谢过快而引起皮肤、黏膜及巩膜出现黄染的症状，这就是黄疸。黄疸又称"胎黄"或"胎疸"，一般分为生理性黄疸、病理性黄疸和母乳性黄疸。

生理性黄疸

生理性黄疸是指一些小宝宝在出生后2～3天，全身皮肤、眼睛、小便都会出现发黄症状；出生后5～6天，发黄最为明显。生理性黄疸一般症状较为轻微，通常7天以后就开始消退，混合喂养或人工喂养的宝宝10～14天完全消退，纯母乳喂养的小宝宝需要的时间较长一些。

病理性黄疸

如果新生儿黄疸出现的时间很早，如出生后24个小时内出现，黄疸的程度很重，或者在新生儿黄疸减退后又重新出现且颜色逐渐加深，还伴有其他症状，那么宝宝所患的可能是病理性黄疸。病理性黄疸可能是由败血症、肝炎等疾病引起的，需要及早到医院治疗。

母乳性黄疸

母乳性黄疸是指完全由母乳喂养的新生儿在母乳中的葡萄糖醛酸苷酶作用下，使小肠中重复吸收胆红素引起的黄疸。母乳性黄疸持续时间比较长，最长可达2～3个月，但是黄疸程度不会加重，且随着月龄增长而逐渐消退。此类黄疸，大部分不需要治疗。

❶ 新手妈妈照顾黄疸宝宝有诀窍

当宝宝出院后，妈妈可以这样照顾黄疸宝宝。

仔细观察黄疸变化

黄疸是从头开始黄，从脚开始退，而眼睛是最早发黄、最晚退的，所以可以先从眼睛观察。如果不知如何看，专家建议可以按压宝宝身体任何部位，只要按压的皮肤处呈现白色就没有关系，是黄色的话就要注意了。

观察宝宝日常生活

如果宝宝的肤色越来越黄，精神及胃口都不好，或者体温不稳、嗜睡，容易尖声哭闹等，就要去医院检查。

注意宝宝大便的颜色

要注意宝宝大便的颜色，如果是肝脏或胆道发生问题，大便会变白，但不是突然变白，而是越来越淡，如果再加上身体突然黄起来，就必须去看医生。

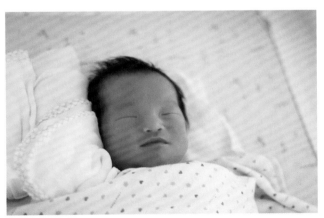

◆ 宝宝芷涵：出生几天后，芷涵出现生理性黄疸，不过这是正常现象，宝宝一切正常。

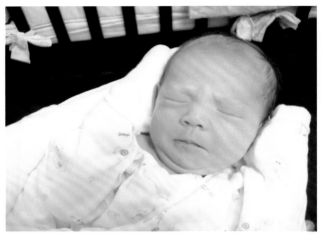

◆ 宝宝烊旸：宝宝小名希希，出生后第8天出现生理性黄疸。

家里不要太暗

宝宝出院回家之后，尽量不要让家里太暗，窗帘不要拉得太严实，白天让宝宝接近窗户旁边的自然光，至于电灯开不开都没关系，不会有什么影响。如果是在医院，当宝宝黄疸指数超过15毫克/分升，医院会给宝宝照蓝光，让胆红素由于光化反应而发生结构改变，变成不会伤害到脑部的结构并代谢（要有固定的波长才有效）。回家后继续让宝宝照自然光的原因是自然光里任何波长的光都有，照光对改善黄疸症状或多或少有些帮助。

勤喂母乳

如果证明是因为喂食不足所产生的黄疸，妈妈必须要勤喂母乳，千万不要以为宝宝吃不够或持续黄疸，就用水或糖水补充。不知道宝宝吃得够不够的妈妈，可以观察宝宝小便的次数，一天小便6次以上以及宝宝体重持续增加，就表示吃的分量足够。但还是要观察宝宝之后的变化，如果黄疸退了又出现就表示有问题，一定要及时去医院检查。

▶ 腹胀：肚子鼓鼓像个球

午饭后，天天哭了很久，天天妈给天天换衣服时，发现天天的小肚肚有些胀胀的。这是为什么呢？天天妈赶紧请教了论坛里的妈妈们，得知正常新生儿本身可存在生理性腹部膨隆。天天妈仔细观察了一下，除了刚才哭闹得有点儿厉害之外，天天并没有什么不适反应，天天妈悬着的一颗心才慢慢放下来。

❶ 宝宝为何腹胀

一般来说，宝宝腹胀是由以下几个因素引起的。

生理原因

宝宝的肚皮本来就较大，看起来鼓鼓胀胀的，那是因为宝宝的腹壁肌肉尚未发育成熟，却要容纳和成人同样多的内脏器官。在腹肌没有足够力量承担的情况下，腹部会因此显得比较突出，特别是宝宝被抱着的时候，腹部会显得突出下垂。此外，宝宝身体前后是呈圆形的，不像大人那样略呈扁平状，这也是宝宝肚子看起来胀鼓鼓的原因之一。

胀气

宝宝比大人更容易胀气。宝宝进食或吮吸太急促、过度哭闹，都会使腹中吸入空气；奶瓶的奶嘴孔大小不适当，空气也会通过奶嘴的缝隙进入宝宝体内。此外，宝宝进食奶水或其他食物后，在消化道内通过肠内菌群和其他消化酶的作用而发酵，产生的大量气体也会引起腹胀。

消化不良或便秘

消化不良或便秘使肠道内粪便堆积，促使产气的细菌增生；或因乳蛋白过敏、乳糖不耐受、肠炎等引起消化、吸收不良，也会使肠道中产生大量的气体。

病理因素

宝宝腹腔内器官肿大或长了肿瘤，如肝脾肿大、肝硬化等，会引起腹胀；下肠道阻塞，也会出现腹胀症状。

❗ 宝宝腹胀，爸妈应对有方

宝宝腹胀，爸妈首先要分清是否由病理因素引起的。如果是病理因素引起的，要及时带宝宝上医院就诊；如果确定不是病理因素，就可以做一些应对措施来缓解腹胀症状。

及时喂奶

不要让宝宝饿得太久后才喂奶。宝宝饿的时间太长，吮吸时就会因为过于急促而吞入大量的空气。要按时给宝宝喂奶，并且在喂奶之后轻轻拍打宝宝背部来促进打嗝，使其胃肠的气体通过食管排出。

不要让宝宝哭太久

宝宝哭的时候很容易胀气，遇到这种情况，新手爸妈应该多给予安慰，或是拥抱他，通过调整宝宝的情绪来避免加重胀气的程度。

对腹部进行按摩

多对宝宝的腹部进行按摩，可顺时针按摩5分钟。用温毛巾敷盖其腹部也有帮助，有利于胃肠蠕动和气体排出，从而改善消化吸收功能。

哺乳妈妈注意控制糖分的摄取

如果母乳中含的糖分过多，糖分在宝宝的肚子里过度发酵，也容易使宝宝出现胀气，因此哺乳妈妈应该注意限制自己的摄糖量。

此外，如果怀疑自己的进食可能引起宝宝腹胀，那么，母乳喂养的妈妈就应该将那些有"嫌疑"的食物，如

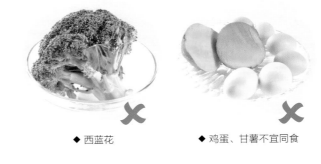

◆ 西蓝花　　　　　◆ 鸡蛋、甘薯不宜同食

豆类、玉米、甘薯、菜花、西蓝花以及辛辣食物从平常饮食中剔除掉。

纠正喂奶姿势

人工喂养的宝宝，应当注意在喂奶时让奶水充满奶瓶嘴的前端，不要有斜面，以免让宝宝吸入空气。母乳喂养的宝宝，如果在吃奶的时候，宝宝的嘴与妈妈乳房的位置摆放不当的话，宝宝就有可能吸进过多的空气，导致打嗝或腹胀。

正确的姿势是让宝宝的脸正对妈妈的乳房，以保证他的嘴能将乳头和乳晕全都含住。

出现如下情况应及时就医

宝宝若出现腹胀合并呕吐、食欲不振、体重减轻、肛门排便或排气不畅，甚至有发热、解血便、腹部有压痛感、呼吸急促或在腹部能摸到类似肿块的东西，应尽快带宝宝就医检查治疗。

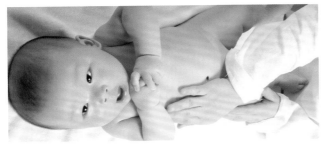

◆ 妈妈顺时针按摩宝宝腹部

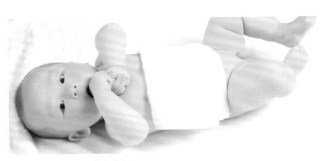

◆ 用温毛巾敷盖于宝宝腹部

四 父母早教有方：宝宝聪明健康有道

"童童，爸爸回来咯。""童童，妈妈要给你擦小屁屁咯。""童童，你看，这个小狗狗好不好看呀。"童童妈无论做什么，都要跟童童唠叨几句。"你跟她说这么多，她能听懂吗？"童童爸疑惑地问。其实，不要以为宝宝什么都不懂，他的小脑袋里可是蕴藏着大智慧的，只是这个智慧需要爸妈来挖掘和引导罢了。如果说孕期的营养和胎教是添砖加瓦的话，那么出生后对宝宝进行有意识的早教，则是对宝宝整个智慧大厦的构建。

▶ 益智亲子游戏

对于新生儿来说，妈妈的注视、温柔的话语、玩具的响声、一切运动的影像，都能开发他的视觉、听觉，所以千万不要以为把新生儿喂饱、让他睡好就好了。在喂奶后1个小时内，要抓紧时间让宝宝多看、多听、多玩。

❶ "欢迎！欢迎！"：促进大脑发育

宝宝精神好的时候，妈妈可以让宝宝躺在床上，双手抓住宝宝的两个小手腕，脸与宝宝相距约30厘米，微笑着对宝宝说："欢迎！欢迎！"在说的过程中，声音要轻柔温和，同时要有节奏地让宝宝的两只小手碰到一起。

宝宝听到妈妈的声音，看到妈妈的笑脸会十分开心。

经常做这个游戏，可以有效增进母子感情；宝宝的两只小手碰到一起，可以促进宝宝的大脑发育；在宝宝哭闹时，妈妈和宝宝做此游戏，还有助于平复宝宝的情绪。

❶ 和宝宝"说话"：平复情绪

在宝宝哭闹或者清醒时，妈妈一边抚摸宝宝的头，一边用缓慢、柔和的语调对他说话，如："宝宝乖乖，不哭啦。""宝宝，我是妈妈。""宝宝，妈妈爱你哦！"这样能刺激宝宝的听觉，而妈妈的安抚和充满爱意的话语能很快地平复宝宝的情绪。

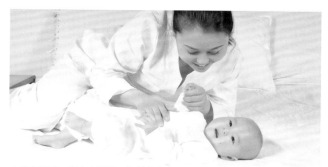

◆ 宝宝佳熹：跟宝宝说话，能刺激宝宝的听觉，很快地平复宝宝的情绪。

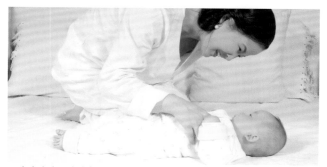

◆ 宝宝垚垚：宝宝每次做游戏，看到妈妈的笑脸都十分开心。

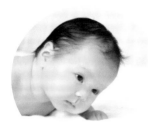 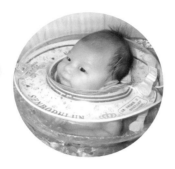

◆ 宝宝睿蓥：妈妈在床那头逗引宝宝，好奇心引得宝宝用力地抬起头。

◆ 宝宝耕宇：妈妈给大宇添置了专门的游泳设备，大宇非常喜欢游泳。

▶ 体能训练

宝宝每个月都应该有相应的体能训练。宝宝的每个进步，都应该是妈妈用心养护和训练的结果。

❗ 抬头训练：锻炼颈部肌肉

让宝宝趴在床上，在头顶方向摇动铃铛，告诉他"在这边"，逗引宝宝抬起眼睛观看。最开始他用眼睛看一小会儿，头仍枕在床上，逐渐锻炼至颈部肌肉强健后，他整个头能向前看，下巴支在床上。每天要让宝宝趴在床上训练3～4次，先从30秒开始，然后逐渐延长时间。可变换使用不同的玩具来逗引宝宝。

这个游戏主要是锻炼宝宝的颈部肌肉，使宝宝颈部能支撑头的重量，让宝宝早日将头抬起来。

❗ 游泳：发展全身肌肉

将新生儿放在水中相当于让他回归到母体羊水中，这会让新生儿感到十分亲切。游泳可以让新生儿自己全身运动，利于发展全身的肌肉，对以后的翻身、爬、走等一系列大动作都有很大的帮助。

爸爸妈妈可以在家中买一套游泳设备（在小小游泳设备周围要留有大人行走的空间）。注意宝宝游泳时的水温应由37℃逐步降到32℃，室温维持在25℃～28℃；游泳的时间由10分钟逐步增加到20分钟。

❗ 伸腿伸腰来做操：促进身体运动能力

因为宝宝不会自主伸展身体，所以爸妈要常常帮助宝宝做运动。下面这个游戏可以帮助宝宝较好地活动下肢关节和肌肉，促进宝宝身体运动能力和空间直觉能力的发展，同时伴以儿歌，可以促进宝宝语言能力的发展。

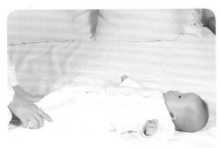 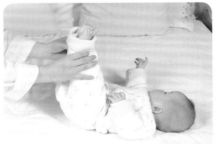 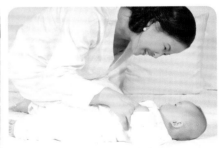

01 让宝宝躺在床上，妈妈跪坐于宝宝脚部下方。

02 慢慢抬起宝宝双腿，使双腿与床面保持90°，双腿伸直。

03 放下宝宝双腿，让宝宝舒服地仰卧。

▶ 新生儿抚触：让爱传递

　　新生儿抚触是一种简便且行之有效的育儿方法，每天只需花10～20分钟，就能给宝宝带来一段温馨而美好的时光。新生儿的抚触方式有以下几种。

额头

方法　双手固定宝宝的头，两手拇指由眉心部位向两侧滑动，止于前额发际处。

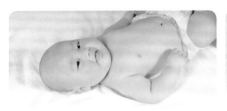
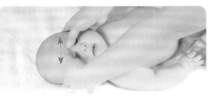

下颌部

方法　两手拇指由下颌中央分别向外上方滑动，止于耳前，就像用拇指在宝宝下颌部画一个笑容。

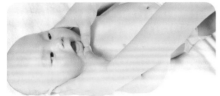
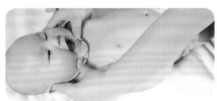
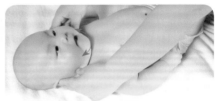

胸部

方法　一只手掌从胸部的左下侧向右上侧肩部轻轻按摩；另一只手再由右下侧向左上侧肩部按摩。反复几次。

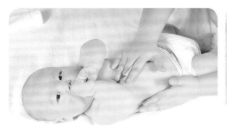
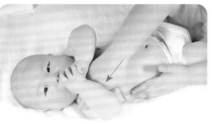
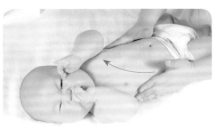

腹部

方法 左手固定宝宝的右侧髋骨，右手食指、中指腹沿升结肠、降结肠做"∩"形顺时针抚触，避开新生儿脐部；然后换右手扶在宝宝左侧髋关节处，用左手沿升结肠、降结肠做"∩"形逆时针抚触。

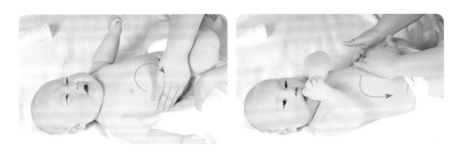

上肢

方法 用左手握住宝宝右手，虎口向外，右手从宝宝上臂向下螺旋滑行达腕部；再用双手一起重复上述动作。

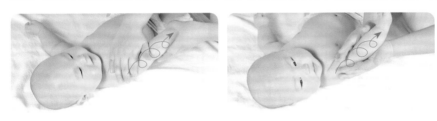

下肢

方法 用左手拎住宝宝的右脚，右手从大腿根部向脚腕处螺旋滑行；再用右手拎住宝宝的左脚，左手从大腿根部向脚腕处螺旋滑行；最后双手对合夹住宝宝腿部，由大腿根部向脚腕处滑行。

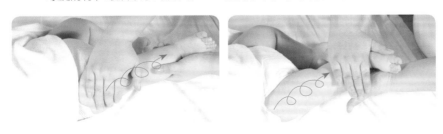

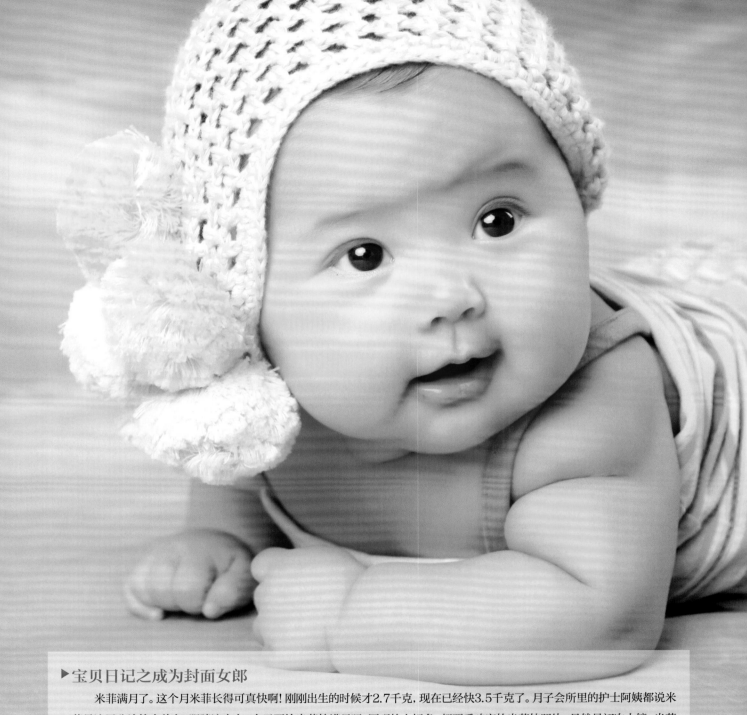

▶宝贝日记之成为封面女郎

　　米菲满月了。这个月米菲长得可真快啊！刚刚出生的时候才2.7千克，现在已经快3.5千克了。月子会所里的护士阿姨都说米菲是这里公认的小美女，眼睛这么大。今天要给米菲拍满月照，围观的人好多，都要看咱家的米菲拍照片。虽然是初次上镜，米菲却毫不怯场，来看的人再多，姿势照样摆得有模有样。哈哈，2个小时拍摄顺利结束，摄影师抱着米菲说："小美女，照片能不能让我们用在摄影网站的首页上啊？"米菲噘噘嘴，打了一个哈欠，好像在说："这件事和我经纪人去谈，现在宝宝要休息了。"

第2个月
快乐微笑小宝宝

妈妈育儿手记之本月养育重点

○ 注意观察宝宝哭声，通过哭声来判断宝宝的需求。○ 防止发生湿疹和尿布疹。

○ 坚持户外运动，给宝宝进行阳光浴。○ 坚持母乳喂养。

○ 帮助宝宝练习俯卧抬头，每天至少2次。○ 给予宝宝丰富的感觉刺激。

一 宝宝的日常护理：悉心呵护保健康

宝宝虽然满月了，但他依然是那个脆弱的小宝宝，妈妈在日常护理上千万不能放松哦！

▶ 妈妈，我要天天洗澡

1个月以后的宝宝不再像新生儿那样软，而爸爸妈妈也已经积累了1个月的经验，给宝宝洗澡时再也不会几个人弄得满头大汗，也不那么紧张了。

⚠ 给宝宝洗澡的注意事项

在给宝宝洗澡时，妈妈应注意以下几点。

检查自己的双手

为宝宝洗澡前，妈妈要先把自己的双手洗干净，保证指甲短而干净，以免刮伤宝宝。

洗澡时间不要太长

妈妈的动作要轻、快，一般不要超过15分钟，以5～10分钟最佳。

动作轻柔

宝宝的皮肤很柔嫩，容易受到损伤和并发感染，所以，妈妈的动作一定要轻柔。

沐浴露等不要使用太频繁

不要每次都使用洗发剂，每周使用2～3次就可以。更不要使用香皂，每周使用1次婴儿沐浴露就可以，并且一定要用清水把沐浴露冲洗干净。

保护耳、脐、眼

仍然要注意不要把水弄到宝宝的耳朵里。这时宝宝的肚脐已经长好了，不必担心感染，但是，如果脐窝过深，也要把脐窝内的水弄干。千万不要把洗发剂弄到宝宝的眼睛里去。

做好保暖工作

洗澡时和洗澡后一定不能有对流风。给宝宝洗完澡后，用干爽的浴巾和毛巾包裹住宝宝的头和小身体，待其全身干爽后再穿衣服。不要用毛巾擦干宝宝身上的水后马上为其穿衣服，这样容易使宝宝受凉。

不要马上喂奶

洗澡后不要马上喂奶，给宝宝喂一点儿白开水（纯母乳喂养的宝宝不用额外喂水），这对消化有好处。因为洗澡时，宝宝外周血管扩张，内脏血液供应相对减少，这时马上喂奶，会使血液马上向胃肠道转移，使皮肤血液减少，皮肤温度下降，宝宝会觉得冷，甚至发抖。而消化道也不能马上有充足的血液供应，从而对消化功能造成影响，因此最好等洗澡后10分钟再开始喂奶。

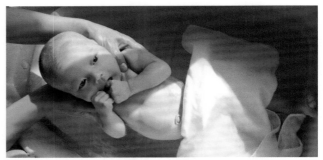

◆ 宝宝烊旸：宝宝最喜欢洗澡啦。瞧，妈妈给她洗澡，她一点儿也不哭闹。

🔴 给1~2个月宝宝洗澡的基本步骤

给1~2个月大的宝宝洗澡前，妈妈要准备好浴巾和衣服，将宝宝放在浴巾上，脱下衣服，并在宝宝身上盖块布，以免宝宝惊慌。正式洗澡时，可按照以下步骤进行。

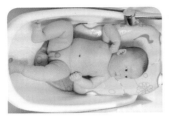

01 妈妈一手托住宝宝头部，手掌扶住宝宝一侧腋下，另一手托住宝宝臀部和两腿，将宝宝轻轻放在沐浴架上。

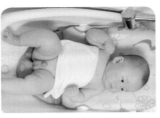

02 用纱布或小毛巾盖住宝宝的肚脐。

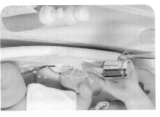

03 妈妈检查一下水温。

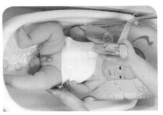

04 淋浴的水从妈妈的手流向宝宝的全身，将宝宝的全身打湿。

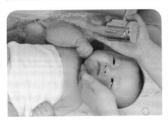

05 淋浴的水经过妈妈的手流向宝宝的颈部，将宝宝头向后仰，由左到右，用手指轻轻洗去宝宝颈部污垢。

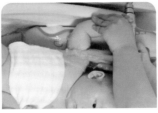

06 妈妈一手抬起宝宝的胳膊，使淋浴的水经过妈妈的手流向宝宝该侧腋下。

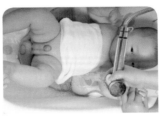

07 用同样的方法清洗宝宝另一侧腋下。

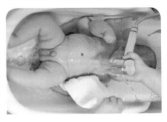

08 掀开盖在宝宝肚子上的纱布或毛巾，使淋浴的水经过妈妈的手流向宝宝的胸腹部，并重点清洗小肚脐。将毛巾重新盖回肚子上。

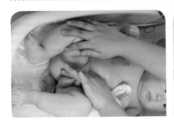

09 将沐浴露涂抹于宝宝一侧大腿根部，再用清水冲净，然后换另一侧清洗。

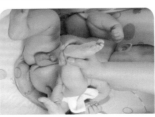

10 妈妈一手抬起宝宝的脚，将沐浴露涂抹于宝宝小腿和脚上，用清水冲洗干净，换另一侧清洗。

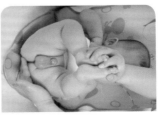

11 妈妈一只手抓住宝宝的双脚，使宝宝臀部抬起，另一只手清洗宝宝的小屁股。

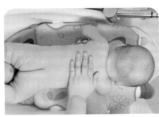

12 换俯卧位。妈妈用手托着宝宝腋下及胸口，由上到下轻轻擦拭宝宝背部。

▶ 本月睡眠问题：应对宝宝的昼夜颠倒

2个月大的宝宝比新生儿的睡眠时间有所减少，他们不再是吃了睡、醒了吃，几乎一天都是在睡眠状态。宝宝醒着的时间越来越长，每天可能只睡16~18个小时。这个月是培养宝宝良好睡眠习惯的关键时期，一些睡眠问题要及时解决。

倘若宝宝睡觉黑白颠倒，不是宝宝的错，而是爸爸妈妈养育方法不够正确。现在，要把颠倒的时间再颠倒过来。这里所说的"颠倒"，当然不是硬拧，而是通过科学的方法，帮助宝宝逐步调整。

❗ 白天多玩少睡

如果宝宝白天睡觉时间很长，而晚上常常醒来，但精神不错，那么应尽量让他白天少睡些，尤其下午5点以后就不要让宝宝睡觉了。白天可以让宝宝多接触一些新奇的事物，以此来吸引他的注意力。

❗ 不抱着睡

许多妈妈说自己的宝宝只能抱着睡，不能放，一放就醒。宝宝当然喜欢妈妈抱着睡，但妈妈从一开始就不应该这样做，还好现在马上改正还来得及。从现在起，大胆地把宝宝放下来吧，刚开始他可能不愿意，慢慢就会接受的。

宝宝睡觉不踏实，动作多多，不一定是有问题。在排除疾病的可能性后，妈妈不必宝宝一动就马上去拍、去哄，本来宝宝没有醒，你一拍一哄，反倒把宝宝弄醒了。

❗ 定时哄睡

每天定时哄宝宝睡觉，并为宝宝提供一个温馨安静的

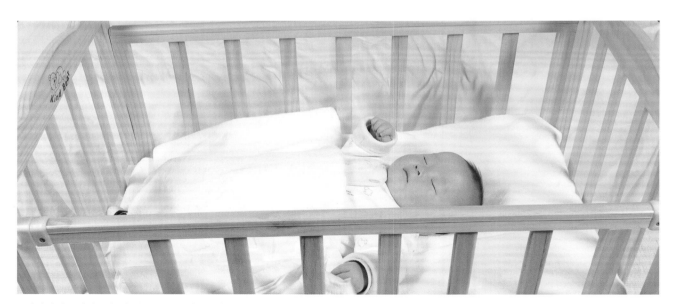

◆ 宝宝壵壵：宝宝睡觉时，妈妈可以将宝宝放在床上或婴儿床上，千万不要长期抱着宝宝睡，避免宝宝养成不好的睡眠习惯。

睡眠环境。即使宝宝还没表现出困意，也把他抱到卧室，把灯光调暗，哄他睡觉。给宝宝唱摇篮曲或儿歌，有助于宝宝尽快入睡；在宝宝睡觉前放些优美的音乐也会有不错的效果。

ⓘ 注意室温和宝宝体温

室温太高或太低，都会导致宝宝睡不踏实。妈妈要仔细检查宝宝睡觉时的体温及室温情况，及时给宝宝增减衣被。

▶ 日光浴：让宝宝和太阳公公亲亲脸

阳光中含有两种特殊的光线，即红外线和紫外线，照在身上可以加速血液循环，促进新陈代谢。宝宝身体正在迅猛生长，骨骼和肌肉的构造需要大量的钙。晒太阳会促使皮肤中的7-脱氢胆固醇转化为维生素D，帮助钙和磷吸收，促进骨骼的生长，可预防和治疗佝偻病。紫外线还有强大的杀菌力，可提高机体免疫力以及刺激骨髓制造红细胞，预防贫血。

ⓘ 选择适当的时间

冬季一般在中午11~12点；春、秋季节一般在上午10~11点；夏季一般在上午9~10点。晒太阳的时间应由少到多，随宝宝年龄大小而定，要循序渐进，可由每天十几分钟逐渐增加至1~2个小时，或每次15~30分钟，每天数次。

ⓘ 穿衣要适当

紫外线要透过层层的厚衣物再到达皮肤很难。另外，宝宝穿衣过厚，在阳光下活动容易出汗，出汗后吹风易感冒。因此，给宝宝晒太阳时应根据当时的气温条件，尽可能地使宝宝少穿衣服。尤其是夏季给宝宝实施日光浴时，应尽量在裸体或半裸体（仅穿小背心、短裤或纸尿裤）的状态下进行，让日光均匀地洒在宝宝的周身。应注意避免宝宝头部直接对着太阳照射。

ⓘ 晒太阳需注意

带宝宝出去晒太阳，妈妈应注意以下几点。

（1）晒太阳时宝宝不宜空腹，也最好不要给宝宝洗澡。因为洗澡时可将人体皮肤中的合成活性维生素D的材料7-脱氢胆固醇洗去，从而降低宝宝对钙的吸收。

（2）不要隔着玻璃晒太阳。因为紫外线穿透玻璃的能力较弱，故而会降低晒太阳的功效。

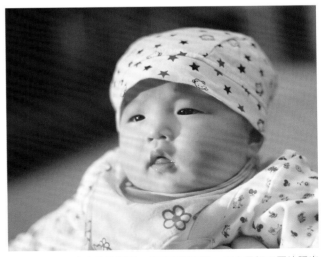

◆ 宝宝涵涵：宝宝肌肤娇嫩，如果阳光过强，那么最好不要让阳光直射宝宝的皮肤。

（3）在户外，不要让宝宝吹风太久，不然容易感冒，应随季节增减衣服和佩戴帽子。

（4）晒太阳时，妈妈要注意日晒强度和户外时长，避免因阳光过强或时间太长，宝宝娇嫩的皮肤受伤。

（5）晒太阳后注意给宝宝补水。

▶ 水浴：带宝宝去游泳吧

在月子会所里，每个星期周里萱都会游一次泳，不过那时因为小，所以基本上都是套个游泳圈在浴桶里睡觉。现在周里萱1个多月大了，带她去游泳就明显感到和以前不同了。妈妈帮她套好游泳圈一放到水里，周里萱立刻活动起来，两只手、两只脚不停地向外划动，还会在原地转圈圈，一双大眼睛亮晶晶的，小嘴巴一张一合，头上都是汗珠子。她游到高兴了，一双胖乎乎的小腿还会踬起来，嘴里还会发出"咿咿呀呀"的声音，好像在对妈妈说："妈妈，快看我呀，我是不是有成为游泳健将的潜质啊？"

❶ 游泳带给宝宝的好处

宝宝1岁之内尚不能独立行走，游泳为其提供了一个活动肢体的机会，而且是安全、运动量大的健体活动。游泳可最大限度释放宝宝好玩的天性，帮助宝宝更健康、快乐地成长，促进宝宝神经系统、消化系统、呼吸系统、循环系统、肌肉骨骼等系统的充分发育。

健脑，促进脑神经发育

游泳时，尽管有项圈等的辅助，但宝宝需要自己去平衡。同时，运动给宝宝带来全方位的刺激，这种刺激反馈到大脑皮质，能有效促进宝宝脑神经的发育，激发宝宝的本能和潜能。此外，游泳可提高宝宝对外部环境的反应能力，促进宝宝正常睡眠节律的建立，避免不良睡眠习惯的形成，有利于宝宝早期的教育，提高宝宝的智商、情商。

增强心脏功能

在游泳过程中，宝宝全身肌肉的耗氧量增加，水对外周静脉的压迫有效促进了血液循环，提高宝宝的心脏功能。

利于体格发育

宝宝在游泳时，可有效刺激骨骼、关节、韧带、肌肉的发育，促进宝宝身高的增长，使宝宝体格更加健壮；同时还能使宝宝充分地接触阳光、水、空气，促进机体对维生素D的吸收，有利于体格发育。

❶ 游泳前的准备工作

在宝宝游泳前，妈妈要做好下列准备工作。

水质准备

新生儿游泳的用水要经过专门消毒，并使水质接近羊水成分，以减少宝宝不适。

肚脐护理

游泳前要对新生儿的肚脐进行消毒护理，并贴上防水肚脐贴，以免被感染。

游泳室

游泳室要通风好、自然采光，室温在25℃~26℃；冬季时室温最好为26℃~28℃，环境相对湿度为50%~60%。

游泳池

游泳池应为无毒、透明、充气的水池（不可用成人浴缸），池深至少在56厘米以上，内径为50~90厘米，可配有充气小玩具。

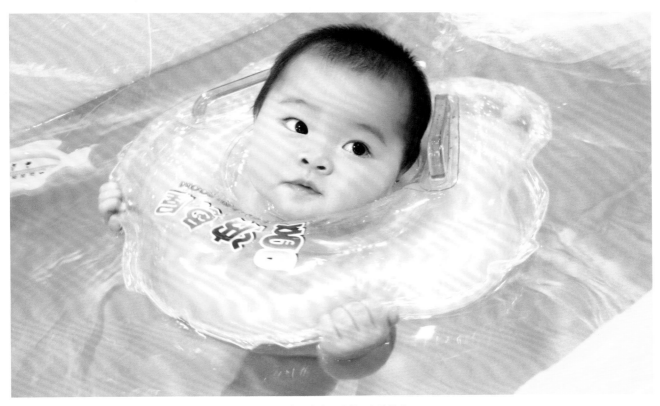

◆ 宝宝里萱：到第2个月末，周里萱已经成为一个小游泳健将，小腿在水里蹬得可有劲儿啦！

游泳圈

游泳圈的内径要大于或等于宝宝的颈围，宝宝成长到一定的阶段，应更换不同型号、大小的游泳圈。给宝宝套圈时，要两个人操作，动作要轻柔。套好游泳圈，应检查宝宝下颌部是否垫托在预设位置，下颌要置于其槽内。

选择适当的时间

宝宝游泳时要处于安静觉醒状态，最好在吃奶前20～35分钟。游泳前应对宝宝进行兴奋性按摩和兴奋性游戏，如皮肤按摩、追物游戏，以调动宝宝的积极性。

游泳持续的时间

3个月以内的宝宝每次游泳时间最长不超过15分钟，1岁时每次30～40分钟。如果宝宝烦躁、打盹，要立即将其抱出水面。

🛈 给宝宝特别的护理

护理宝宝游泳时，爸爸妈妈的动作要轻柔，不戴首饰，不留长指甲，要看着宝宝的眼睛，轻声说话或唱儿歌，也可以播放轻音乐。体质较弱的宝宝在游泳时，对水质、水温、室温的要求更加严格，也需要更多的呵护。

二 宝宝的喂养方法：营养充足长得快

满月之后，米菲妈惊喜地发现自己的奶水居然有了"催长"的功能——米菲宝宝在迅速成长，几乎每天都有小小的变化。不过，后来米菲妈才知道，不是自己的奶水神奇，是从这个月开始，宝宝进入了快速生长的时期。那么，为了满足宝宝生长发育和健康的需求，在营养上妈妈应该注意哪些问题呢？

▶ 吃多少？合适最好

许多妈妈一个劲儿地希望宝宝多喝奶，长得胖嘟嘟的才好，美其名曰："长得胖才可爱。"殊不知，人的肥胖往往是从婴儿时期开始的。那么，究竟要给宝宝吃多还是吃少呢？在这儿告诉妈妈们的是，合适宝宝才是最好的。

❗ 怎样判断宝宝是否吃饱

很多新手妈妈不知道如何判断自己的奶水是否充足，而现在的很多老人会有一些传统想法，喜欢以"自己带过多少个宝宝，经验丰富"为由而"独断专行"，按照自己的想法去护理宝宝。但老一辈有些想法是不科学的，比如看到宝宝哭闹，就认为他是没吃饱，于是向妈妈施加压力，说妈妈的奶水不足。

那么，究竟怎样判断宝宝是否吃饱了呢？

为宝宝称体重

如果宝宝在健康的情况下，体重逐日增加，可以判断平时的喂奶量已达到宝宝需要；如果宝宝在没有患病的情况下体重长时间增加缓慢，则可能说明宝宝每日进食量还不够。

听宝宝的哭声

宝宝在吃奶的时候，能够看到他连续吮吸、吞咽的动作，并且能够听到"咕咚咕咚"的吞咽声，这样持续15～20分钟。吃完后，宝宝能够安静地入睡，这说明宝宝已经吃饱了。如果哺乳的时候，宝宝长时间没有离开乳房，有时猛吸一阵，又把乳头吐出来哭闹，哺乳之后啼哭，而且宝宝的体重也没有明显地增加，这多是宝宝没吃饱的表现。

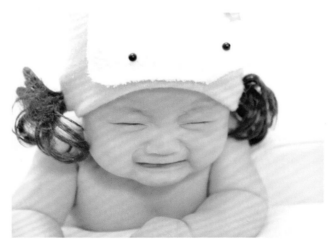

◆ 宝宝芷璇：宝宝喝完奶后依然哭，妈妈要判断宝宝是没吃饱还是尿布湿了。

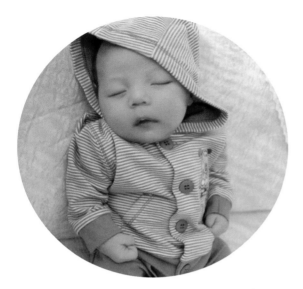

◆ 宝宝耕宇：宝宝吃饱后安静地睡着了，瞧他睡觉的样子多可爱啊！

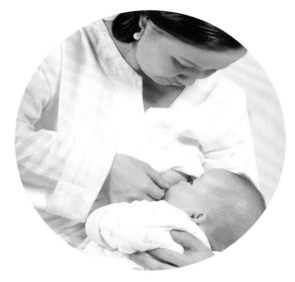

◆ 宝宝垚垚：对这个月龄的宝宝，依然要坚持按需喂哺的原则。

看宝宝的睡眠状况

宝宝吃奶之后安静地睡了，一直到下一次吃奶前才哭闹，这是宝宝吃饱的表现。如果宝宝吃奶时看上去很费力，吮吸不久就睡着了，不到2个小时又哭闹，这是他没吃饱的表现。

观察宝宝的排泄物

如果宝宝的大便秘结、稀薄、发绿，次数增多而排便量减少，出现便秘、腹泻，都可能是奶水摄入不足造成的。

❗ 宝宝最有权利决定吃多少

人工喂养的宝宝，满月以后每次喂奶量从每次50毫升增加到80～120毫升。但到底应该吃多少，每个宝宝都有个体差异，不能完全照本宣科，妈妈可以凭借对宝宝的细心观察摸索出喂宝宝的奶量。

如果您没有把握，就以此为准：只要宝宝吃就喂，不吃了就停止，不要反复往宝宝嘴里塞乳头。如果宝宝已经把乳头吐出来了，就证明宝宝吃饱，就不要再给宝宝吃了。

总之，宝宝最有权利决定吃多少。

❗ 请继续坚持按需哺乳原则

仍然不要机械地规定喂哺时间，继续坚持按需哺乳。这个阶段的宝宝，基本上可以一次完成吃奶，吃奶间隔时间也延长了，一般2.5～3个小时1次，1天7次。但并不是所有宝宝都这样，一般来说，宝宝1天吃5～10次奶比较正常。如果一天吃奶次数少于5次，或大于10次，要向医生询问或请医生判断是否属异常情况。这个月龄的宝宝晚上还要吃4次奶也不能认为是"闹夜"，妈妈可以试着后半夜停一次奶，或者将每次喂奶时间逐渐往后推迟，从几分钟到几个小时，不要急于求成，要有耐心。

▶ 应对哺乳困难，掌握增加泌乳量的秘诀

满月后，垚垚妈的奶水突然不太充足了，每次垚垚吃完奶后都显得很不甘心，有时还会哭上一会儿。这让垚垚妈很有挫败感，一度对母乳喂养产生动摇。其实，每个妈妈都是产奶丰富的"奶牛"，只是有时候，因为方法不得当或者本身的不自信，导致乳汁贮存在乳房中却没办法分泌出来。因此，掌握一些增加泌乳量的秘诀很重要。

❗ 增加喂奶次数

要增加泌乳量，乳房就需要更多来自宝宝的刺激。如果觉得泌乳量不足，可增加喂奶次数，至少每2个小时喂宝宝1次。白天，宝宝如果睡觉超过2个小时，就唤醒他吃奶。晚上，也至少唤醒宝宝1次，多喂1次奶。

❗ 两侧乳房轮流喂哺

两侧乳房要轮流喂哺，如果是从右侧开始，在适当的时候就要换到左侧，过一会儿再换回右侧。两侧轮流喂哺可以促进乳汁分泌，还可以预防乳头皲裂、乳汁淤积和乳腺炎等疾病。

❗ 保持冷静、心情舒畅

保持心情舒畅，对于母乳喂养非常重要。焦虑会妨碍乳汁的泌出，也就是说，即使你的身体分泌了乳汁，如果你不放松心情，乳汁就不会流出来。

❗ 照顾好你自己

如果你要为宝宝制造更多的乳汁，就必须让自己更有能量，将母乳喂养和照顾自己作为头等大事，而其他的事情，能让旁人代劳就尽量让旁人代劳。

❗ 充满自信

母乳喂养，妈妈的自信心非常重要。就算暂时母乳分泌不足，你也不要怀疑你的乳房的泌乳能力，更不要因为家人或者旁人的劝说而给宝宝喝配方奶。你要相信，你的乳汁十分丰富，只是暂时因为某些原因没有分泌出来成为宝宝的美食而已。

❗ 想象泌乳反射

想象乳汁分泌的过程，想象跟宝宝相关的一切，能让大脑与乳房之间的情感连接更加紧密，从而促进妈妈乳汁的分泌。

❗ 寻求专业帮助

如果暂时母乳分泌不足，可以向哺乳过的妈妈或者医院里的哺乳顾问请教如何增加泌乳量。

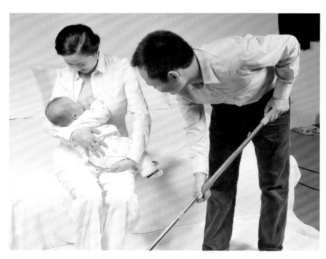

◆ 宝宝垚垚：为了让妈妈全心哺乳，爸爸要帮妈妈多承担一些家务。

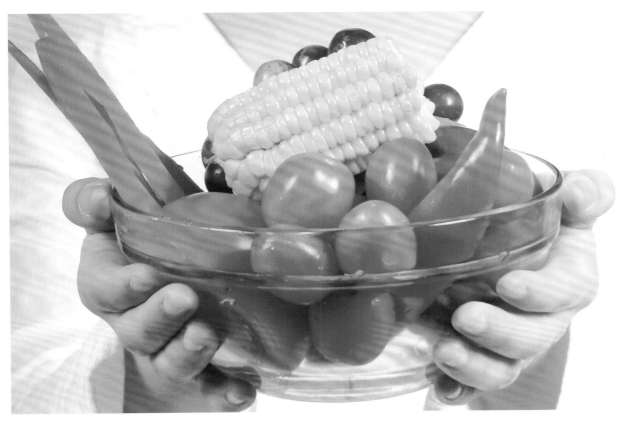

◆ 若要保证母乳充足，妈妈一定要保证营养均衡。

按摩刺激泌乳反射

按摩也可以刺激泌乳反射，但要掌握正确的方法。按摩不当会导致乳房淤血和肿胀，使乳腺疼痛，不仅让妈妈痛苦，而且还会妨碍乳汁分泌。因此，如果是自己按摩，你要充分掌握正确的方法，不要强行按摩；如果是请别人按摩，一定要请熟练掌握按摩技术的专家。

在饮食上注意调养

除非新手妈妈乳腺先天发育不良，否则不会泌乳不足。因此，哺乳妈妈要有规律的生活和合理的饮食安排，才能够保证有充足的乳汁。什么样的食物能够促进乳汁的分泌呢？

首先，在妈妈的膳食中应注意补充维生素B_1和水分；其次，可以吃一些有利于乳汁分泌的食物，如排骨汤、猪蹄汤、鲫鱼汤等。

各种下奶食物要交替着吃，以保证食欲和营养的均衡。

▶ 人工喂养的宝宝要及时补水

母乳喂养的宝宝不需要补充额外的水分，而以配方奶喂养的宝宝常常会需要补充水分。那么，妈妈应如何给人工喂养的宝宝补水呢？

❗ 水的选择

白开水是宝宝的最佳选择。白开水是天然状态的水，煮沸后，水中的微生物已经在高温中被杀死，而其中的钙、镁等元素对身体是很有益的。但注意要给宝宝喝新鲜的白开水，因为暴露在空气中4个小时以上的开水，生物活性将丧失70%以上。

❗ 温度适宜

过冷或过热的水，都会损伤宝宝娇嫩的胃黏膜，影响其消化能力。夏天，宝宝最好饮用与室温相当的白开水；冬天则饮用40℃左右的白开水为最佳。

❗ 水量适当

年龄、室温、活动量、体温、奶水或食物中的含水量等因素，都会影响宝宝对水的需要量。一般情况下，宝宝每日每千克体重需要120～150毫升水，所以应该在喂奶的间隙适当补充水分。随着宝宝年龄的增长，喂水次数和每次喂水量都要适当增加。

❗ 讲究方法

宝宝喝水也要讲究方法，首先要做到少饮多餐。不要因渴而喝，因为宝宝真正口渴的时候，表明体内水分已失去平衡，身体细胞开始脱水。

其次，宝宝非常口渴时，应该先喝少量的水，待身体状况逐渐稳定后再喝。如果机体短时间内摄取过多的水分，血液浓度会急剧下降，从而增加心脏的工作负担，甚至可能会诱发心悸、气短、出虚汗等现象。

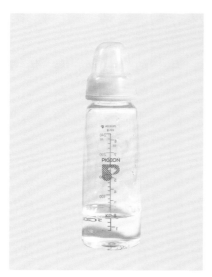

◆ 白开水是妈妈给宝宝的最佳选择。

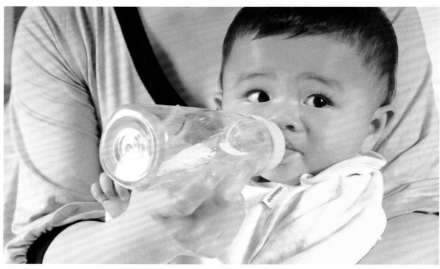

◆ 宝宝曦雅：妈妈应随着宝宝年龄的增长，适当增加喂水量。

三 应对宝宝不适有窍门：健健康康快乐多

宝宝满月了，妈妈战战兢兢的心终于轻松了一点点。不过宝宝虽小，却是个"事儿精"，时不时地给妈妈出新的难题。这不，脸上的疹子刚刚清除，后脑勺的头发却莫名其妙地稀疏起来……妈妈可别慌，育儿路上，这些都还只是开端。你要做的就是多学习育儿知识，向书本学习，向各位育儿老手学习，更要从实践中学习，因为你的宝宝是独一无二的。

▶ 湿疹："小痘痘"不要来

小宝满月了，一家人欢欢喜喜地准备去给小宝照满月照。谁知，小宝粉嫩嫩的脸蛋上长出许多"小痘痘"来，很快，在身体的其他部位也发现类似的成片小红点。一家人大惊失色，询问过医生方知小宝患上了婴儿湿疹。湿疹起病大多在宝宝出生1～3个月，6个月时逐渐减轻，1岁半时大多数患儿可以痊愈，个别宝宝可以延长到幼儿期及儿童期。

❗ 区分湿疹和痱子

湿疹和痱子的症状有些相似，如果妈妈观察得不仔细，很有可能将其当成痱子处理，结果会使病情越来越严重。那么如何区分痱子和湿疹呢？

夏季是痱子的多发季节，气温过高容易使宝宝身上长痱子。痱子多出现在宝宝的额头、前胸、后背，表现为针尖大小的红色或白色小斑点，勤用清水清洗可减轻皮疹。随着天气逐渐变冷或气温降低，痱子很快就可以消失。而湿疹一年四季都有可能发病，多出现在宝宝的脸部、胸部及臀部，是极小的红色斑点或小痘痘，多成片出现，并且容易反复，如果遇水或出汗会更加严重。所以，宝宝大哭或者喝完奶后，发病部位会出现红肿的趋势。

❗ 宝宝为什么会出湿疹呢

婴幼儿时期的宝宝皮肤发育尚不健全，最外层表皮的角质层很薄，毛细血管网丰富，真皮层含水及氯化物也很丰

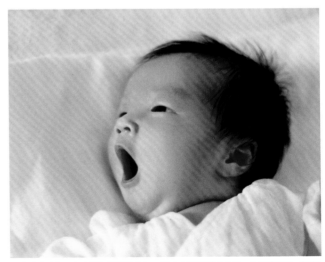

◆宝宝涵涵：宝宝刚过满月不久，脸上长了些红点点。时值夏季，妈妈有些迷惑，不知道这些红点点是湿疹还是痱子。

富，如果妈妈对宝宝的皮肤护理不当就很容易引发湿疹。

如果宝宝属于过敏体质，而哺乳妈妈食用了可能引发过敏反应的食物，就会使宝宝体内发生变态反应，从而引起湿疹。还有动物皮毛、花粉、灰尘、肥皂、药物、化妆品、化纤织物、染料和紫外线等外物因素也会引发过敏症状，导致宝宝患上湿疹。

妈妈给宝宝喂食过多，导致消化不良，也会使宝宝患上湿疹。

另外，宝宝摄入太多糖分、肠道有寄生虫、受到强光的照射、有家族性遗传等因素同样会引发湿疹。

湿疹的日常护理

（1）首先要找到病因，治疗和护理才能够有的放矢。一定要注意观察宝宝是否食用了易致过敏食物，如配方奶、植物蛋白等。如果宝宝在已经开始添加辅食后出现湿疹，那么吃过每一种食物后都要注意观察宝宝的病情有没有加重。如果宝宝对母乳过敏，就改用配方奶粉；如果宝宝对配方奶粉过敏，就应使用特殊的配方奶粉，如氨基酸或短肽配方奶粉。

（2）给宝宝穿的衣服要柔软、光滑，尽量宽松，以免刺激到宝宝的皮肤。

（3）妈妈应尽量少给宝宝使用护肤品。

（4）室温不能过高，给宝宝穿的衣服和盖的被子也不能过厚，宝宝过热或出汗会使病情加重。

（5）不要用过热的水给宝宝洗澡。

（6）宝宝的尿布要勤洗勤换。

还要提醒妈妈的是，如果宝宝将患处抓伤，则有可能引发皮肤感染甚至败血症，所以妈妈一定要做好宝宝的日常护理。宝宝白天在睡觉的时候需要有专人看护，湿疹可能会引起瘙痒，宝宝会下意识地去挠痒痒，不要让宝宝的小手到处乱抓而碰到患处；夜间可以给宝宝戴上小手套，手套的质地一定要柔软，或将宝宝的胳膊稍稍束缚一下。

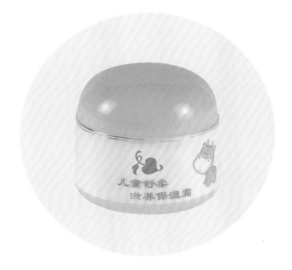

◆外用儿童霜对治疗湿疹轻症效果不错。

湿疹的治疗

宝宝患有湿疹，症状较轻时可以外用儿童霜，效果不错，或外用15%氧化锌油、炉甘石洗剂或121%氧化锌软膏，每天2～3次。也可以用一些含有皮质类固醇激素的湿疹膏，此类药物能够很快控制症状，但是停药后容易反复，不能根治。使用此类药物不能超过1个月，以免引起依赖或不良反应。如果是合并感染的湿疹，禁止使用激素类药物。所以在用药前，一定要看好说明书，争取用得恰到好处。一般强效的激素类药物不建议用在面部。

口服药可以止痒和抗过敏，如扑尔敏、非那根和息斯敏等，但是它们都有不同程度的镇静作用，需遵医嘱。

▶ 尿布疹：不要"红屁股"

阿宝妈是个典型的职业女性，在护理宝宝时也讲究方便快捷。所以当别的妈妈还在犹疑是要用传统尿布还是纸尿裤时，阿宝妈当机立断：用纸尿裤，方便、省心。不过，阿宝很快便用红彤彤的屁股来抗议妈妈的"懒惰"。于是阿宝妈不得不使用传统的尿布。

❗ 宝宝屁股为啥红了？

"红屁股"在医学上称为尿布疹或尿布皮疹，是小婴儿常见的一种皮肤病，表现为与尿布接触部分的皮肤出现边缘清楚的鲜红色红斑，呈片状分布；严重时其上可出现丘疹、水疱和糜烂等症状，如有细菌感染还可产生脓包。

小婴儿排尿便是无意识地进行的，所以臀部会经常接触到湿尿片。由于尿液中含有尿酸盐，粪便中含有吲哚等多种刺激性物质，兜上尿布后，这些物质持续刺激臀部皮肤，加上宝宝的皮肤非常娇嫩，就引发了"红屁股"。

❗ 怎样护理好宝宝的"红屁股"

如果宝宝只是出现了轻度的"红屁股"，爸爸妈妈只要给宝宝做好日常的护理工作，就可以使宝宝的小屁股恢复正常。

在护理的时候，要注意以下事项。

（1）如果出现了溃烂渗液，可以用黄柏、滑石、甘草磨成粉，加麻油调和之后敷在宝宝的臀部，能够有效地治疗"红屁股"。

（2）有糜烂时可让患儿俯卧，用吹风机吹宝宝的"红屁股"，注意适当距离。

（3）在阳光好、温度适宜的时候，可以给宝宝晒晒小屁股，也可以有效治疗宝宝的"红屁股"。

不过，如果"红屁股"持续很长时间不愈，建议妈妈们带宝宝到医院做检查，并在医生的指导下用药。

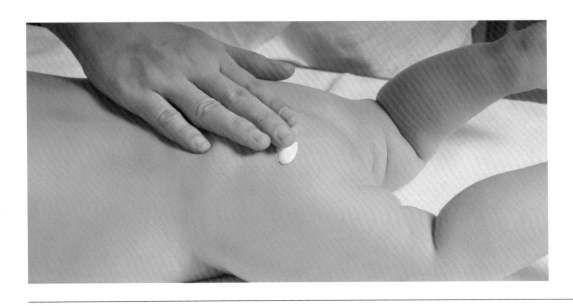

四 父母早教有方：宝宝聪明健康有道

宝宝虽小，可并非什么都不懂。妈妈要经常跟宝宝做些游戏，使宝宝的大脑和体能得到锻炼。

▶ 益智亲子游戏

这个月，宝宝已经能跟父母进行一些简单的互动了，所以，爸爸妈妈要多和宝宝交流、做游戏，让宝宝早日从"混沌"中走出来。

❗ 妈妈哪去了：激发愉快情绪

这个阶段的宝宝特别喜欢看亲人的脸，但是他还不能完全理解妈妈动作所表达的意义，需要妈妈通过夸张的语调，帮助宝宝认识到动作的特别性。游戏方式如下图。

这个游戏可以激发宝宝愉快的情绪体验，有助于增进宝宝与家人之间的感情。

❗ 响响玩具：促进听觉

备好不同大小、不同质地的可以发出响声的玩具放在宝宝床边，妈妈手中可拿着响响玩具一边晃动一边对宝宝说："宝宝，你看，这是沙锤，来听妈妈摇一摇，叮叮叮。"要是手拿小狗玩具，就说："宝宝，你看，这是小狗，汪汪汪。"妈妈要不断根据玩具变化声音，宝宝会很高兴听到各种变化的语言和语调。

这个游戏可锻炼宝宝的听觉能力，为宝宝开口说话打下基础。

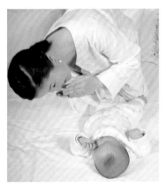

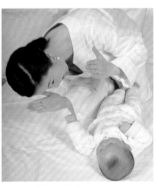

01 轻轻呼唤宝宝的名字，吸引宝宝的注意。妈妈突然用双手捂住脸，问宝宝："妈妈在哪儿？"

02 然后将双手拿开，对宝宝说："妈妈在这儿。"如此反复几次，逗宝宝笑。

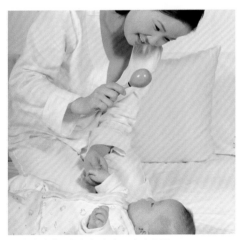

◆ 宝宝垚垚：妈妈与宝宝玩响响玩具。

▶ 被动操：提升宝宝的身体运动能力

被动操是通过妈妈的帮助，使宝宝运动起来，达到健身的目的，也为以后的主动运动做准备，因此必须运动宝宝的全身，以使宝宝的肌肉得到全面锻炼，促进宝宝大脑的发育。

转头

目的 这是一节锻炼颈部肌肉的操。头部在人体运动和感觉、知觉发展方面有着重要的作用，锻炼支撑头部的颈部肌肉，能为翻身打基础。

注意 动作要缓慢，当宝宝不愿意时不要勉强。宝宝如能自如转头后可停止这一练习。

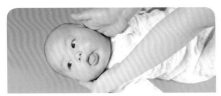 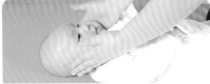 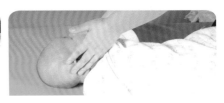

01 宝宝仰卧，帮助宝宝向右转。　　**02** 回正。　　　　　　　　　　　　**03** 头向左转。回正。

低头

目的 为仰卧起坐、前滚翻打基础。

注意 颈部是脊髓通过的部位，宝宝颈部肌肉力量还小，因此妈妈的手法要轻，口令速度要慢一些。

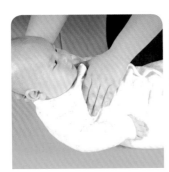 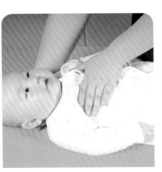

01 宝宝仰卧，帮助使宝宝低头。　**02** 回正。重复做1个8拍。

上肢运动

目的 为仰卧起坐、前滚翻打基础。

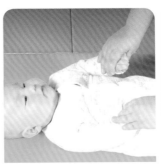 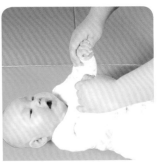

01 宝宝仰卧，妈妈的拇指放在宝宝手心里，让宝宝握住手。　**02** 两臂依次前平举、上举、侧平举，最后回到开始姿势，做2个8拍。

手臂屈伸运动

目的 为以后拿、取东西，支撑、攀登做准备，发展宝宝上臂的屈肌、伸肌和手腕力量。

注意 这节操妈妈要握住宝宝的手，而不是上臂，让宝宝做操时有手腕运动的感觉，做2个8拍。无论是上肢、下肢还是转头的练习，都要让宝宝两侧训练，这样他的肌肉才能得到全面锻炼。

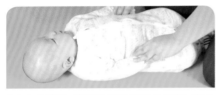 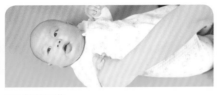 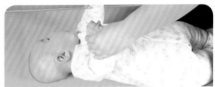

01 宝宝仰卧，双手伸直放于身体两侧，手心向上，妈妈跪坐于宝宝脚部。　**02** 前臂屈曲。　**03** 前臂上伸。

脚屈伸运动

目的 脚踝的运动对于爬行（初期）、直立行走、跑、跳都有重要的意义，也可以预防婴幼儿因为学步车而形成用脚尖走路的坏习惯。

注意 每次左右两只脚都要做。

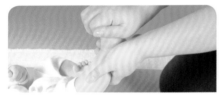 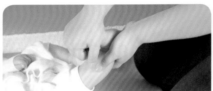 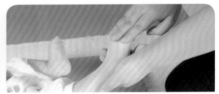

01 宝宝仰卧，妈妈一手托住宝宝的小腿后部，另一只手拇指放在宝宝脚背上，四指压在宝宝脚底。　**02** 勾脚。　**03** 伸脚背。左右脚各做1个8拍。

单腿屈伸运动

目的 锻炼脚踝、大腿肌肉，为翻身做准备。

注意 单腿屈伸向左或向右时稍停，让宝宝有体会翻身的时间。

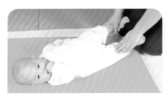 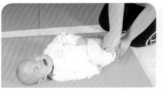 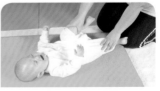

01 宝宝仰卧，两腿伸直。妈妈双手抓住宝宝脚踝。　**02** 右腿单腿弯曲，大腿贴胸。　**03** 脚向左。　**04** 右腿单腿弯曲，还原。反方向运动，做2个8拍。

后摆腿运动

目的 运动背部肌肉。

注意 宝宝俯卧时，头部一定要侧转，以防宝宝在练习过程中发生窒息。

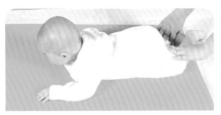 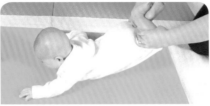 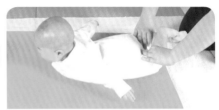

01 宝宝俯卧，两腿伸直，头侧转。妈妈一手托
住宝宝膝部，另一手抓住宝宝双脚脚踝。

02 将宝宝双腿后摆。

03 还原到开始姿势，做 2 个 8 拍。

直膝举腿运动

目的 锻炼宝宝的腹部肌肉，体会双腿伸直的感觉。

注意 举腿超过直角。这一节动作幅度较大，所有口令节奏慢一些。

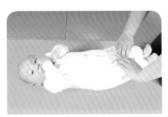 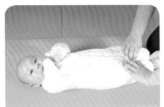 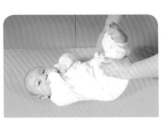

01 宝宝仰卧，两腿伸直。妈妈双
手握住宝宝膝盖。

02 将宝宝双腿上举。

03 还原到开始姿势。

04 腿再次上举后，还原到开始姿
势，做 2 个 8 拍。

手指运动

目的 锻炼宝宝手指的灵活性。

注意 在按压宝宝手指的过程中，妈妈的动作一定要轻柔，切忌用力过大。

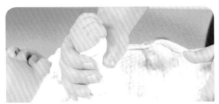 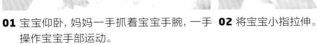 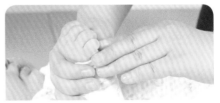

01 宝宝仰卧，妈妈一手抓着宝宝手腕，一手
操作宝宝手部运动。

02 将宝宝小指拉伸。

03 按压小指。如此依次先拉伸后按压宝宝
的其余 4 个手指。

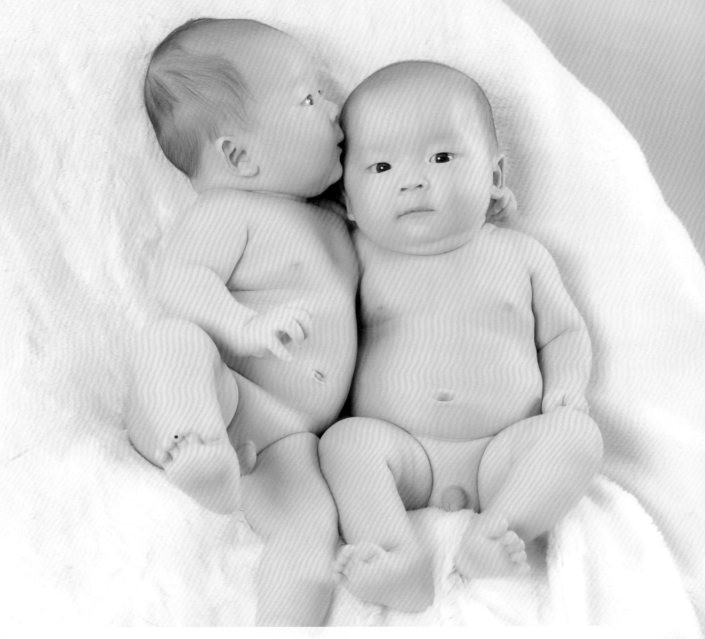

▶小王子日记之双胞胎发声记

兄弟俩开始小声嘟囔的时候，我们很兴奋，俩宝贝会"说话"了！之后每次他们"讲话"的时候，我们都会陪他们"聊天"。弟弟垚垚比哥哥磊磊活泼得多，"说话"也比哥哥起劲，他起初发单个字母的音，类似"啊、哦、呃、咦、哟"，声音柔而小。慢慢地，垚垚会两个字一起发音了，比如"啊哦、哦哟、呃哟"，还会回应我们，好像在和我们玩，声音也大了很多。最近，垚垚发现自己能发出挺大的声音，于是经常大声"嚷嚷"了，"咦……""啊……"，有时小脸还涨得通红，煞是可爱。宝贝，可别把嗓子喊坏了哟！

第3个月
宝宝脖子竖起来

妈妈育儿手记之本月养育重点

○ 别轻视宝宝入睡后打鼾。○ 找出宝宝夜啼的原因。○ 适度喂养。

○ 丰富学习内容，让宝宝多看、多听、多触摸。○ 重点训练宝宝俯卧抬头、四肢运动和触握能力。

○ 增加宝宝手部精细运动能力的训练。○ 增加宝宝大小肌肉运动能力的训练。

一 宝宝的日常护理：悉心呵护保健康

垚垚是个很有"个性"的小伙子，这不，妈妈给他把尿，他一个劲打挺，就是不尿。妈妈只好妥协了。但当把他扶站在妈妈的大腿上跟他"说话"时，垚垚却打开了"水龙头"，这下把妈妈给淋了个透……这个月开始，妈妈可以根据宝宝的情况做一些把尿训练了，但不可勉强。外出时，要注意保护好宝宝的头颈。在宝宝的日常护理上，妈妈还需要注意哪些方面呢？

▶ 能耐见长，爸妈要做好防护工作

相较于前2个月"任人摆布"的状况，这个月的小宝宝能耐显然已经见长。在本月，小宝宝已经能初步运用自己的身体了。比如，睡觉时不再老是一个姿势，已经会转头了，还时不时地蹬一下被子和妈妈"对着干"；躺在床上时，会试图翻身，虽然不知道何时能成功学会翻身……宝宝的能耐见长固然喜人，但同时也给爸爸妈妈带来了新的看护问题，那么宝宝究竟会有什么潜在的危险呢？

❗ 窒息

本月宝宝已经会转头，如果枕头太软，宝宝把头转过来就会堵塞宝宝口鼻，这是极其危险的。因此本月宝宝也不再适合使用带凹的马鞍形枕。如果是带凹的枕头，有溢乳现象的宝宝，吐出去的奶可能会堵塞宝宝的口鼻。这个月的宝宝有时可能会翻身，所以他的周围不要放置物品，尤其是塑料薄膜，这会使宝宝有发生窒息的危险。

本月宝宝已经会用手抓东西，因此不要将可以蒙住宝宝口鼻的东西放在宝宝身边。否则，宝宝如果把一块塑料布抓起放在脸上，有可能会堵塞宝宝的口鼻，引起窒息。

❗ 摔伤

这个月的宝宝，由于还不会爬，翻身也不是很好，一些妈妈以为宝宝不会从床上摔下来，于是常常趁宝宝睡着时抽空干些家务，保姆也会偷闲休息一会儿。可是，不知道哪一天，宝宝突然会翻身了，而且翻得很快，身体便会移动到床边，稍微一翻身，就有可能掉下去。由于宝宝头大，掉到地下时总是头部先着地，这时，爸爸妈妈会担心摔坏宝宝的脑袋，有的会让宝宝做头颅CT检查，这对宝宝并没有什么好处。

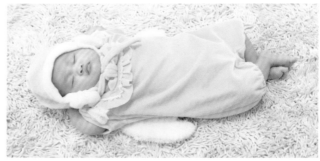

◆ 宝宝芷璇：宝宝安静地睡着了，妈妈可不要走太远哦，要知道好动是宝宝的天性。

▶ 本月睡眠问题：宝宝睡觉比以前老实多了

这时的宝宝，睡眠时间明显减少，上午可以连续醒一两个小时。如果养成了洗澡、做操、户外活动的习惯，宝宝的睡眠就会更有规律了，上午醒的时间更长，后半夜可以睡一个整觉了。

宝宝每次醒后不再马上哭闹，在等待妈妈喂奶时会自己玩一会儿；吃奶后可以不入睡，吃饱了会满意地对着妈妈笑，这时可能会溢出一口奶，不要紧，那是把食管中的奶溢出来了，不必再给宝宝补喂。

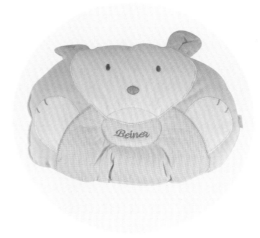

◆ 小枕头

❗ 给宝宝选个合适的枕头吧

宝宝要不要使用枕头呢？刚出生的宝宝平躺睡觉时，背和后脑勺在同一平面上，颈、背部肌肉自然松弛，可以不用枕头。但宝宝出生后不久开始学会抬头，脊柱颈段出现向前的生理弯曲。为了维持生理弯曲，保持体位舒适，最好给宝宝使用枕头。

给宝宝选择枕头的3个关键点

1岁以内是宝宝头部发育最快的时期，选择枕头适当，可以促进宝宝头部的血液循环，有助于宝宝更快地进入甜美的梦乡。那么，爸爸妈妈究竟要怎样给宝宝选择正确的枕头呢？可以从以下几个方面加以考虑。

枕头的长、宽、高： 在给宝宝选枕头时，一定要注意枕头的长度、宽度和高度，枕头过高或过低对于宝宝的睡眠和身体的正常发育都极为不利。枕头过高会导致宝宝驼背，枕头过低则会影响宝宝的呼吸。一般来说，枕头的长度和宝宝的肩部同宽为最佳，以30厘米左右为宜；宽度以15厘米左右为宜，要比宝宝的头部稍微长一些；高度以3厘米左右为宜，以后随着宝宝的生长发育，爸爸妈妈可以适当地增加宝宝枕头的高度。

枕芯： 给宝宝选择枕头时，枕芯的选择也有学问。爸爸妈妈应选择质地软硬适中、透气、轻便、吸湿性好的枕芯，可以选择灯芯草、稗草籽、蒲绒、荞麦皮作为填充材料的枕芯，千万不要用泡沫塑料、丝棉或腈纶填充物，更不宜选择材质过硬的枕芯。有的妈妈认为，宝宝睡硬一些的枕头，可以使头骨长得结实，脑袋的外形好看，其实这种想法是很不科学的。长期使用质地过硬的枕头，易使宝宝头颅变形，影响颅骨发育。而过于松软的大枕头，有使宝宝发生窒息的危险。要想让宝宝有个完美头形，应选择软硬适度的枕头。

枕套： 给宝宝用的枕套最好是棉布的，切忌使用化纤布，否则宝宝出汗的时候易引起皮肤病，如痱子等。

宝宝枕头的使用

宝宝新陈代谢旺盛，头部易出汗，因此，枕头要及时清洗、暴晒，保持枕面清洁。否则，汗液和头皮屑黏在一起，易使致病微生物附着在枕面上，不仅干扰宝宝入睡，而且极易诱发湿疹及头皮感染。

另外，妈妈还要注意经常变换宝宝的体位和头部位置。

⚠ 踢被子，宝宝的新本领

垚垚妈发现，前2个月睡觉还老老实实的宝宝，这个月开始学会踢被子，而且踢得很有技巧，能够把盖在身上的被子毫不费力一脚蹬开，露出四肢，非常高兴地舞动肢体。一开始，垚垚妈以为是宝宝太热了，于是给他换上一个薄被。可是过了一会儿，垚垚妈再去看，宝宝照样踢开被子。踢被子是宝宝在发育过程中出现的正常现象，但是许多妈妈表示护理起来很费心，也担心宝宝因此着凉感冒。

应付宝宝踢被子有个小窍门：就是把被子盖到宝宝的中段，让脚露在外面。这样当宝宝把脚举起来时，被子依然在宝宝的身上，同时不会影响宝宝的肢体运动。

⚠ 抱着才能睡是爸妈惯出来的

芷涵刚进入第3个月，其调皮的天性就渐渐显露出来了。芷涵妈白天想哄她多睡一会儿，谁知刚放下她就醒了，没办法只能继续抱着睡。看着抱在怀里的女儿睡得呼呼的，芷涵妈想这下估计是睡着了，轻轻地放下她之后，小家伙就又醒了。"哎呀，女儿呀，你怎么就不多睡一会儿呢？"这样来回折腾，弄得芷涵妈疲惫不堪。

其实，宝宝一定要抱着才能睡，这很大程度上是爸妈惯出来的结果。如果爸爸妈妈坚信宝宝必须抱着睡才能入睡，就会整日抱着宝宝睡觉。父母抱着睡当然比自己躺在床上睡舒服，宝宝因此慢慢就养成要抱着才能入睡的习惯。这样的话，爸爸妈妈便会感觉很累。那么，怎么做才能改变宝宝的这种习惯呢？

宝宝睡眠分深睡眠和浅睡眠两种，而这个时期的宝宝浅睡眠明显要比深睡眠多得多。当宝宝入睡后，通常要过大约20分钟的时间才会进入深睡眠的状态。在宝宝刚刚入睡时，任何细微的动静都会使宝宝睡不踏实，所以才会出现被放下就醒、被抱着就睡的情况。当宝宝身体完全放松，呼吸也很均匀的时候，就表示他们已经进入深睡眠状态了，这时你再放下宝宝，他或许就不会那么轻易地醒了。

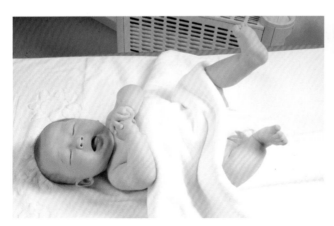

◆ 宝宝垚垚：宝宝睡觉时喜欢踢被子，妈妈让他的脚露在外面，这样，被子就不会被踢下去了。

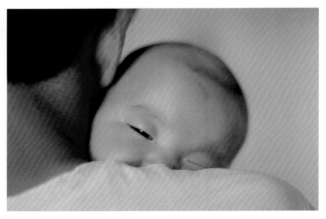

◆ 宝宝芷涵：芷涵养成了一个坏毛病，那就是每次必须得由爸爸妈妈抱着才睡觉。

▶ 妈妈要上班了，找个合适的人来带宝宝

宝宝满4~5个月时，不少妈妈就得返回工作岗位了。那么，在妈妈上班的时间里，找谁来带宝宝比较合适呢？

❶ 如何选择好保姆

据调查显示，父母不在家时有**58%**的人会把宝宝交给长辈，有**19%**的人认为保姆是最佳选择，这表明除了长辈之外，保姆是妈妈的第二选择。

以下是选保姆的几项技巧和准则。

（1）没有最好的保姆，只有最适合你的保姆。你要非常清楚自己需要的是什么，才能保证你和保姆的合作畅通无阻；先让候选对象回答你的问题，而非一开始就告诉她你要找什么样的保姆；听从你的本能反应，别雇用你认为不好也不坏的保姆。

（2）决定聘用之前至少和保姆见2次面，第一次不要带宝宝，这样你能很好地关注她的回答，关注到她的身体语言和其他细节。最好找一个朋友陪你一起面试保姆，那样她能发现你没能发现的事情。

（3）第一次见面就表现得和宝宝非常熟悉的保姆往往不是你最好的选择。要知道，没有人能立刻就和宝宝建立亲密的关系。

（4）在正式聘用之前应该有几天的试用期，这样你可以观察到她和宝宝相处的情况；上岗前先体检；确定保姆了解急救常识。如果你雇用了保姆，至少在她开始工作的头2个月花较多时间了解和培训她。

（5）如果你雇用的保姆不适合你，不要因为你不愿意辞退人而勉强雇用她，因为宝宝永远是第一位的。

最后要提醒妈妈一点，如果你的薪水刚好够雇用保姆，那就不如在家里照看宝宝，等到宝宝能够上托儿所时再上班，这也是一个不错的选择。

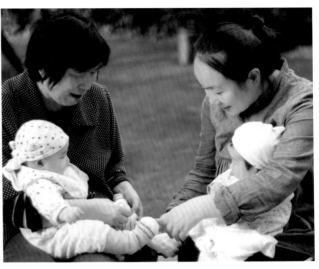

◆ 宝宝芷涵：带宝宝外出，遇到其他小宝宝，芷涵奶奶就和别的宝宝的妈妈聊了起来。要告诉妈妈们的是，聊天的同时，千万别忘记照看好身边的宝宝哦！

❶ 选择托儿所好吗

现在也有那种看管很小的宝宝的托儿所了。在选择托儿所时，一定要先调查好托儿所的护理质量，半岁以下的宝宝需要一个人看管一个宝宝，如果一个保育员需要看管几个宝宝，那么护理质量就会大打折扣。同时还要考虑接送问题，这么大的宝宝是不可以全托的，小宝宝每天都需要得到爸爸妈妈的爱抚。但如果每天都接送，在寒冷的冬季是很麻烦的，家里和托儿所的室温差异也会使宝宝不适应。所以，最好是把保姆请到家里来。

二 宝宝的喂养方法：营养充足长得快

磊磊可喜欢喝奶了，每次喝奶，他都非常高兴，有时候喝完还很不尽兴似的哭着要奶喝。磊磊妈有时禁不住磊磊的哭声，喂完奶还给他喂一些配方奶。每到此时，磊磊妈心里总是有些疑惑：是不是到时间补鱼肝油、钙片了呢？不管是采取母乳喂养、人工喂养还是混合喂养，妈妈总是担心宝宝营养不足。那么，接下来就看看本月的喂养要点吧！

▶ 母乳喂养：会导致宝宝体重增长缓慢吗

有人说，母乳喂养会导致宝宝体重增长缓慢，这是真的吗？如果宝宝在出生后头3个月内体重增长不足每月450克，那么就属于体重增长缓慢。在排除了疾病因素的前提下，我们要仔细观察一下宝宝的吃奶模式以及其他生活习惯，从中判断到底是什么原因导致宝宝体重增长缓慢。

❗ 观察乳房在喂奶前后的变化

通常，喂奶之前乳房会比较丰满，之后会变软。喂奶几分钟之后，大多数妈妈都会感觉到泌乳反射。

如果你感觉不到，就观察一下宝宝。泌乳反射会增加乳汁流量，宝宝的吮吸会更有力，你也会听见宝宝更为频繁的吞咽声。此外，你也可以观察宝宝嘴角有无漏奶，听他是否每吸一两口后就会吞咽，看他在吮吸过程中以及吮吸后是否表现出满足感。这些都能反映宝宝有没有吃足奶。

❗ 喂养次数不够频繁

如果宝宝每天吃奶次数在10次以下而体重又增长缓慢，妈妈应该采取措施，如增加喂奶次数，以增加宝宝对营养的摄取，同时也增加乳汁分泌量。

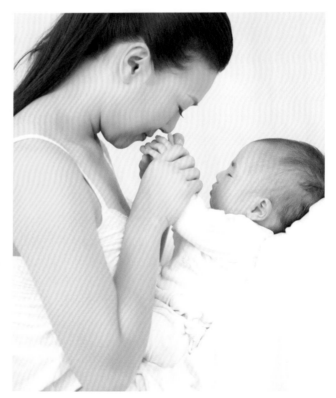

◆ 母乳喂养的妈妈，只要自己补充好营养，宝宝的营养就不是问题。

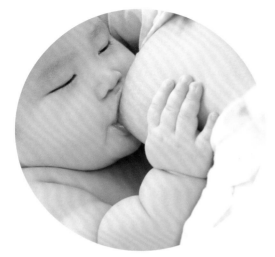

◆ 喂奶几分钟后，妈妈的乳汁就会变得多了，瞧宝宝吃得多认真啊！

❗ 热量摄取不足

有些妈妈的乳汁虽然十分充足，但是由于宝宝吮吸的时间不够长，没有得到高脂肪、高热量的"后奶"，因此即使宝宝小便数量正常，发育也良好，仍然会出现体重增长缓慢。

❗ 哺乳姿势不正确，宝宝吮吸效率不高

每次喂奶时，宝宝一开始的吮吸是刺激妈妈的乳汁"下来"。妈妈乳汁"下来"之后，宝宝的每一次吮吸都应该伴随着吞咽。最初的饥饿感被满足后，宝宝的吮吸会缓慢下来。如妈妈听不到宝宝的吞咽声，可能是由于宝宝没有正确地衔住乳头，从而导致没有进行有效吮吸。

❗ 其他添加物干扰了宝宝对母乳的吸收

母乳喂养的宝宝不需要喝水或果汁。母乳中含有宝宝成长所需要的一切水分和营养。错误地添加水或者果汁，只会稀释母乳，导致宝宝体重增长缓慢。添加配方奶粉，

也会减少宝宝对乳头的吮吸刺激，引起母乳分泌量下降。再加上配方奶不容易消化，这便导致宝宝减少母乳摄取量以及降低哺乳的频繁度。过早添加低热量辅食也会降低宝宝摄取的营养质量。

❗ 从大小便观察宝宝是否吃够母乳

母乳不像配方奶，吃多少可以定量，一目了然。但妈妈可以通过许多蛛丝马迹了解宝宝是否吃够了母乳，其中大便、小便就是一个很好的信号。

小便次数和颜色

3个月的宝宝小便次数和频率会减少，但是量仍然保持。如果宝宝的排便量明显减少，并且出现皮肤干燥松弛、头发枯干、无精打采、囟门下陷等脱水和生病症状，则需要向医生咨询。

宝宝尿液的颜色也能提示你他有没有吃到足够的奶水，并从中获得充足的水分。浅色或无色的尿液表明宝宝水分充足；深色、苹果汁一样颜色的尿液则表明宝宝摄入的水分不足。

排便次数和颜色

尿液能告诉你宝宝有没有从母乳中获得充足的水分，而大便则能告诉你母乳的"质量"是否达标，即宝宝有没有吃到促进他茁壮成长的含脂量高的"后奶"。

本月宝宝的消化道趋于完善，排便次数会减少，这时一般是1天1次。而有些母乳喂养的宝宝虽然吃了足够的奶，但3~4天才排便1次；有些宝宝会攒着，1周才排便1次。其实，只要宝宝增重正常，也未感不适，这都是正常的现象。

如果宝宝的大便一直颜色发暗、量少，且排便次数少，有可能是因为吃奶量不够。有些宝宝虽然吃了足够的奶，水分充足，但是吃奶持续时间不长，或吃奶方式不对，未能触发妈妈的泌乳反射，因而吃不到含有高脂肪、高热量的"后奶"。在这种情况下，宝宝也许排尿正常，但是增重不够，同时皮肤松弛，吃奶后也常表现出没有得

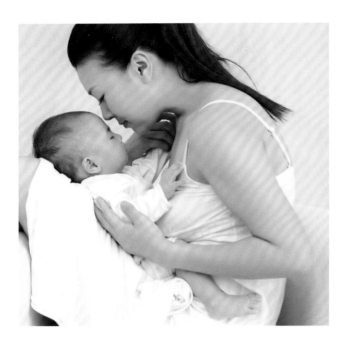

到满足的样子。

❗ 其他因素分析

宝宝体重增长缓慢，也不能全部归结于母乳喂养的原因，很多时候也可能是由别的原因引起，妈妈们要经过仔细分析，才能找到相应的对策。这些因素包括如下几条。

（1）宝宝受到惊吓，情绪躁动不安等，宝宝的情绪会影响他的吮吸能力和消化能力。

（2）他健康状况不佳，因为生病而导致体重下降。

（3）分娩过程不顺利或剖宫产等，有时会影响最初的哺乳。

（4）妈妈的健康状况和心理状态不佳，如患有产后忧郁症而导致泌乳量减少，或是因为饮食不当而导致哺乳出现问题等。

▶人工喂养：喂太胖并非好事

垚垚妈在楼下遇到一位老太太，怀里抱着她的大胖孙子。一问，原来老太太怀里的胖宝宝和垚垚同月龄，一生下来就喝配方奶。虽然垚垚也是个胖小子，可在那个宝宝面前，就显得很"娇小"了。在交谈中，垚垚妈感到老太太对配方奶粉喂养非常推崇，她说："孙子能吃，长得多结实呀！"看着老太太满足而固执的眼神，垚垚妈有点担忧：如果孩子的妈妈有奶水而不让宝宝喝母乳，那该是多大的损失；如果宝宝能喝奶，就拼命让宝宝喝，那宝宝又该多遭罪啊！

❗ 这个月的宝宝食欲很好

2～3个月的宝宝食欲非常旺盛，但爸爸妈妈不能看到宝宝的食欲大增就一味地增加宝宝的食量，进而忽视了宝宝的健康。若他饮食过量，直接的后果就是导致宝宝发胖，同时会增加其肝脏和肾脏的负担，使宝宝的心脏超负荷运行，对其身体发育不利。

❗ 人工喂养的宝宝可添加蔬菜汁了

这个月可以给人工喂养的宝宝每天添加10毫升的蔬菜汁。要注意一样一样地加，如果适应得很好，再加另一样。

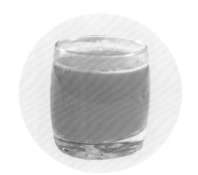

◆ 蔬菜汁

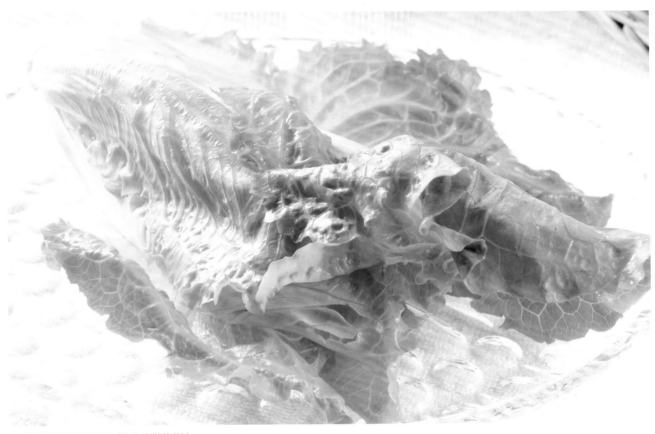

◆ 最好选择深绿色的外叶为宝宝做蔬菜汁。

在为宝宝制作蔬菜汁时，一些妈妈认为菜心较嫩，更适合用来做蔬菜汁。实际上，嫩绿色的菜心在营养价值上要比深绿色的外叶差很多。因为外层的叶子可以直接进行光合作用，吸收的营养较多，颜色也较深，而里层的叶子因无法获得阳光照射，叶色自然是淡绿、淡黄或白色。蔬菜的营养价值以翠绿色的为最高，其次是黄色，最次是白色。即使是同一种蔬菜，也是颜色较深的部位营养价值较高。所以，在为宝宝制作蔬菜汁时，妈妈要正确选择蔬菜的颜色和部位，才能使宝宝从中获得较好的营养。

3个月以内的宝宝忌吃盐

这个时期宝宝体内所需要的"盐"，主要来自母乳和配方奶中含有的电解质，宝宝吃的蔬菜汁中不应放盐。倘若给3个月以内的宝宝吃咸的食物，会增加他肾脏的负担。

▶ 混合喂养：母乳为主，配方奶粉为辅

就算是母乳喂养，也很难远离奶瓶和配方奶粉。妈妈总会因为这样或那样的原因，让宝宝接触到配方奶粉。为了保险起见，在母乳充足的情况下，妈妈也可以适当锻炼宝宝接受奶嘴和奶粉，这样，就算妈妈哪天母乳不足或是需要外出一段时间，宝宝也不至于饿肚子。

❗ 添加配方奶粉的依据

如果宝宝每日体重增长低于20克，1周体重增长低于120克，提示可能母乳不足；又或者宝宝开始出现"闹夜"，睡眠时间比原来缩短，吃奶间隔时间比原来延长，且体重低于正常同月龄宝宝，那就该及时添加配方奶粉了。

先给宝宝喂50毫升配方奶，如果一次喝完还意犹未尽，下次就准备80毫升，吃不了再稍微减少一点，但不要超过80毫升。如果一次喝得过多，就会影响下次母乳喂养，容易导致宝宝消化不良。如果宝宝半夜不再哭闹，体重每天增加30克以上，或每周增加200克以上，就可以一直这样加下去。如果宝宝仍饿得哭，夜里醒的次数增加，就可以一天加2次或3次，但不要过量。

❗ 锻炼宝宝接受橡皮乳头和配方奶

3个月大的母乳喂养的宝宝不接受橡皮乳头或配方奶，这种情况比较常见。

为了防止下个月可能会出现的母乳不足，最好从这个月开始锻炼宝宝吮吸橡皮奶嘴，偶尔喝一次配方奶，让宝宝习惯橡皮奶嘴和配方奶的味道。否则到了下一个月，从没有吃过橡皮奶嘴的宝宝会抗拒橡皮奶嘴，也会拒绝用奶瓶吃奶。

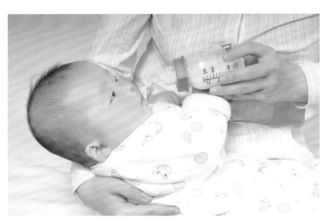

◆ 宝宝垚垚：若宝宝体重增长缓慢，妈妈可考虑给宝宝适当添加配方奶粉。

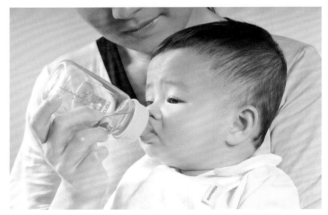

◆ 宝宝曦雅：母乳喂养的宝宝从本月起应锻炼宝宝吮吸橡皮奶嘴。

三 应对宝宝不适有窍门：健健康康快乐多

隔壁的米阿姨是个全职妈妈，可能是因为带小孩的缘故，特别有母爱。每天早上，米阿姨送完自己的宝宝去幼儿园后都要过来抱抱磊磊和垚垚。"哎呀，磊磊和垚垚真是乖，晚上很少听到他们哭呀！我家小宝这个月龄时每天都哭得不行，身体也不好，还经常拉肚子呢。"米阿姨的夸赞让磊磊和垚垚妈觉得，平日里对宝宝的付出和精心呵护都是值得的。宝宝健健康康是每个妈妈的心愿，不过，宝宝的健康在很大程度上有赖于妈妈的悉心照料。

妈妈们，照料宝宝，你做到位了吗？

▶ 夜啼：家里有个"夜哭郎"

这些日子，旦旦妈可心烦了。旦旦白天还是该吃时吃，该睡时睡，该玩时玩，可是，一到夜晚就像变了个人似的不停地啼哭，而且很难哄住，让大家疲惫不已。旦旦奶奶建议用老家的"妙方"，即在几张红纸上边写着"天皇皇，地皇皇，我家有个夜哭郎，过路君子念一道，一觉困到大天光"，末尾写上宝宝的姓名和出生年月日，将这些红纸贴在附近桥栏杆或车棚石柱上，这便能让宝宝一觉睡到天明。婆婆的建议让旦旦妈哭笑不得。

🌑 宝宝为什么一到夜晚就啼哭不止

所谓的小儿夜啼是指宝宝白天的时候很正常，一到夜间就啼哭，或间歇发作，或持续不已，甚至通宵达旦，民间常称其为"夜哭郎"。

导致宝宝在夜间啼哭的因素有很多，爸爸妈妈可以从时间、症状、部位三方面来辨别原因，具体方法见表3-1。

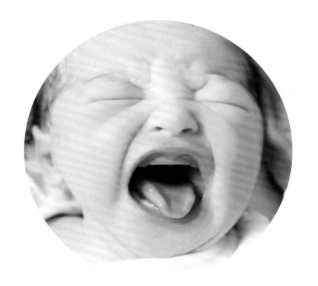

◆ 宝宝佳祎：宝宝这段时间不知道怎么了，一到晚上就哭个不停，可真让宝宝妈烦心。

表3-1　宝宝夜啼原因对照表

根据时间/诱发动作来辨别	可能原因
喝奶时啼哭	口腔炎、鼻塞或先天性心脏病、肺部疾病导致氧气吸入不足
喝奶之前或午夜后啼哭	饥饿
排便时啼哭	尿道口炎、膀胱炎、结肠炎、消化或泌尿系统畸形
受刺激后，啼哭的出现较正常婴儿迟缓	大脑病变
转头或低头时哭	脑膜刺激征、颅内压增高等
若牵扯耳廓会哭闹，睡在床上就哭，抱起就不哭	中耳炎、不良睡眠习惯
因体位改变或触及某些部位就啼哭	宝宝身体某些部位患有病症

根据症状来辨别	可能原因
啼哭并伴有呼吸、心率增快	心、肺疾病
啼哭并伴有发热、咳嗽、流涕等	呼吸道感染
啼哭并伴有多汗、易惊症状	佝偻病、营养不良
啼哭并伴有面色苍白，肝、脾、淋巴结肿大	血液系统疾病
阵发性剧哭并伴有呕吐、便血	肠梗阻、肠套叠、痢疾、出血坏死性小肠炎

⏰ 应对夜啼有妙招

宝宝出现夜啼，需要爸爸妈妈的精心呵护，做好以下护理，宝宝晚上自然可以睡得香甜。

环境安静，床上用品安排得当

爸爸妈妈要注意宝宝所在居室环境的安静，要给宝宝准备一套单独使用的床单、被子，要求薄厚得当，避免宝宝夜里睡觉过热或过冷。

宝宝是否舒适

爸爸妈妈要注意观察宝宝是否舒适，如果宝宝的哭声高亢、冗长，则表示宝宝尿布湿了，身体很不舒服，要换尿布了。另外，宝宝衣服、被褥中的异物刺伤皮肤，或身体的某个部位被线头缠住等，也会导致宝宝啼哭。

掌握食量

爸爸妈妈一定要掌握宝宝的食量，尤其是晚上的食量，既要让宝宝吃饱，又不能太饱。宝宝睡前不宜喝太多水，这样他才能睡得安稳、踏实。

情感安抚

依赖爸爸妈妈是宝宝的天性，6个月以下的宝宝非常

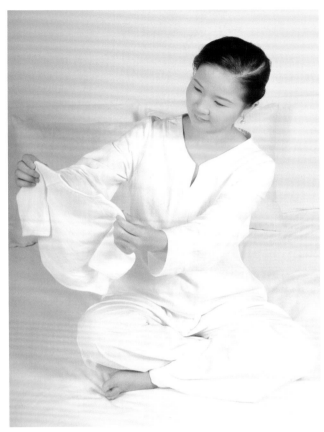

◆ 给宝宝穿衣服前，妈妈要注意查看宝宝的衣服是否有线头或异物。

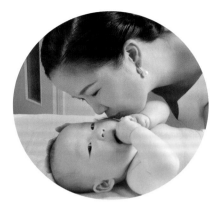

◆ 宝宝醒来后，妈妈可以轻轻地亲吻宝宝。在妈妈的安抚下，宝宝很快就不哭不闹了。

需要爸爸妈妈的陪伴。当宝宝醒来后发现爸爸妈妈不在身边，便会号啕大哭以表示自己的不满。对于宝宝的啼哭，爸爸妈妈应尽量回应，多抱抱宝宝，亲亲他、温柔地和他说话，宝宝便会安静下来。

一般情况下，只要环境舒适、饮食适当、活动适度、身体健康，宝宝很少会发生夜啼现象。如果宝宝的哭声与平日不同，哭声持续时间长，且哭声显得十分痛苦，爸爸妈妈就要考虑宝宝是否生病了，须及时带宝宝去医院就诊。

▶ 打呼噜：关注宝宝睡觉时的"另类"声音

宝宝睡觉了，屋里静悄悄的，突然妈妈听到细微的呼噜声。咦？这是谁在打呼噜呢？原来是宝宝发出的呼噜声。难道宝宝也像他爸爸那样因为睡得太香而打呼噜？有时候，我们听到别人打呼噜，常常认为对方睡得太酣了。但是，当你听到宝宝打呼噜时，千万不要以为宝宝也在酣睡，因为宝宝打呼噜多半是病态的表现。

⚠ 宝宝呼噜声里的健康隐患

正常的宝宝呼吸系统非常顺畅，睡觉时是不会打呼噜的。宝宝打呼噜应该是呼吸系统受到了阻碍，如果每周出现2～3次打呼噜的现象就是一种病态睡眠了。宝宝打呼噜要比成人打呼噜的危害程度更大，轻者可导致宝宝精力不集中、记忆力差，妨碍宝宝身体和心理的正常生长发育，严重者会造成宝宝在睡眠时呼吸暂停。

⚠ 探寻打呼噜的原因和应对措施

一般来说，宝宝打呼噜是由以下几个原因引起的。

奶块淤积

宝宝的呼吸道，如鼻孔、鼻腔、口咽部比较狭窄，奶块很容易淤积，使呼吸不畅通，导致宝宝睡觉时打呼噜。

应对措施：轻拍背部，稀释奶块。妈妈喂好奶后，不要立即将宝宝放下睡觉，应将他抱起，并轻拍宝宝背部，可以防止宝宝因奶块淤积而打呼噜。如果宝宝食管中的奶块淤积已经影响到喂奶，可以往宝宝鼻腔里滴1～2滴生理盐水，稀释一下奶块，这样就可以解决宝宝打呼噜的问题了。

睡姿不好

面部朝上睡会使舌头根部因重力关系而向后垂，从而阻挡咽喉处的呼吸通道，导致打呼噜的现象发生。

应对措施：排除问题的关键是试着给宝宝换一个睡姿。

扁桃体肿大

扁桃体长在咽部两侧，如果扁桃体出现炎症而发生肿胀，堵塞咽腔，使宝宝的气管空间缩小，造成呼吸不畅，宝宝睡眠时就会张口呼吸，发出呼噜声。

应对措施：宝宝患扁桃体炎时应注意休息，室内温度不能过高，保持空气新鲜，家人禁止在室内吸烟；注意宝宝的口腔卫生，多让宝宝喝温开水。如果宝宝出现体温升高、腹痛或休克的早期症状，应尽快带宝宝到医院进行检查治疗。

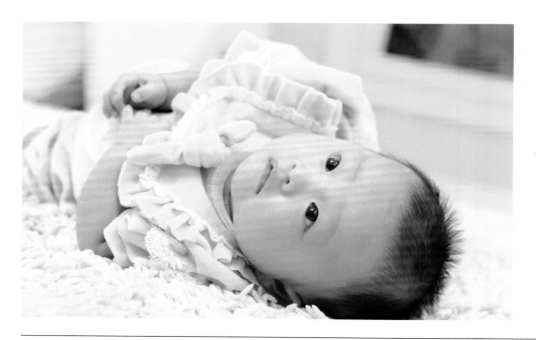

◆ 宝宝打呼噜，妈妈可以给宝宝换个姿势，现在就来试试让宝宝右侧睡吧。

四 父母早教有方：宝宝聪明健康有道

垚垚的奶奶虽是个农村老太太，也不懂什么早教之类的知识，但她却特别喜欢和垚垚说话。一有空，奶奶就抱着垚垚坐在沙发上，脸对脸地"对话"。奶奶操着带有浓重家乡味的普通话，垚垚则"啊，咦，哦"地说得起劲儿。垚垚妈在一旁看到了，觉得这场面既滑稽又温馨。显然，垚垚奶奶正实实在在地进行着早教的工作呢。这个月，妈妈们还需要做哪些早教活动呢？

▶ 益智亲子游戏

对于宝宝来说，生活中的一切活动都是好玩、益智的游戏，因为他们对这个世界充满了好奇心，充满了强烈的求知欲。所以，爸爸妈妈一定要在日常生活中积极引导宝宝，多跟宝宝做游戏，激发宝宝的智力潜能。

❶ 手帕不见了：促进智力发育

这个游戏可以用来吸引宝宝的注意力，调动宝宝的情绪和思维，开发宝宝的智力。

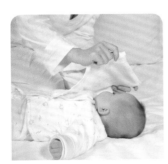

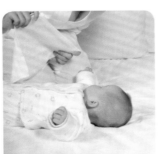

01 妈妈先准备好一条手帕，将手帕盖在宝宝的脸上。

02 过一会儿，妈妈再将手帕拿开，并用轻柔而愉快的语调对宝宝说："不见了！"

❶ 沙锤响啊响：强化听力

用这个方法训练宝宝的眼睛盯着沙锤，并张开手想抓沙锤。这个游戏可以刺激宝宝的听觉发育，提高宝宝对声音的感觉。

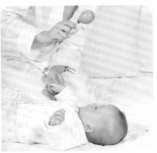

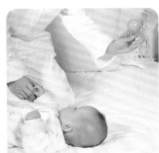

01 妈妈可以拿一个沙锤，在距离宝宝前方30厘米左右处摇动发出声音。当宝宝注意到沙锤时对宝宝说："宝宝，看沙锤在这儿呢！"

02 拿沙锤在宝宝的头后方摇动，稍停一会儿，再问："宝宝，沙锤在哪里呢？"

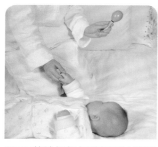 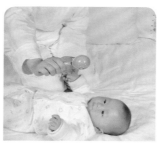

03 再将沙锤慢慢移到宝宝能看到的右方摇动，注意观察宝宝的眼、耳和手的动作，使宝宝对声源方向有反应。

04 再将沙锤慢慢移到宝宝能看到的左方摇动。

❗ 球球摸宝宝：促进触觉发育

这个游戏可刺激宝宝的手掌、脚掌，促进宝宝触觉的发育，发展宝宝智力。

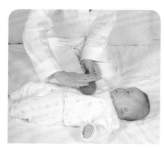 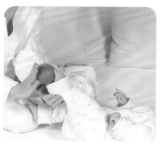

01 准备一个直径 10 厘米左右、表面有突起的小触摸球。在宝宝刚刚睡醒或心情愉悦时，妈妈先用自己温暖的手为宝宝做抚摸，然后用小触摸球轻轻地抚摸宝宝的身体。

02 用小触摸球轻轻地抚摸宝宝的手指、脚趾。

▶ 被动操：帮助宝宝掌握翻身技巧

这个月的宝宝已经能抬起他的大脑袋了，妈妈们要积极对宝宝进行相应的训练，让宝宝的颈部肌肉更加结实有力，同时也要开始对宝宝进行翻身训练了。当然，宝宝能否进行相关训练，还要视宝宝的具体发育情况而定，妈妈们切不可揠苗助长。

翻身是进行身体移动的第一步，是爬行、坐的基础动作，对宝宝的动作发展有着重大意义，同时宝宝的主动翻身对他们的智力发展和心理发展也非常重要。

下面介绍的技巧能促进宝宝平衡器官的发育，发展宝宝的空间感觉，增加腹部、颈部、上肢、肩部力量和手的握力，为跪撑爬行、攀登做力量上的准备。

仰卧起坐

提示 开始练习时，在高斜面上做（如叠起的被子上），逐步降低，最后在平地上完成。

时间 5分钟。

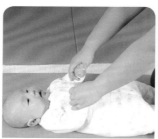 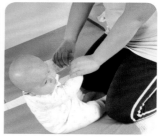

01 宝宝仰卧位。

02 宝宝握住妈妈拇指后，妈妈将宝宝轻轻提至坐位。

俯卧抬头：锻炼颈、胸、背部肌肉

继续训练宝宝俯卧抬头，方法同1～2个月时一样，使宝宝俯卧时头部能稳定地挺立达45°～90°，用前臂和手肘能支撑头部和上半身的体重，使胸部抬起，脸正视前方。

经常训练，可以锻炼宝宝颈、胸和背部的肌肉，促进宝宝动作的协调发展。

荡秋千

提示 在做游戏前，先准备好一条结实舒适的浴巾或毯子。本游戏能促进宝宝平衡器官的发育。

时间 10分钟。

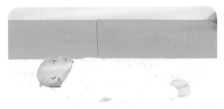

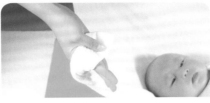

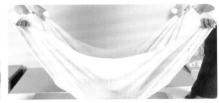

01 播放儿歌《荡秋千》，床上平铺一块大浴巾，让宝宝仰卧其上。

02 爸爸妈妈各拉住浴巾的两角。

03 拉着浴巾做左右、上下、前后的小幅度摆动，并可做顺时针、逆时针旋转。

仰卧向左右翻身——肘撑俯卧

提示 动作难度较大，在做游戏时，妈妈动作要轻柔，以防弄痛宝宝。这个游戏可以培养宝宝的方向感和移动能力。

时间 5分钟。

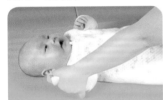

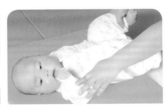

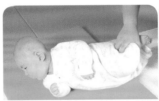

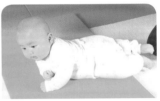

01 宝宝仰卧，妈妈站于一侧。

02 以右翻身为例：妈妈先把宝宝的右手弯曲贴肩，左腿搭到右腿上。

03 用手轻推宝宝左腿，帮助宝宝翻身成俯卧位。

04 宝宝成功完成翻身后，妈妈接着让宝宝向相反方向练习。

俯卧向左右翻身——仰卧

提示 在练习过程中，妈妈要注意保护宝宝，以防受伤。这个游戏可帮助宝宝练习翻身。

时间 2~3分钟。

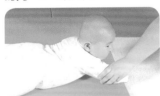

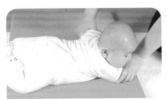

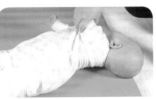

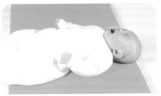

01 宝宝俯卧，妈妈将宝宝右手向上拉直。

02 妈妈另一只手将宝宝左手摆正，以防受伤。

03 妈妈握住宝宝左手臂，并轻推其身体左侧。

04 宝宝翻身成仰卧位，然后可做反方向练习。

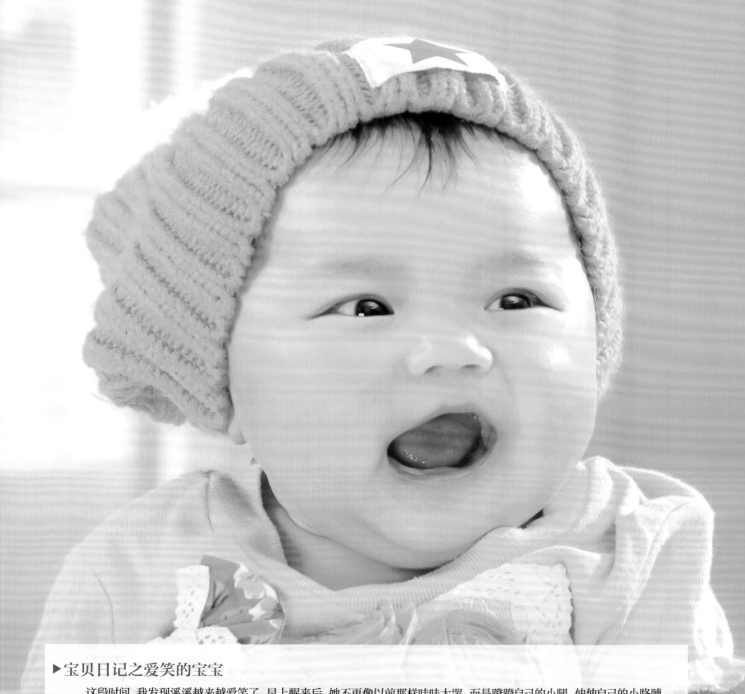

▶宝贝日记之爱笑的宝宝

　　　这段时间，我发现溪溪越来越爱笑了。早上醒来后，她不再像以前那样哇哇大哭，而是蹬蹬自己的小腿，伸伸自己的小胳膊，见我看她，她便咯咯地笑起来，有时候甚至还会咿咿呀呀地说着我不懂的"外语"。看到小家伙手舞足蹈、开心快乐的样子，我感到十分幸福。

第4个月

宝宝手脚动起来

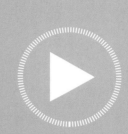

妈妈育儿手记之本月养育重点

○ 每日扶坐、扶站、扶蹦，引导宝宝抓悬吊玩具。○ 给宝宝穿易于活动和穿脱的衣服。

○ 悉心护理宝宝皮肤。○ 带宝宝去户外适应自然环境。

○ 逐步培养宝宝良好的排便习惯。○ 开始为宝宝添加蛋黄、米糊、果汁、蔬菜汁等辅食。

一 宝宝的日常护理：悉心呵护保健康

"嘘—嘘—"溪溪妈走到卧室门口，听到里边发出"嘘—嘘—"声。推门走进去一看，发现溪溪奶奶正给溪溪把尿呢。"妈，您这么做行吗？"溪溪妈疑惑地问。"行不行，待会儿就知道啦！"话音刚落，溪溪就真的开始小便啦。看来，溪溪奶奶的这个方法还真不错。训练宝宝大小便还有其他方法吗？在这个月里，护理宝宝的过程中还会遇到什么问题呢？

▶ 宝宝皮肤巧护理

转眼间，溪溪就由刚出生时皱皱巴巴的小人儿变成现在白白嫩嫩的模样了。亲朋好友看到她都忍不住想摸摸她的小脸，大家都很好奇，溪溪的小脸为何在秋冬季节还这么水嫩柔滑。有两个朋友还向溪溪妈取经，说他们家宝宝的身体皮肤特别干燥，问怎样护理才能像溪溪那样保持婴儿皮肤特有的水润娇嫩。听大家这么夸自己最爱的宝贝，溪溪妈心里真是乐开了花。其实，要想让宝宝拥有水嫩肌肤并不难，掌握以下几点即可。

❗ 秋冬季节，战胜干燥并不难

宝宝现在还不会说话，他们有很多"说不出的心事"，不知道如何向爸爸妈妈表达。比如，在秋冬季节，宝宝的皮肤变得十分干燥，这时候，宝宝很想告诉爸爸妈妈："我的皮肤'口渴'了，快来给我补补水吧。"

宝宝的这些无声诉求，爸爸妈妈当然听不到了。若掉以轻心或者护理方法不正确，时间长了，宝宝的脸部和唇部就会干裂。瞧，宝宝这是在用有形的"面部语言"和"唇部语言"来向爸爸妈妈抗议："请用正确的方式来护理我的皮肤！"

爱宝宝的爸爸妈妈们，还等什么呢？快来看看呵护宝宝水嫩肌肤的3个秘诀吧。

给宝宝的稚嫩肌肤罩上一层"保护膜"

宝宝的皮肤需要3年的时间才可以发育至与成人皮肤相同。他们尚未成熟的肌肤特别敏感，极易受到干燥气候的伤害，导致皮肤干裂。含有天然滋润成分的护肤产品如乳

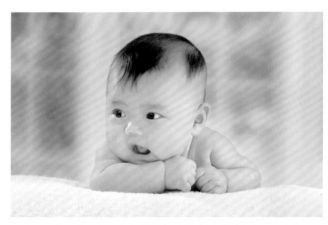

◆ 宝宝子萱：宝宝皮肤白白嫩嫩的，爸妈每次带她出去玩，大家看了都会说："宝宝小脸真白啊！"爸妈听了好开心啊。

液（润肤露）、润肤霜和润肤油等，可以给宝宝的稚嫩肌肤罩上一层"保护膜"，对宝宝的皮肤形成有效防护。其中，乳液（润肤露）、润肤霜和润肤油的滋润效果又有所不同，爸爸妈妈可以根据宝宝的皮肤状况来选择适合宝宝的润肤产品。

乳液（润肤露）

滋润程度：☆☆☆

乳液（润肤露）中含有天然的保湿因子，可以使宝宝的皮肤得到有效滋润。

润肤霜

滋润程度：☆☆☆☆

润肤霜中所含的油性分子比乳液（润肤露）要多，滋润效果更好一些。

润肤油

滋润程度：☆☆☆☆☆

润肤油中含有天然的矿物油，可以有效预防宝宝皮肤干裂，相比于润肤霜和乳液（润肤露），润肤油的滋润效果更强一些。

三步走，呵护宝宝稚嫩的小嘴唇

冬天到了，凛冽的寒风刮得人瑟瑟发抖，同时，也让人的嘴唇变得干的。这时，即便是成人也会给自己涂上润唇膏或唇油。和成人相比，宝宝的小嘴唇更为娇嫩，到了冬天更易起皮、干裂。可是，小宝宝这时还不能用润唇膏或唇油，这时爸爸妈妈要怎么护理宝宝稚嫩的小嘴唇呢？

第一步：当宝宝唇部干裂时，爸爸妈妈可以先用湿热的小毛巾敷在宝宝的嘴唇上，让宝宝的嘴唇吸收充足的水分。

第二步：爸爸妈妈在宝宝的嘴唇上涂一些香油，可以起到滋润宝宝唇部的作用。

第三步：最后需要提醒爸爸妈妈的是，一定要让宝宝多喝水。宝宝多喝水，唇部才会水润润的。

给宝宝擦洗千万不要用粗糙的毛巾

和成人的皮肤相比，宝宝的皮肤更薄、更娇嫩。宝宝

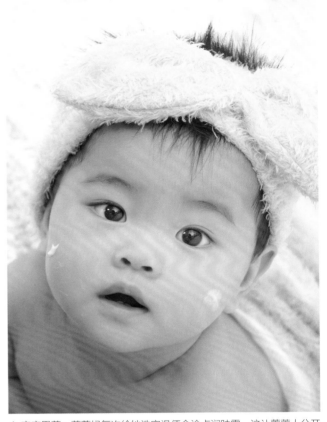

◆ 宝宝里萱：萱萱妈每次给她洗完澡便会涂点润肤霜，这让萱萱十分开心。瞧，她正看着妈妈，像在说："妈妈，怎么还不给我涂香香？"

皮肤中的胶原纤维比较少，缺乏弹性，很容易被外物渗透和摩擦受损。如果爸爸妈妈用粗糙的毛巾给宝宝擦洗，会使宝宝皮肤受到损伤，并使宝宝皮肤变得粗糙、老化。因此，爸爸妈妈在给宝宝洗脸时应该选择质地柔软的毛巾。

❗ 身体皮肤护理：让宝宝肌肤红润水嫩

宝宝红润细腻的皮肤看上去十分漂亮，摸上去柔柔滑滑的，十分惹人喜爱。爸爸妈妈都希望自己的宝宝能拥有这样的肌肤，那么应该怎样做呢？

带宝宝进行日光浴

爸爸妈妈要经常带宝宝进行日光浴，宝宝的皮肤接受日光的照射后会变得更加健康，并能增强宝宝身体的免疫力。需要提醒爸爸妈妈的是，夏季上午10点到下午3点这段时间不宜带宝宝进行日光浴，因为这段时间紫外线过于强烈，会对宝宝的皮肤造成伤害。

注意宝宝的辅食喂养

爸爸妈妈应按时给宝宝添加辅食，均衡宝宝的饮食，让宝宝多喝水。宝宝吃得健康，皮肤才会变得更加水嫩。另外，水果能补充宝宝体内的水分和营养，爸爸妈妈可让宝宝适量地喝一些果汁。

保持皮肤清洁

爸爸妈妈要注意保持宝宝皮肤的清洁，最好的办法就是经常给宝宝洗澡。宝宝洗完澡之后，要将宝宝放在大毛巾上，边裹边擦。擦好后爸爸妈妈可以给宝宝适当涂一些润肤油或润肤露，帮宝宝按摩一下，待吸收完后再给宝宝穿好衣服。在此过程中，一定要注意室内温度，避免温度过低导致宝宝感冒。

适时给宝宝增减衣物

爸爸妈妈要适时给宝宝增减衣物，因为过热或过冷都会对宝宝的皮肤带来伤害。爸爸妈妈给宝宝穿衣服过多会使宝宝身体过热，出汗过多，而引起湿疹；而过冷，宝宝则容易感冒。

保证宝宝的睡眠充足

想要宝宝拥有红润水嫩的肌肤，爸爸妈妈还应保证宝宝每天有充足的睡眠。只有宝宝的睡眠充足了，他的身体才能更好地进行新陈代谢。

适当给宝宝按摩

给宝宝洗完澡后，妈妈可以适当给宝宝按摩，这不仅可以促进宝宝免疫系统的发育，加速血液循环，还可以使宝宝的肌肉得到锻炼，皮肤变得越来越好。

▶ 把尿便训练，妈妈的态度很重要

以前的书上常常这么形容养育宝宝：一把屎一把尿地把宝宝拉扯大。轮到自己做妈妈了，才知道原来给3岁前的宝宝把屎把尿有多么费心。有位妈妈说："每天为了能保证宝宝屁股的干爽，我必须全天24小时处于高度紧张状态，可惜效果往往不尽如人意，常常在自认为安全的时段出现'水漫金山'的场景……"看来，把屎把尿也是一门学问。

❶ 留意小便信号，并及时响应

从宝宝3个月开始就可以进行把尿训练了，这也是培养宝宝养成良好排便习惯的开始，是宝宝成长过程中的必经之路。仔细观察宝宝的话，会发现，宝宝想尿尿时是有"信号"的。

每个宝宝都有属于自己的表情，当宝宝有了尿意时，常常会表现得跟平时不一样，比如打激灵，也就是俗话说的"打尿颤"。当宝宝忽然身体有轻微的颤抖，或者双腿不自觉地摆动，一般就表示有尿意。再比如宝宝在睡梦中突然扭动身体，或叽叽咕咕时，即是要小便了，这时可以把他抱起来把一下尿。还有的宝宝在玩的时候，突然双眼凝视、发起呆来，这便是在酝酿小便，这时要赶紧把宝宝放在尿盆上。

观察大便信号，掌握大便规律

正如宝宝想要小便有迹可循一样，宝宝想要大便时，也会向爸爸妈妈发出一些小信号。

抓准时间

要想养成宝宝定时大便的习惯，爸爸妈妈首先要抓准宝宝大便的时间。一般来说，宝宝前一天晚上已经大便，第二天早上就不会大便了。另外，大多数宝宝吃奶后都会排便。

看准表情

在训练宝宝大便前，爸爸妈妈需先仔细观察宝宝排大便的规律和大便前的一些特殊表现，做到心中有数。一般来说，宝宝大便前会有脸红、用力、屏气、发呆等表现，这时爸爸妈妈应及时抱起宝宝，给宝宝把大便。

听清声音

掌握了上述两个秘诀，爸爸妈妈还可以通过听声音来掌握宝宝大便的情况。一般来说，大多数宝宝由于肠道内充气，在排便前便会放屁，有时候宝宝还会发出使劲用力的声音。

适时训练

把尿便训练赶早不如赶巧，掌握宝宝排便的规律和时间，是宝宝排便训练成功的关键。宝宝一般在刚睡醒、喝完奶或饮水之后15～20分钟时最有尿意。了解规律后，妈妈就可以有意识地给宝宝把尿了。同样，每个宝宝也有自己的排便规律。注意观察宝宝的大便信号，掌握其大便规律，就可以有意识地给宝宝把便了。

固定便盆效果好

给宝宝把尿，最好用一个固定的便盆接，便盆款式不要太花哨，否则宝宝会分心，不利于排便的训练。把尿时，可以让宝宝看到自己的尿流到了盆里，还发出声音。这样，他适应了这样的情况，以后看见便盆的时候就会自觉地排出小便了，大便也是如此。

把尿便的正确姿势

4个月左右的宝宝，把便最常见的姿势是：妈妈双脚分开端坐，双手兜住宝宝屁屁，使宝宝分开两腿坐在妈妈的腿上；宝宝的头、背自然依靠着妈妈的腹部。在把便时，妈妈要用声音作引导，例如尿尿时，发"嘘—嘘—"的声音，大便时发"嗯—嗯—"的声音，使宝宝形成条件反射。

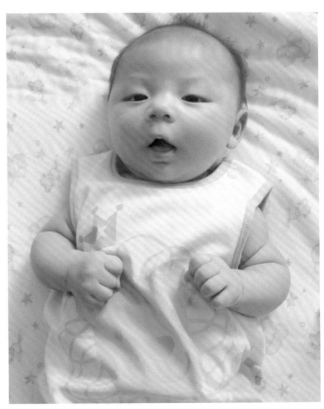

◆ 宝宝耕宇：大宇要便便前会出现脸红、用力等表现，掌握这一规律后，妈妈要给大宇把便就十分轻松啦。

二 宝宝的喂养方法：营养充足长得快

溪溪妈抱着可爱的溪溪出去晒太阳，走到楼下，只见小区里的一些妈妈都聚集在一起，似乎很热闹。溪溪妈抱着溪溪走过去，看到大家正围着一个块头比溪溪大两圈的小宝宝。溪溪妈起初以为这个小宝宝有6个月了，一打听才知道他只比溪溪大7天，原本还想抱着溪溪炫耀一下的溪溪妈不禁泄了气。同样是喂养，别人家宝宝怎么长得那么壮呢？原来，那个宝宝喝的是配方奶。听了妈妈们的议论，溪溪妈动摇了。一直以来自己都坚持母乳喂养，要放弃吗？而且，自己很快就要上班了，如果不给溪溪添加配方奶粉，以后要怎么喂养呢？

▶ 上班族妈妈哺乳的7条建议

看着熟睡中的溪溪，溪溪妈往日都会感到十分幸福，可是今天她却感到十分惆怅。转眼间，溪溪妈的产假快要结束了，可溪溪还那么小，上班之后要如何喂养溪溪呢？

宝宝4个月大的时候，大多数妈妈就要准备上班了，要不要继续哺乳呢？如果要哺乳，如何才能平衡哺乳和工作之间的关系呢？鉴于母乳对宝宝的重要性，即便是上班，妈妈也要想办法坚持母乳喂养。下面是给上班族妈妈哺乳的7条建议。

⚠ 下定决心，全身心投入

同时应付工作和母乳喂养并非易事。艰难的时刻，你会怀疑一切努力是否值得；你会动摇，想放弃挤奶、直接让宝宝吃配方奶；你对吸奶器又爱又恨；漏奶使你尴尬万分，不了解情况的同事对你言语间还颇有微词。然而，一旦下定决心要将母乳喂养进行到底，就没有什么能难倒你了。

⚠ 想办法获得老板的支持

母乳喂养并不只对妈妈和宝宝好，雇主也能从中受益。如果你能让老板明白这个道理，就能更容易地获得他的支持。你可以让老板了解以下几点。

（1）工作单位如果为哺乳妈妈提供母乳喂养的支持，哺乳妈妈的工作满意度更高，工作效率也更高（泌乳和工作表现均出色）。

（2）母乳喂养的宝宝很少生病，即使生病，也比配方

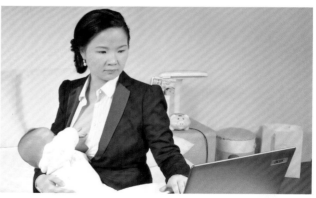

◆ 上班的前几天，妈妈应根据上班后的作息时间调整安排好宝宝的哺乳时间。

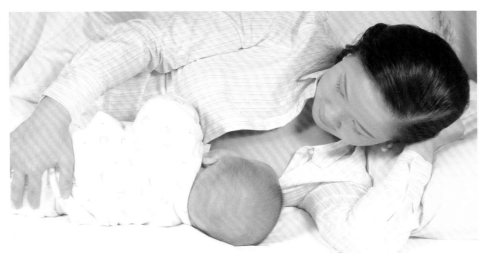

◆ 宝宝垚垚：重返职场的妈妈，经常利用夜间给宝宝喂母乳。

奶喂养的宝宝症状轻。宝宝不用经常看病，所以用于医疗保健的费用较少，妈妈的缺勤率比配方奶喂养宝宝的妈妈低3~6倍。

（3）母乳喂养的妈妈受泌乳激素的影响，心情放松，脾气也更平和。

（4）母乳喂养的妈妈不会很快再次怀孕，如果坚持母乳喂养，哺乳妈妈至少在1年内不会再请产假。

充分利用午休时间

如果工作地点离家近，妈妈可以在午休时间回家给宝宝喂奶，这样就可以减少挤奶的次数，保持乳房泌乳量。如果工作地点离家比较远，可以让保姆带宝宝到上班的地方来看你，当然前提条件是往来交通舒适便利。

设法让照看宝宝的人支持母乳喂养

在中国，绝大部分家庭在妈妈上班后，会由老人或保姆来负责照看宝宝。你要想办法在产假时就让照看宝宝的老人或保姆支持母乳喂养，将母乳喂养的种种好处传达给对方，并耐心地教会老人或保姆处理挤出的母乳，告诉她

们如何解冻并加热母乳，并且制定出一套准备奶瓶、标注日期以及存放奶瓶的方法。

每天提前半个小时起床

用闹钟提前30分钟把自己叫醒，用这段时间来给宝宝喂奶（即使宝宝还未全醒）。他喝饱之后，妈妈可以打扮一下自己，准备一天的东西，然后再喂宝宝一次才出门。

充分利用下班后的时光

工作了8小时后的妈妈已经非常劳累了，通常没有太多的精力兼顾宝宝和家务。此时应当分清主次，妈妈下班后的首要工作就是喂哺和照料宝宝，家务可以请家人帮助料理。

选择恰当的服装

选择上班服装的时候要考虑到哺乳这个因素。在无聊的工作会议中，你可能会走神想着宝宝，没准就漏奶了。所以，上班族妈妈应挑选印花布料制作的宽松上衣，可以稍作掩饰。

▶ 上班族妈妈的母乳储存有道

　　妈妈要上班，宝宝饿，这是许多上班族妈妈所面临的尴尬局面，溪溪妈也不例外。问了问周围的几个朋友，她们大多在上班后就选择给宝宝喝配方奶了。可是，2008年的"三聚氰胺事件"使奶粉陷入了空前的信任危机，溪溪妈还真的不敢给溪溪添加配方奶粉，她想要坚持母乳喂养。可是，自己上班了，究竟怎么做才能给宝宝提供新鲜的母乳呢？在这里要告诉上班族妈妈的是，只要掌握好母乳的储存方法，一样可以让宝宝喝上妈妈们的母乳。

❗ 掌握挤奶时间和地点

　　妈妈上班期间可在化妆间、私人办公室等处将奶水挤出，建议妈妈每3个小时挤一次奶水。

❗ 清洁与消毒

　　上班族妈妈在每次挤奶前，都应先将手洗净。妈妈洗完手后，才能进行挤奶工作。但是，有些妈妈却对洗手不够重视，每次洗手都是用水冲几下就草草了事，这种做法是很不科学的。现在，就一起来看看正确的洗手方法吧。

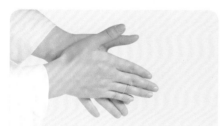

01 双手合十，手心相互搓洗。

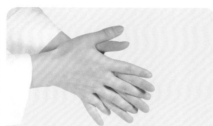

02 双手手指交叉相叠，相互搓洗手指缝。

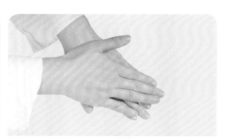

03 用一手手心搓洗另一手手背，左右交替进行。

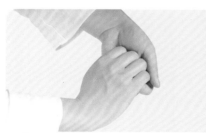

04 指腹放于手心，用指腹搓洗手心，左右手相同。

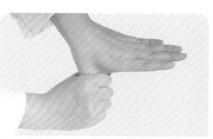

05 一只手握住另一只手的拇指搓洗，左右手相同。

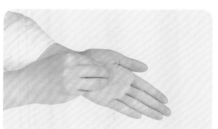

06 用一只手的指腹搓洗另一只手的大小鱼际及手腕。

ⓘ 挤奶的方法

上班族妈妈可以采取人手挤奶和吸奶器挤奶这两种方法来挤奶。

人手挤奶

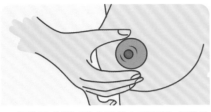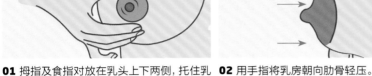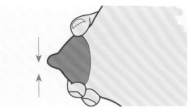

01 拇指及食指对放在乳头上下两侧，托住乳房，握成一个"C"形。

02 用手指将乳房朝向肋骨轻压。

03 用食指及拇指在乳头和乳晕后方轻轻挤压，然后放松。

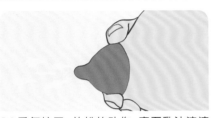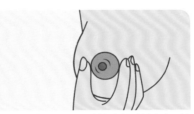

04 重复挤压、放松的动作，直至乳汁流速减慢。

05 拇指和食指可沿顺时针或逆时针方向，转换在乳晕上的位置，以便挤出乳房各部位的乳汁。

吸奶器挤奶

妈妈还可以使用吸奶器来挤奶，方法如下。

（1）在挤奶前先准备好吸奶器，并将其所有配件消毒。

（2）把吸奶器的漏斗放在乳晕上，使其严密封闭，将乳头定位于漏斗的中央。

（3）轻轻拉动把手成真空状态并保持5～10秒，直至乳汁停止流出。

（4）然后松开再抽真空，重复这个动作直至乳房被挤空。换另一侧乳房，用同样的方法挤空。

挤奶时，手指不要在乳房上滑动，以免摩擦皮肤造成乳房红肿。手掌要绕着乳房周围，使所有的奶汁都能挤出。一

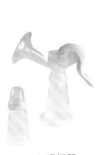

◆ 吸奶器

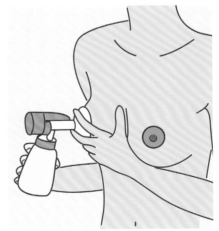

◆ 用吸奶器吸奶操作示意图

侧乳房挤3~5分钟，再换另一侧，如此交替，挤净为止。

每次挤的奶量不一定相同，开始可能少些，多练习几次就可以挤得比较干净了。

❗ 母乳的保存方法

现在，妈妈辛辛苦苦地将奶水挤了出来，但如果不注意保存，就会使这些奶水变质。因此，妈妈要按照正确的方式，将奶水放入冰箱的冷冻室中保存。

在保存母乳的时候，妈妈需要注意以下几点。

（1）最好将母乳分成小份冷冻保存，60~120毫升为1份。

（2）给装母乳的容器留点空隙，不要装得太满或把盖子盖得很紧，以防冷冻结冰后胀破容器。

（3）使用塑胶奶袋时最好套2层，以免破裂。

（4）挤出塑料奶袋顶端的空气，并留出1寸的空隙，放在可让它直立的容器内，直至奶水冷冻成冰。

❗ 母乳的解冻方法

使用微波炉加热会破坏母乳的营养成分，因此建议妈妈在解冻母乳时不要用微波炉加热，也不要在明火上将奶煮开，这样会破坏母乳中的抗体和活性物质。最好的方法是用奶瓶隔水慢慢加热。

奶热以后，将奶摇匀，再用手腕内侧测试一下温度，合适的奶温应该和人体温度相当。母乳最好在解冻后3个小时内给宝宝喝掉，不宜再次冷冻。

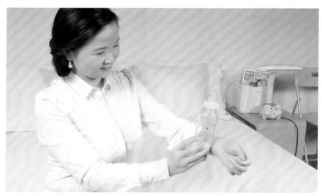

◆ 奶热之后，妈妈将奶摇匀，再用手腕内侧测试一下温度，若其和人体温度相当，则可以给宝宝喂奶了。

▶ 妈妈要上班了，宝宝不喝配方奶怎么办

妈妈都希望宝宝能够吃得好、玩得好，健健康康的。但在这个月里，大多数妈妈就要返回工作岗位了，有些妈妈可以通过储存母乳来坚持母乳喂养宝宝，但是另外一些奶水很少的妈妈，此时的奶水已经无法满足宝宝的喂养需求了，这时妈妈就不得不考虑给宝宝添加配方奶粉。但有些宝宝却不接受配方奶，为此，妈妈很焦急，不知如何是好。

遇到这种情况，妈妈无须着急，要注意采取一些方法来引起宝宝对配方奶的兴趣。这样，宝宝就会渐渐爱上配方奶的。

❗ 选择合适的奶嘴，让宝宝吃得不费力

奶嘴不合适，会让宝宝不喜欢喝配方奶。妈妈可选择接近乳头的奶嘴，并选择奶嘴孔稍大的奶嘴，这样可以加大奶水的流量，让宝宝吃起来不费力，宝宝自然会爱上配方奶了。

❶ 适当延长喂奶时间，宝宝饥饿时再喂奶

宝宝是个馋嘴的小家伙，饿的时候给宝宝吃配方奶的话，宝宝便会觉得十分香甜。妈妈可以适当延长给宝宝喂奶的时间，在宝宝饥饿感稍强的时候给宝宝喂一些配方奶，这样便会逐渐达到让宝宝接受配方奶的目的。

❶ 善意的欺骗——奶瓶装母乳

宝宝喜欢喝母乳，妈妈就可以将母乳装在奶瓶中喂养宝宝。在宝宝正常进食时，妈妈回避，可由爸爸或是其他宝宝熟悉的人给宝宝喂奶。当宝宝发现奶瓶中的奶和母乳是一样的味道时，便会慢慢习惯用奶瓶喝奶。到时候，妈妈便可将配方奶装入奶瓶中，宝宝便会"上当"，从而接受配方奶。

❶ 循序渐进，逐步尝试

在给宝宝添加配方奶时，妈妈要循序渐进，首先要将宝宝的进食时间分为早、中、晚三段。先在中间的时段尝试性地加入配方奶粉，这时候宝宝较易接受新鲜事物，妈妈喂宝宝配方奶便会更加顺利。

❶ 适量添加辅食，补充营养

妈妈在这个月还可以根据宝宝的生长发育情况给宝宝适当添加辅食，如含铁米粉、蛋黄泥、果汁等，以确保宝宝摄取到足够的营养。

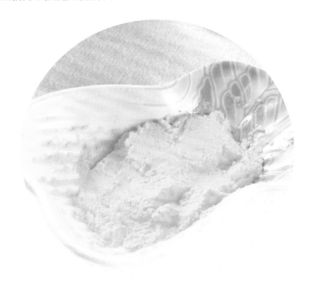

◆ 蛋黄泥

▶ 上班族妈妈生病时哺乳有方

溪溪妈开始上班了，刚一上班就在公司忙得团团转，有时候中午连吃饭的时间都没有，回到家还要照顾好动的溪溪。溪溪这个小家伙最近也不知道怎么了，简直成了小捣蛋，每天玩到很晚才睡觉，这使得溪溪妈每天也不得不陪她玩到很晚。这样熬了2周，溪溪妈就生病了，这可急坏了全家人。溪溪妈一直坚持母乳喂养，现在自己生病了，还要母乳喂养吗？

在喂养宝宝的过程中，一些上班族妈妈因工作劳累极易生病，这常常会动摇上班族妈妈继续母乳喂养的决心。但我们从国际母乳会了解的事实是：大多数病症只要妈妈处理恰当，都不会影响母乳喂养。下面列举了一些较为常见的病症，让妈妈了解这些病症对母乳的影响，理性地选择合理的喂养方式。

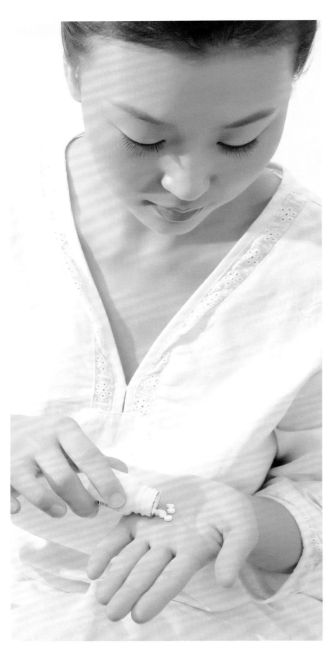

◆ 妈妈在哺乳期感冒了，正犹豫吃药与否。

⚠ 感冒

　　母乳中已经有免疫因子传输给宝宝，即使宝宝感染发病，也比妈妈的症状轻。一般药物对母乳没有影响，因此不必停止母乳喂养。妈妈可以在吃药前哺乳，吃药后半个小时以内不要喂奶，注意多饮水，补充体液。另外，妈妈要注意个人卫生，勤洗手，尽量不对着宝宝呼吸，可以戴口罩防止传染。

⚠ 腹泻、呕吐

　　普通的肠道感染不会影响母乳质量，因此不必停止母乳喂养，但此时妈妈要注意多饮水。另外需要注意的是，在一些特殊的病例中，引起腹泻的病菌已经进入妈妈的血液和母乳里，妈妈需要服用抗生素进行治疗，这时就要暂时停喂母乳，病愈后再继续哺乳。

⚠ 糖尿病

　　胰岛素和母乳喂养并不冲突，因为胰岛素的分子太大，无法渗透进母乳中；口服胰岛素则在消化道里就已经被分解，不会进入母乳，所以糖尿病妈妈完全可以进行母乳喂养。母乳喂养对于患有糖尿病的妈妈还有以下好处。

　　（1）缓解妈妈的压力，哺乳时分泌的激素会让妈妈更放松。

　　（2）哺乳时分泌的激素及分泌乳汁所消耗的额外热量会使妈妈所需的胰岛素用量降低。

　　（3）能够有效地缓解糖尿病的多种症状，许多患有妊娠糖尿病的妈妈在哺乳期间病情会部分或者全部好转。

▶ 辅食添加早知道

最近溪溪变成了一个小馋猫，见到爸爸妈妈吃东西，她就会在旁边抿嘴巴，似乎在说："爸爸妈妈，好吃的东西也让我吃一口吧。"溪溪每次一露出那种馋样，溪溪爸妈就乐得想笑。溪溪奶奶说："溪溪4个月了，可以给她添加辅食了。"听溪溪奶奶这么说，溪溪妈说出了自己的疑虑："我看书上说6个月起给宝宝添加辅食才科学呢。"溪溪奶奶说："怎么会是6个月？我养了几个孩子，我还不知道是4个月吗？"听溪溪奶奶这么说，溪溪妈一脸委屈，自己看书上所说的确实是6个月啊，难道自己错了？

对于添加辅食一事，大多数妈妈都感到困惑：宝宝4个月时需要添加辅食吗？过早给宝宝添加辅食是否会给宝宝的健康带来不利影响？下面，妈妈们就一起来看看在给宝宝添加辅食前，需要了解的那些有关辅食添加的事儿吧。

⬤ 辅食添加：4个月还是6个月

日子一天天过去，宝宝也在一天天成长，很多新手妈妈都想知道从什么时候开始给宝宝添加辅食比较好。

过去认为宝宝4个月时可开始添加辅食，但在2005年世界卫生组织通过的宝宝喂养报告中提出，在喂养宝宝的过程中，前6个月宜纯母乳喂养，6个月以后再开始添加辅食。报告认为，母乳可以全面满足6个月内宝宝所需的全部营养，是宝宝的最佳食品。6个月时宝宝的各器官发育日趋成熟，较适合添加辅食。那么，到底是要在宝宝4个月时添加辅食，还是要在宝宝6个月后再添加辅食呢？

在这里要提醒妈妈们的是，虽然现在世界卫生组织提倡宝宝6个月后添加辅食，但因每个宝宝的生长发育情况不一样，个体也存在一定的差异，因此，在给宝宝添加辅食时，要有一定的灵活性。一般来说，宝宝4~6个月可以开始尝试给宝宝添加辅食。母乳喂养的宝宝6个月时可开始添加辅食，而人工喂养或混合喂养的宝宝则要早一些。

在给宝宝添加辅食的时候，妈妈们一定要根据宝宝的健康状况及生长发育情况来确定，千万不可教条式地由月龄来决定。

⬤ 辅食需添加，宝宝信号多

妈妈要如何判断是否需要给宝宝添加辅食呢？其实，当宝宝从生理到心理都做好了吃辅食准备的时候，他会向妈妈发出许多小信号。

意犹未尽

宝宝吃完母乳或配方奶后还有一种意犹未尽的感觉，比如宝宝还在哭，似乎没吃饱。母乳喂养的宝宝每天喂8~10次，配方奶喂养的宝宝每天的总喂奶量达到1000毫升时，宝宝仍表现出没吃饱的样子。这时，妈妈就要想一想是否该给宝宝添加辅食了。

可爱行为

妈妈可以根据宝宝所表现的一些可爱行为，如流口

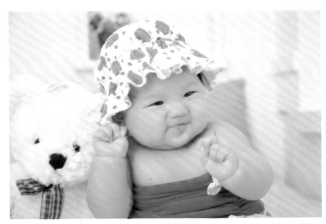

◆ 宝宝黎傲雪：3个多月的宝宝看到妈妈吃东西，馋得口水都流出来了，她这是暗示妈妈："妈妈，快给我添加辅食啦。"

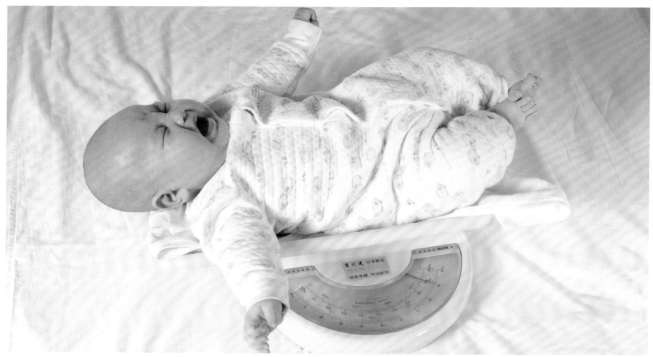

◆ 宝宝猫咪蛋：对于是否要给猫咪蛋添加辅食，妈妈决定给她称过体重后再确定。

水、咬乳头或大人吃饭时宝宝在一旁垂涎欲滴等，来判断宝宝是否需要添加辅食。

能吞咽食物

宝宝喜欢将东西放到嘴里，有咀嚼的动作。当妈妈把一小勺泥糊状食物放到他嘴边，他会张开嘴，不再将食物吐出来，而能够顺利地咽下去，不会被呛到，这时就可以给宝宝添加辅食了。

身高、体重未达标

在爸爸妈妈带宝宝去做每个月的例行体检时，可以向医生咨询，医生会告诉你宝宝的身高、体重增长是否达标。如果宝宝身高、体重增长没达标就应该给宝宝添加辅食了。

⚠ 辅食要慢慢添加

4个月宝宝的食物仍应以母乳或配方奶为主，这时的宝宝对奶的消化吸收能力较强，对碳水化合物的吸收消化能力较差。因此，宝宝对蛋白质、矿物质、脂肪、维生素等营养成分的需求均需由乳类满足。

虽然大多数宝宝从母乳或配方奶中就可汲取自身所需的全部营养，但有少数宝宝在4个月时需要开始添加辅食了。在这里需要提醒妈妈们的是，在给宝宝添加辅食的时候，一定要慢慢添加，以保证宝宝有足够的适应时间。

这个月宝宝的消化能力增强了，爸爸妈妈可喂宝宝一些蛋黄泥，分量要根据宝宝的消化情况酌情增减。另外，在这个月里，还要注意补充宝宝体内的维生素C和矿物质，

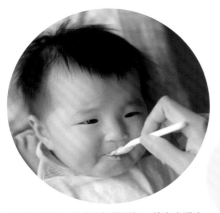

◆ 宝宝芷涵：辅食要慢慢添加，给宝宝适应的时间。

◆ 果汁

可以给宝宝补充一些果汁。

有些爸爸妈妈看宝宝不吃辅食，便强迫宝宝去吃。这里要说明的是，母乳是最好的食品，如果妈妈乳汁充足，宝宝这个月可以不添加任何辅食。另外，强迫宝宝吃他不喜欢吃的辅食是不对的，这样会给以后添加辅食增加难度。

在给宝宝添加辅食的时候，爸爸妈妈可以参考表4-1去做。

ⓘ 辅食添加初体验

第一次给宝宝添加辅食成功与否非常重要，正所谓"好的开始是成功的一半"。若第一次给宝宝添加辅食十分顺利，那么，妈妈日后再给宝宝添加其他辅食就比较容易了。

第1次添加辅食的时间

建议在上午11点左右，宝宝饿了正准备吃奶之前给他调一些米粉，让他喝2勺，相应的把奶量减少3～4毫升。渐渐地，辅食越加越多，奶量越来越少，一般到七八个月以后这一餐就可以完全被辅食替代了。

不要用奶瓶喂流质辅食

给宝宝喂辅食，不仅是为了补充更多的营养，这也是锻炼宝宝吞咽固体食物的好时机。所以，最好不要用奶瓶喂流质辅食，应试着用勺一口一口地喂。

一点一点地添加，每次一种辅食

第1次添加1～2勺（每勺3～5毫升）辅食、每日添加1次即可，待宝宝消化吸收得好了再逐渐加到2～3勺。观察3～7天，若宝宝没有过敏反应，如呕吐、腹泻、皮疹等，再添加第2种辅食。按照这样的速度，宝宝1个月可以添加4种辅食。这对于宝宝品尝味道来说已经足够了，妈妈千万不

表4-1 辅食添加月龄表

月龄	可添加的辅食种类
1～3个月	每天3～4滴浓缩鱼肝油
4个月	蛋黄泥、果汁
5个月	水果泥、稀粥、鱼肉
6个月	菜泥、肉松
7～9个月	鸡蛋羹、整个鸡蛋、排骨汤
10～12个月	肉泥、动物肝脏泥、馒头片、面包片、小馄饨、水果沙拉

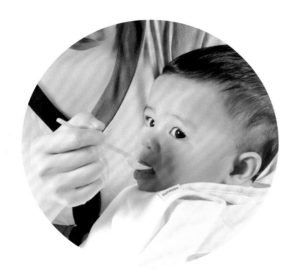

◆ 宝宝曦雅：给宝宝喂流质辅食时，最好不要用奶瓶。妈妈应试着用勺子喂宝宝，让他一步步接受勺子。

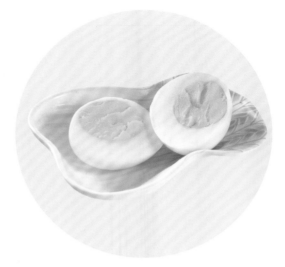

◆ 蛋黄对宝宝十分重要，如果宝宝在辅食添加之初不接受蛋黄的话，将有不少营养都难以补充，这对于宝宝来说是很大的损失。

要太着急，这个阶段的宝宝还是要以奶为主。如果宝宝有过敏反应或消化吸收不好，应该立即停止添加辅食，等1周以后再试着添加。

⚠ 添加蛋黄小窍门

蛋黄中含有优质的蛋白质、维生素、卵磷脂和铁、钙和磷等矿物质，且较易吸收。从这个月开始，爸爸妈妈就可以给宝宝适量添加蛋黄了。需要提醒爸爸妈妈的是，虽然蛋黄有营养，吃法还需科学才行。那么，怎样才能科学地给宝宝添加蛋黄呢？

做法讲究

在制作蛋黄泥时，可以先将煮好剥出的蛋黄碾碎，用少量的水或粥等调成糊状后，再用小勺喂宝宝吃，切忌将蛋黄和奶混合喂食。

逐步加量

初次添加时，可以先喂宝宝1/4个蛋黄。若宝宝消化良好，大便正常，且无过敏现象，则妈妈可以在3～7天后每次喂宝宝1/2个蛋黄，然后再逐步添加。等宝宝到了6个月，就可以喂宝宝整个蛋黄了。

⚠ 喂米粉有诀窍

婴儿米粉是以大米为主要原料，以白糖、蔬菜、水果、蛋类和肉类等为选择性配料，加入钙、磷、铁等矿物质和维生素等加工制成的婴幼儿补充食品。母乳不足或者配方奶不够时，妈妈就可以添加一些米粉作为补充来喂养宝宝。

添加米粉的时间

有一些妈妈在宝宝3个月时就给宝宝添加米粉，这种做法是很不科学的。添加米粉的最佳时间是宝宝4～6月龄时，太早或是太晚都不好。因为宝宝体内的胰淀粉酶要在4个月左右才能达到成人水平，而过早添加米粉，虽然可以为宝宝补充一些母乳外的能量和营养素，却会降低宝宝对母乳的摄取量，从而影响宝宝的健康。而过晚给宝宝添加米粉，宝宝不能及时吃到各种味道的食物，对宝宝正常味觉的形成极为不利，还会影响宝宝口腔功能的发育。

选择米粉有讲究

爸爸妈妈要给宝宝选择什么样的米粉呢？建议在选购时注意以下几点。

选择知名大品牌的产品：这样的产品配方更加科学，对原料的监控较为严格，生产出来的米粉质量较好。

看包装上的标签标志是否齐全：根据国家标准规定，企业在产品的外包装上必须标明商标、执行标准、厂名、厂址、生产日期、保质期、配料表、营养成分表、净含量及食用方法等。若包装上缺少上述任何一项，该产品可能存在问题，建议最好不要购买。

看营养成分表中的标注及含量：营养成分表中一般会标明蛋白质、脂肪、碳水化合物等基本营养成分的含量，矿物质如铁、锌、钙和磷的含量，维生素类如维生素A、部分B族维生素和维生素D的含量。产品中所添加的其他营养物质也要标明。

看产品包装说明：婴儿米粉应该标明"婴儿最理想的食品是母乳，在母乳不足或无母乳时可食用本产品；6个月以上婴儿食用本产品时，应配合添加辅助食品"等说明文字。这一声明是企业必须向消费者明示的。

调配米粉需知道

现在爸爸妈妈已经知道选购米粉的方法了，接下来，就一起来看看米粉如何调配吧？

对于大多数宝宝而言，最佳的调配方法是用配方奶粉调配，尤其是母乳喂养的宝宝，用配方奶粉来调配米粉，不仅营养丰富，还能让宝宝渐渐适应配方奶粉的味道，为日后给宝宝顺利断乳做好准备。在调配的过程中，可以将配方奶粉按比例冲调好60毫升左右，然后逐渐加入米粉调和至糊状即可。需要提醒爸爸妈妈的是，如果宝宝对配方奶粉过敏，则建议用白开水冲调米粉。

喂养米粉有方法

调配好米糊后，为使宝宝顺利地吃下米糊，妈妈还需掌握一定的技巧。在喂养宝宝的时候，需选宝宝专用勺，勺子不宜太大；尽量将勺子放在宝宝的舌头中部，这样宝宝就不易用舌尖将米糊顶出。

一些爸爸妈妈为了省事，将米糊和整瓶奶调和到一起让宝宝吸着吃，这么做虽然方便，但却让宝宝失去了锻炼口腔功能的机会。

最后，需要提醒爸爸妈妈的是，千万不要试图用米粉类食物来代替乳类喂养。因为宝宝处于生长阶段，最需要的是蛋白质，而米粉中的蛋白质含量很少，难以满足宝宝生长发育的需要。长期过量食用米糊，会导致宝宝生长发育迟缓，神经系统、血液系统和肌肉生长发育受到影响，抵抗力下降，易生病等。

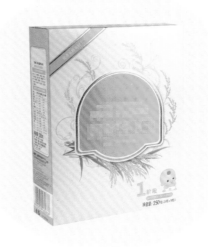

◆ 婴儿米粉

三　应对宝宝不适有窍门：健健康康快乐多

　　最近几天，溪溪总是时不时地咳嗽几声，吓得溪溪妈赶紧带宝宝看医生，不过医生说什么事都没有，可能是空气太干燥的缘故，回去多给宝宝喝水、保持家里空气湿润即可。听了医生的话，溪溪妈这才松了一口气。

　　在宝宝成长的路上，多多少少会遇到一些不适或小状况，这时爸爸妈妈千万不要紧张，一定要细心呵护宝宝。现在，一起来看看宝宝这个月有可能发生的不适状况吧。

▶ 夏季脱水热：宝宝高热，烧出"无名热"

　　这几天天气很热，白天乐乐妈上班累得不行，走回家已是满身大汗。晚上回到家里，还要照顾生病的乐乐。乐乐这几天也不知道怎么回事，经常发热、哭闹，晚上很难入睡，即便入睡了，也总是睡不安稳，时不时地就会从睡梦中惊醒。给乐乐服了退热药，却没什么疗效；带乐乐到医院做了检查，显示乐乐身体一切正常。乐乐这究竟是怎么回事呢？

　　在炎热的夏季，有的宝宝突然发热，却查不出原因，即便吃了药，体温依然没有下降的趋势。但是，给宝宝喝点水后，宝宝的体温又会有所下降。爸爸妈妈对于宝宝出现的这种情况真是百思不得其解，故称之为"无名热"。其实，宝宝出现这种情况，多半是患了夏季脱水热。

⊙ 补水不及时，宝宝出现"无名热"

　　4个月左右的宝宝汗腺已经开始发育，会因为夏天气温高而出汗，这是宝宝散发热量的有效方式。如果宝宝出汗过多，皮肤水分蒸发过多，又未能及时补充水分，就会出现脱水热。

⊙ 护理有方，给宝宝降温

　　宝宝夏季出现脱水热的时候，爸爸妈妈可按以下方法对宝宝进行护理。

让宝宝多喝水，而非吃感冒药

　　宝宝出现脱水热时，妈妈经常会根据其症状认为宝宝患了感冒而给宝宝吃感冒药。感冒药多具有发汗作用，这就会导

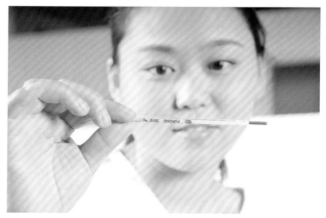

◆ 宝宝出现"无名热"，妈妈采用各种物理降温方法给宝宝降温，终于退热了，妈妈脸上露出舒心的微笑。

致宝宝脱水更为严重，使宝宝体温变得更高。因此，宝宝夏季患了脱水热，爸爸妈妈不要轻易给宝宝吃感冒药。首先要给宝宝补充水分，增加宝宝的尿量，宝宝的体温自然会下降。

不宜立即降低室内温度，可洗温水澡降温

当宝宝出现脱水热时，爸爸妈妈千万不要立刻降低室内温度，这会让宝宝在受热的基础上外感风寒，即热伤风。正确的做法是先让宝宝喝水以降低体温，之后给宝宝洗温水澡降温。在给宝宝洗澡时注意室内温度与室外温度不要相差太大，温差最好不超7℃。

夏季注意防蚊虫

在夏季时，爸爸妈妈要注意防蚊虫，蚊子叮咬会传播乙脑病毒，苍蝇落在宝宝的手上、脸上，沾在手上的病菌会通过宝宝吮吸手指的动作而进入其消化道，从而引发宝宝胃肠炎。

注意餐具的卫生

注意保持宝宝餐具的清洁，防止病从口入。

户外活动需注意

带宝宝进行户外活动时，应让宝宝待在树荫下，防止太阳直射。

用音乐安抚宝宝

如果宝宝出现脱水热，而变得烦躁不安，这时爸爸妈妈可以给宝宝播放一些舒缓的音乐，能很快让宝宝安静下来。

⚠ 做好预防工作，远离"无名热"

想要预防宝宝在夏季出现脱水热，爸爸妈妈应注意以下四点。

（1）夏季应经常给宝宝洗澡，勤换衣服，在洗澡时避免对流风。

（2）爸爸妈妈要保持室内空气的清新，在夏季一定要注意定时开窗通风。

（3）给宝宝营造一个舒适凉爽的环境也十分重要，这样可以避免宝宝大量出汗。

（4）要注意给宝宝补充水分，防止宝宝因缺水而引起脱水热。

▶ 小儿缺锌：宝宝发育有障碍

彤彤妈带着彤彤去做了微量元素测试，结果显示，彤彤缺锌。医生说，宝宝缺锌，会对宝宝的生长发育造成很大的危害，比如可能会使宝宝患上矮小症等。听医生这么说，彤彤妈当场就吓呆了。过了好一会儿，她才反应过来，忙向医生请教如何给宝宝补锌。

⚠ 宝宝缺锌的危害

锌是人体非常重要的元素，参与人体各种重要酶的合成，如果宝宝缺锌，会对宝宝的生长发育造成下列危害。

（1）刚出生的宝宝缺少锌，大脑胶质细胞要减少15%，可能会导致终生不能修复的损害。

（2）缺锌还会使宝宝免疫力降低，增加腹泻、肺炎等疾病的感染率。此外，佝偻病和贫血的患儿大多都缺锌。

（3）宝宝缺锌还会使宝宝的皮肤粗糙，毛发变黄、干枯，使宝宝的味蕾功能受到损害，出现饮食无味、厌食等情况。因此，爸爸妈妈平时要注意给宝宝补锌，积极防治小儿缺锌。

⚠ 宝宝为什么会缺锌

宝宝缺锌既有先天因素，又有后天影响。母乳喂养是最科学的育婴途径，因为母乳中含有能与锌结合的小分子量配体，有利于锌的吸收，而乳制品中则缺乏这种配体。此外，膳食单一、挑食偏食、精细食物过多都会阻碍锌的吸收。

另外，在我国，很多人都喜欢在菜肴中添加味精，味精中的谷氨酸钠随食物进入人体后，在肝脏中被谷氨酸丙酮酸转移酶转化，生成谷氨酸后再被人体吸收。但对于婴幼儿来说，过量的谷氨酸能与血液中的锌发生特异性结合，生成不能被机体利用的谷氨酸锌，随尿液排出体外，从而使婴幼儿体内的锌被逐渐带走，导致机体缺锌。

此外，谷类食物含有较多的磷酸盐，会与锌形成不溶性的复合物而阻碍锌的吸收。

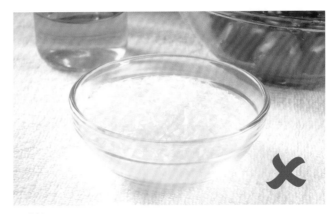

◆ 味精

⚠ 先检查，后补锌

一般来说，爸爸妈妈很难知道自己的宝宝是否缺锌，因此尚未确定前，千万不要随便给宝宝补锌。如果发现宝宝食欲降低，生长速度减慢，最好先带宝宝到医院做化验检查。如果医生认为宝宝缺锌，宝宝也有缺锌的症状，可试验性给予锌剂。

⚠ 做好预防最重要

如果等到宝宝因为缺锌而出现矮小症或智力障碍等症时，再补锌已经来不及了，因此做好预防工作永远是重中之重。预防小儿缺锌要注意以下几点。

最好采用母乳喂养的方式

母乳中富含宝宝身体所需要的各种营养物质，其中锌含量较高，因此，妈妈应坚持母乳喂养。在母乳喂养的同时，也不要忘记给宝宝添加辅食，添加辅食时要适当挑选富含锌和铁的食物。

巧吃食物来补锌

吃含锌量较高的食物是补锌的好办法。含锌量丰富的食物有：肉类中的猪肝、猪腰、瘦肉，海产品中的鱼、紫菜、牡蛎，豆类食品中的黄豆、绿豆、蚕豆，硬壳果类中的花生、核桃、栗子。而所有这些食物中，牡蛎的含锌量最高，平均每百克牡蛎含锌100毫克，堪称"锌元素宝库"。

要培养宝宝良好的饮食习惯

爸爸妈妈给宝宝的饮食应尽量多样化，做到荤素搭配、粗细搭配，避免一味给宝宝吃精制食品。注意多给宝宝吃富含微量元素的食物，并保证宝宝每日摄入足够的热量、蛋白质和水分。

⚠ 宝宝补锌，并非多多益善

婴幼儿生长发育较快，对锌的需要量相对大一些，但并非多多益善，过多的锌会对宝宝的健康造成损害。

削弱免疫力：锌在镁离子的作用下，可以抑制吞噬细胞的活性，降低其趋化作用和杀菌作用。在正常情况下，这种作用会被血清蛋白和钙离子所抑制。所以，低钙者和佝偻病患儿服锌过多，会导致免疫功能受损，抗病能力减弱。

导致铁含量减少：减少体内血液、肾脏、肝脏内的含铁量，导致发生缺铁性贫血。

引起动脉粥样硬化：使胆固醇代谢紊乱，导致锌与铜的比值增大，引发高胆固醇血症，由此易引起动脉粥样硬化。

因此，补锌要适度。一旦宝宝的临床症状得到改善，就应当马上停止服用锌剂，转用饮食疗法提供全面的营养。

四 父母早教有方：宝宝聪明健康有道

"溪溪，快看哦，这个是爸爸，这个是妈妈，这个是……"溪溪妈正在给溪溪看照片时，溪溪奶奶走了过来，她说："给溪溪看那些照片干啥，她又看不懂，现在每天让她吃好、睡好、不生病就足够了，天天搞那些乱七八糟的东西有什么用？别看了，别看了，我抱溪溪晒太阳去。"说完，溪溪奶奶就抱走了溪溪，留下一脸迷茫的溪溪妈。

其实，溪溪奶奶的这种观念是不科学的，让宝宝吃好、睡好、不生病固然重要，但要知道，在婴幼儿时期对宝宝进行早教也非常重要。

▶ 益智亲子游戏

在这个月，随着宝宝各种感觉器官的成熟，宝宝对外界刺激的反应日益增多，爸爸妈妈一定要抓住宝宝智能教育的黄金时期，多和宝宝做一些益智亲子的小游戏，让宝宝快快乐乐地长大。

❗ 够取玩具：训练宝宝的视觉和取物能力

从这个月起，宝宝的视线可以随着物体移动了。妈妈可以和宝宝一起玩够取玩具的游戏。这个游戏可有效锻炼宝宝的视觉能力和取物能力，游戏方法如下。

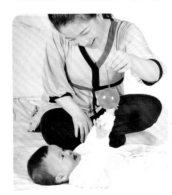 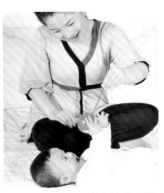 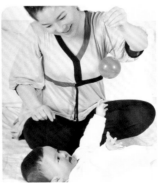 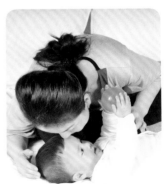

01 宝宝仰卧。妈妈用绳子在宝宝眼前系一个晃动的玩具，将其放在宝宝触手可及之处。

02 宝宝看到玩具就会伸手去摸，当宝宝够到球后，妈妈别忘了夸奖宝宝哦！

03 待宝宝摸到后，妈妈再将玩具稍微拿远一些。

04 宝宝便会继续努力去够。当宝宝经过多次努力后，让宝宝够到玩具。妈妈这时可别忘记夸奖宝宝哦！

认物训练：发展宝宝动作的目的性

在这个月里，爸爸妈妈可以和宝宝一起来做认物训练。在和宝宝做此游戏的时候，爸爸或妈妈可以抱着宝宝站在台灯前。

爸爸妈妈用这种方法教会宝宝认识了第一种物品之后，就可以逐渐教宝宝认识家中的门、窗、桌子、椅子和花等物。以后随着宝宝一天天成长，宝宝就学会用手指认物品了。

认物训练可以让宝宝将语言和物品联系起来，并有助于发展宝宝动作的目的性。

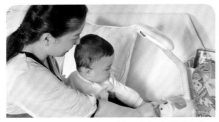
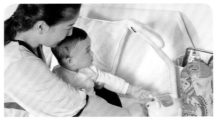

01 用手拧开台灯的开关，对宝宝说"灯"。刚开始，宝宝可能不会注意台灯，这时妈妈无须心急。

02 经过多次开关后，宝宝就会发现光一亮一灭，眼睛就会转向台灯。渐渐地，当妈妈说起"灯"时，宝宝便会快速找到目标。

认颜色：发展宝宝右脑形象思维能力

这个月，爸爸妈妈可以教宝宝认识颜色，具体方法如下。

帮宝宝认识颜色，有助于发展宝宝右脑形象思维能力。需要提醒爸爸妈妈的是，一次只能教宝宝辨认一种颜色，教会后要巩固一段时间再教第二种颜色。如果宝宝没能记住红色玩具，爸爸妈妈就要再过几天另拿一件宝宝喜欢的红色玩具重新开始。

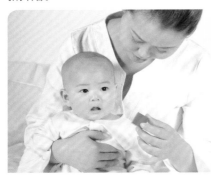
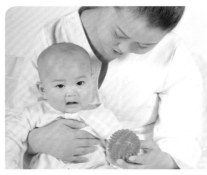
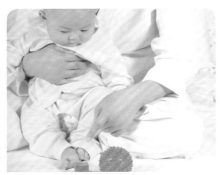

01 妈妈放一件宝宝喜爱的红色玩具，如红色积木，反复告诉他："这块积木红色的。"然后拉着宝宝的手从不同的玩具中拿起这块红色积木。

02 妈妈再拿出另一个红色的玩具，如红色小球，告诉宝宝："这也是红色的。"

03 当宝宝表示疑惑时，妈妈把上述物品放在一起，告诉宝宝："这些都是红色的。"

▶ 体能训练

这个月可以适当做一些训练宝宝手部能力的游戏。需要提醒的是，这些训练是持续的，这个月可以给宝宝做这些训练游戏，下个月依然可以。但需要注意的是，务必要在宝宝处于轻松愉快的状态下做这些游戏。如违背宝宝的意愿强行进行，这些游戏就会失去其意义，自然也难以得到预期的效果。

❗ 手指游戏：拍蛋糕

"拍蛋糕，拍蛋糕，面包师傅，帮我烤蛋糕，能有多快就多快。拍一拍，揉一揉，上面还要写个'糕'。放进烤箱烤一烤，宝宝和我一起吃蛋糕！"唱着欢快的歌曲，按照下列方法来做手指的游戏吧。

手指游戏能促进亲子交流，让宝宝心情愉悦，同时还能锻炼宝宝手部的灵活性。在这个月里，爸爸妈妈可以和宝宝经常做这个游戏。

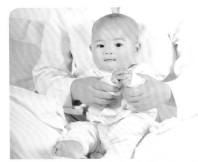 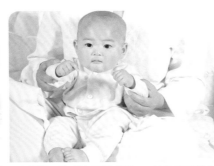 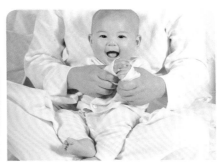

01 妈妈让宝宝靠坐在自己怀中，用双手各抓住宝宝的一只手。

02 妈妈一边唱上面这首歌，一边让宝宝的双手配合着歌曲打拍子。

03 经过一段时间的练习，宝宝便会露出开心的笑容，并会喜欢上这个游戏啦。

❗ 拨浪鼓：训练宝宝的精细动作能力

妈妈可以和宝宝一起做拨浪鼓游戏，这个游戏可以使宝宝的精细动作能力得到提升，同时，还有助于宝宝听觉的发育。游戏方法如下：

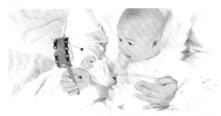 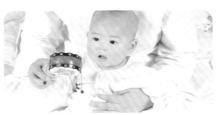

01 妈妈在宝宝面前拿起拨浪鼓，轻轻摇几下，当宝宝听到"咚咚"声时，注意力便会被拨浪鼓吸引。

02 抓着宝宝的小手，帮助宝宝握住拨浪鼓，边摇拨浪鼓边说儿歌："拨浪鼓，咚咚响，宝宝摇，宝宝笑。"

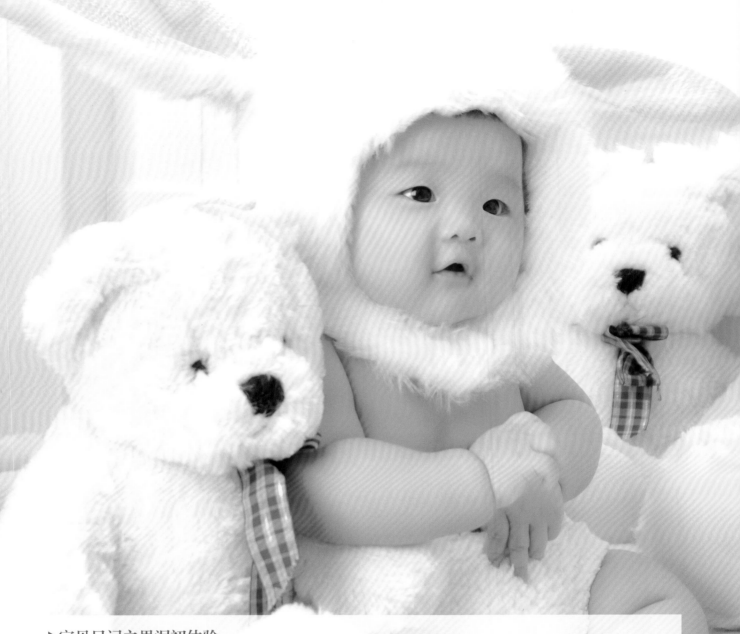

▶宝贝日记之果泥初体验

  周末在家照顾滟滟，我一手抱着滟滟，一手拿着香蕉津津有味地吃起来。忽然发现滟滟居然也在跟着吧唧小嘴，一脸的馋相，太可爱了，这也让我意识到宝宝已经到了可以添加辅食的月龄。想到这儿，我赶紧拿出小碗动手将小半个香蕉捣成香蕉泥。见我端来香蕉泥，馋嘴的小家伙高兴得手舞足蹈。我拿起小勺，先给她喂了一点点香蕉泥。但刚塞入滟滟嘴中，小家伙就挤眉弄眼，仿佛她吃进去的不是果泥而是药水似的。见滟滟这样，我鼓励她："滟滟好棒，滟滟可以把它吃光光。"小家伙仿佛听懂了我的话，接下来又乖乖地吃了几口。没想到小家伙越吃越喜欢，到后来，我的勺还没到她嘴边，她的小嘴已经张得老大了。

第5个月

宝宝练成翻身术

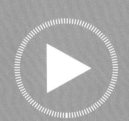

妈妈育儿手记之本月养育重点

○ 加强看护，避免宝宝掉到地上受伤。○ 帮助宝宝顺利接受辅食。

○ 正确应对宝宝便秘。○ 多和宝宝说话、游戏。

○ 训练宝宝发音。○ 训练宝宝翻身、独坐。

一 宝宝的日常护理：悉心呵护保健康

这个月湉湉成了一个"脏娃娃"，整天口水流不停。湉湉妈每天至少要给她换三四套衣服，这样每天给宝宝换衣服好麻烦啊，但如果不给小家伙换衣服的话，她的下巴很快就会被她的口水给浸红，有时候连脖子那儿也是红红的一片，还会长出一些小红点，前胸也是湿漉漉的。这可怎么办呢？别担心，只要一个小小的围嘴就能帮你搞定这些问题。

▶ 注意看护，防止宝宝翻下床

在宝宝成长的路上，快乐与痛苦总是相伴相随的。这不，童童刚刚练成了"翻身术"，危险就出现了。童童妈刚转身去拿奶瓶，小童童就从床上翻下来了。幸运的是，床不高，童童并没有受伤。

这个月，大多数宝宝都会练成翻身术了。看着宝宝在床上翻来翻去玩得不亦乐乎，爸爸妈妈是不是也特别开心呢？在这里，要提醒爸爸妈妈在开心之余可千万别忽视宝宝的安全问题。

❗ 宝宝翻身，防护第一

千万不要将宝宝独自放在任何高处，如床上、桌子上、沙发上和椅子上等，因为有时候只需一眨眼的工夫，宝宝就能成功翻过身来，没准儿就会跌落下来。

❗ 意外跌落怎么办

即使爸爸妈妈十分小心，仍然难免会遇到宝宝从床上掉下来的情况。这时要怎么办呢？

宝宝从床上掉下来后，如果立刻大哭起来，但几分钟之后就停止哭闹并恢复正常，就表明宝宝没有受伤。

如果宝宝从床上掉下来几个小时或者几天以后，存在如下行为上的变化，如爱哭、嗜睡、不吃东西等，就需要带宝宝去医院做相关检查。

有些宝宝从床上掉下来后会失去意识，这表明宝宝可能存在脑组织损伤等情况，需要爸爸妈妈立即带宝宝去医院做相关检查。

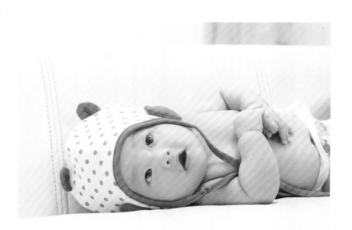

◆ 这个月的宝宝会翻身了，妈妈不要让宝宝独自躺在沙发上或床上，这太危险啦。

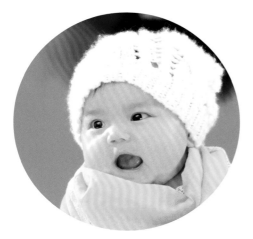

◆ 宝宝子萱：宝宝戴了小方巾好神气啊！瞧她似乎在说："看我够时尚吧，我戴的可是今年最新款的围嘴哦！"

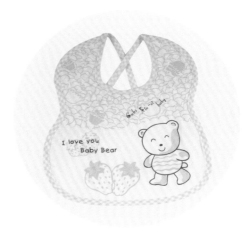

◆ 漂亮的围嘴不仅是妈妈的最爱，也是宝宝的最爱。在给宝宝选择围嘴时，妈妈可选择一些有可爱图案的围嘴，这样宝宝便不会总是拉扯围嘴。

▶ 宝宝围嘴戴起来

宝宝满4个月后，妈妈会发现宝宝的口水明显增多了，经常是"哗啦啦"地流一会儿，胸前的衣服就都湿了。有些新手妈妈以为宝宝患了口腔疾病，急急忙忙带宝宝去医院。其实，宝宝口水增多说明宝宝要长牙了。

❗ 宝宝为何口水多

即将进入出牙期的宝宝，唾液分泌会增多，而宝宝的口腔又比较浅，再加上此时宝宝的闭唇和吞咽动作还很不协调，难以将分泌的唾液及时咽下，因此会流出很多口水。

❗ 宝宝围嘴巧选择

这时候，为了避免宝宝的颈部和胸部被唾液弄湿，妈妈可以给宝宝戴上可爱的围嘴。

给宝宝选购围嘴要注意选择吸水性强的围嘴。妈妈可以到婴儿用品商店去购买，也可以直接从网上购买。妈妈若是会做针线活的话，还可以自己动手给宝宝做几个"妈妈牌"

爱心围嘴，棉布、薄绒布都是很好的原材料。

有些妈妈为了省事，喜欢给宝宝戴塑料或橡胶制成的围嘴，这种围嘴虽然不怕湿，但是会对宝宝的下巴和小手造成不良影响。

❗ 宝宝围嘴使用要点

在给宝宝戴围嘴的时候，爸爸妈妈应该注意：系带式的围嘴不要给宝宝系得太紧；给宝宝喂完饭或是宝宝独自玩耍时，最好不要给宝宝戴系带式的围嘴，以防宝宝发生意外；不要用围嘴给宝宝擦口水、眼泪、鼻涕，这是很不卫生的。

❗ 宝宝围嘴勤换洗

宝宝的围嘴应该保持整洁和干燥。妈妈每次给宝宝换下围嘴后都要立即清洗，清洗完毕后还需用开水烫一下，最好能在太阳下晒干备用。

二 宝宝的喂养方法：营养充足长得快

浒浒妈发现，当自己和浒浒爸一起吃饭时，小浒浒就会在旁边眼馋咂嘴。每次看到她这一可爱的行为，浒浒妈都会说她是"小馋猫"。自从浒浒和蛋黄泥有了第一次亲密接触之后，小浒浒就渐渐地爱上了辅食，平时只要看到大人嘴巴动一动，她就会目不转睛地看着，露出一副馋相。作为新手妈妈，浒浒妈依旧有不少迷惑，在这个月里，究竟要怎么喂小宝宝呢？

▶ 本月宝宝喂养须知

周末朋友聚会，老公又不在家，浒浒妈就带着浒浒去参加朋友的聚会。一到地方，大家见到浒浒这么可爱，都抢着逗她，有孩子的妈妈们则向浒浒妈请教"喂养经"。浒浒妈告诉大家，自己每个月会先了解一下宝宝的喂养知识，然后再根据宝宝的实际情况来选择合适的喂养方法和食物。长期坚持下来，宝宝营养充足，自然会长得快。

ⓘ 宝宝的营养需求

这个月宝宝对营养的需求仍然没有大的变化，每日需要的热量为每千克460焦耳。宝宝的热量到底够不够，爸爸妈妈不必费心去计算，这是很容易看出来的。如果宝宝体重、身高增长令人满意，说明宝宝摄取了足够的热量；如果宝宝很瘦小或者发育缓慢，在排除患病的情况下就有可能是热量不够。

母乳及配方奶可以提供给宝宝足够的钙，不过随着宝宝吃母乳及配方奶的量越来越少，妈妈应该给宝宝补充富含钙的固体食物，如奶酪、豆腐等。

妈妈一天给宝宝吃2～4汤匙的谷类食品，如粥、面条、米粉等，就能提供基本的维生素、矿物质及蛋白质。

妈妈还可以每天喂宝宝2～3大汤匙的南瓜、甘薯、胡萝卜、西蓝花等做成的果蔬泥，或1/4杯甜瓜、芒果和水蜜桃汁，这样可以给宝宝提供充足的维生素A。

只要1/5杯加有维生素C的橙汁、葡萄柚汁或是西蓝花汁，就可为宝宝提供足够的维生素C。

为避免铁元素缺乏，爸爸妈妈应该每天给宝宝喂食蛋黄、麦片糊等。

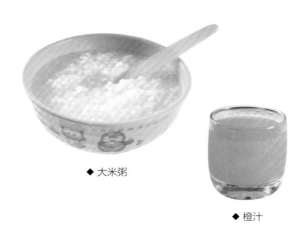

◆ 大米粥

◆ 橙汁

❶ 添加辅食不是为了取代乳类

母乳是宝宝的最佳食物，母乳充足的妈妈仍可以继续母乳喂养。但从这个月开始，妈妈们就可以试着给宝宝添加辅食了，以锻炼宝宝使用奶瓶、小勺、小杯、小碗的能力。添加辅食，不仅是为了补充配方奶营养成分的不足，或母乳量的不足，更主要的目的，是让宝宝的味觉系统不断适应各种食物的味道，增加进食的兴趣，避免以后偏食。

❶ 及早戒掉宝宝的"奶瘾"

有"奶瘾"的母乳喂养的宝宝不论有无饥饿感，常常有吮吸妈妈乳头的欲望，一旦不能满足便哭闹不止、萎靡不振。有"奶瘾"的宝宝对食物缺乏兴趣，摄入营养少，生长发育水平较低下。当有"奶瘾"的宝宝有吸奶的要求时，妈妈要想方设法不让宝宝吮吸乳头，及早改掉宝宝的"坏"习惯。具体方法如下。

（1）转移宝宝的注意力，把宝宝的注意力引导到喜爱的事物方面去，如喜欢的玩具、可爱的小动物等。

（2）逐渐减少宝宝和妈妈在一起的时间，但不要突然离开或把宝宝送到亲友家去，以免宝宝产生情感方面的心理障碍。

（3）增加宝宝和别的小宝宝在一起玩的机会，宝宝看到别的小宝宝不吃妈妈的奶，慢慢也会产生效仿心理，从而淡化吸乳意念。

（4）防止宝宝"奶瘾"的形成关键在于对宝宝的合理喂养：宝宝满月以后，妈妈要逐渐延长喂奶的间隔时间，形成有规律的哺乳；不要让宝宝含着妈妈的乳头睡觉；禁止边喂奶边和宝宝嬉戏，无休止地延长哺乳时间；宝宝哭闹或不适时，要弄清楚真正原因，不要把吮吸妈妈乳头作为哄宝宝的手段。

▶ 辅食添加全攻略

日子一天天过去，宝宝也一天天成长，对于大多数宝宝而言，单纯的母乳或配方奶已经无法满足其营养需求了，及时、合理地给宝宝添加辅食势在必行。现在，就一起来看看给宝宝添加辅食的全攻略吧。

❶ 辅食添加五原则

在给宝宝添加辅食的时候，妈妈一定要坚持以下原则。

品种由一种到多种

在给宝宝添加辅食的时候，妈妈千万不可一次给宝宝添加好几种辅食，那样极易引起宝宝的不良反应。妈妈在给宝宝添加辅食的时候，一定要让宝宝对不同种类、不同味道的食物有一个循序渐进的接受过程。妈妈在1~2天内给宝宝所添加的食物种类不要超过2种，在给宝宝添加辅食后，观察宝宝在3~5天内是否出现不良反应，排便是否正常，若一切正常，则可试着让宝宝尝试接受新的辅食。

食量由少到多

初试某种新食物时，最好先用勺尖取少量喂宝宝，观察宝宝是否出现不舒服的反应，如一切正常才能慢慢加量。

浓度由稀到稠

最初可用母乳、配方奶、米汤或水将米粉调成很稀的稀糊来喂宝宝，确认宝宝能够顺利吞咽、不吐不呕、不呛不噎后，再由含水分多的流质或半流质食物渐渐过渡到泥糊状食物。

质地由细到粗

千万不要在辅食添加的初期阶段尝试米粥或肉末，无论是宝宝的喉咙还是小肚子，都不能接受这些颗粒粗大的食物，还会因吞咽困难而使宝宝对辅食产生恐惧心理。正确的顺序是汤汁→稀泥→稠泥→糜状→碎末→稍大的软颗粒→稍硬的颗粒状→块状。

遇到不适即停止

在给宝宝添加辅食的时候，如果宝宝出现腹泻、过敏或大便里有较多的黏液等状况，须立即停止对宝宝的辅食添加，待宝宝身体恢复正常之后再行添加辅食。需要注意的是，令宝宝过敏的食物不可再添加。

总之，在给宝宝添加辅食的时候，不要完全照搬别人宝宝的经验或者照搬书本的方法，要根据具体情况，及时调整辅食的数量和品种，这是添加辅食过程中最需要爸妈注意的地方。

⚠ 辅食添加全过程

在给宝宝添加辅食的过程中，为了宝宝的健康，妈妈应按照以下顺序来进行。

喂水果的过程

从过滤后的鲜果汁开始，到不过滤的纯果汁，再到用勺刮的水果泥，到切的水果块，到整个水果让宝宝自己拿着吃。

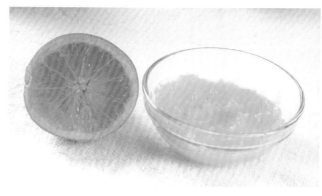

◆ 当宝宝适应了纯果汁后，妈妈便可以尝试给宝宝们添加水果泥了。

喂蔬菜的过程

从过滤后的菜汁开始，到蔬菜做成的菜汤，然后到菜泥，再到碎菜、煮菜汤、炖菜泥、炒碎菜。

喂粥饭、面点类的过程

从米汤开始，到米粉，然后是米糊，再往后是稀粥、稠粥、软饭，最后到正常饭。

面食是从面条到面片、疙瘩汤、面包、饼干、馒头和饼。

喂肉蛋类辅食的过程

喂肉蛋类辅食的过程是从鸡蛋黄开始，到整只鸡蛋，再到虾肉、鱼肉、鸡肉、猪肉、羊肉、牛肉。

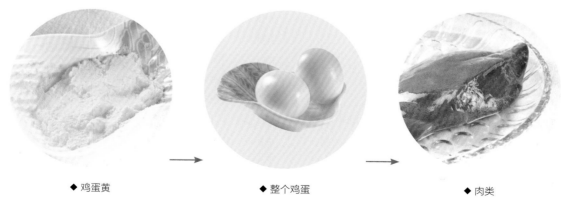

◆ 鸡蛋黄　　　　　◆ 整个鸡蛋　　　　　◆ 肉类

❗辅食餐具早备齐

现在，要开始喂宝宝辅食了，一套宝宝专用的餐具是必不可少的。

塑胶碗

在给宝宝选择塑胶碗时，应选用高级、无毒、耐用的塑胶制成的小碗。

防洒碗

防洒碗带有吸力圈，可以将碗牢牢地固定在桌子上或吃饭时所用的高脚椅子的托盘上。防洒碗是非常有用的，因为当宝宝刚刚开始自己吃饭的时候，会不可避免地将饭碗和食物一起掉到地板上，而防洒碗则可以有效减少这一情况的发生。

塑胶杯

塑胶材质的杯子较轻，适合刚刚学会拿杯子的宝宝使用。爸爸妈妈在选择杯子的时候，可以选择此类杯子。

汤匙

给宝宝用的汤匙一定要好拿、不滑溜、不易摔碎，汤匙的前端必须圆钝、不尖锐。

围兜

爸爸妈妈还要给宝宝准备几个有塑胶衬里的毛巾布围兜，围兜衬里及两边的系带可以保护宝宝的衣服不被食物弄脏，最适合几个月大的宝宝使用。

当宝宝长大后，妈妈可以给宝宝使用能够遮住前胸和双臂的有袖围兜。

带固定装置的餐椅

当宝宝可以坐稳之后，妈妈可以给宝宝准备一把带固定装置的儿童餐椅，喂宝宝辅食的时候，让宝宝坐到儿童餐椅上会十分方便。

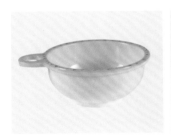

◆ 塑胶碗

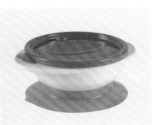

◆ 防洒碗

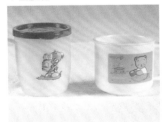

◆ 塑胶杯

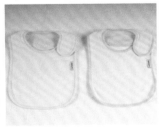

◆ 毛巾布围兜

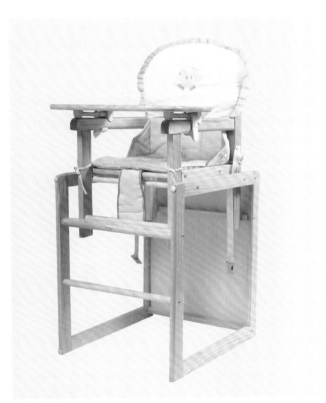

◆ 儿童餐椅

⚠ 辅食喂养有技巧

由于宝宝已经吃惯了乳汁，习惯了奶嘴，因此，并不是每个宝宝都能在建议的时间里顺利接受辅食。刚开始为宝宝添加辅食的时候，一些宝宝会出现哭闹、拒食的现象，爸爸妈妈不要因此而烦躁，一定要有耐心，坚持由少量到适量、由一种到多种、由稀到稠、由细到粗的原则，再运用一些技巧，宝宝最终一定会接受辅食的。

妈妈每次在给宝宝添加一种新食物的时候，都要从1勺开始，在勺内放入少量食物，按照以下方法来喂养宝宝。

在给宝宝添加辅食的时候，还应注意观察宝宝的反应。如果宝宝很饿，看到食物就会手舞足蹈，相反，如果宝宝不饿，则会将头转开或是闭上眼睛。遇到不饿的情况，爸爸妈妈一定不要强迫宝宝进食，因为如果宝宝在接受辅食的时候心理受挫，这会给他日后接受辅食带来极大的负面影响。

⚠ 宝宝不愿吃辅食，妈妈这样喂

喂辅食时，宝宝吐出来的食物可能比吃进去的还要多，有的宝宝在喂食中甚至会将头转过去，避开汤匙或紧闭双唇，甚至可能一下子哭闹起来，拒吃辅食。遇到类似情形，妈妈不必紧张。

宝宝从吮吸进食到"吃"辅食需要一个过程

在添加辅食以前，宝宝一直是以吮吸的方式进食的，而米粉、果泥、菜泥等辅食需要宝宝通过舌头和口腔的协调运动，把食物送到口腔后部再吞咽下去，这对宝宝来说是一个很大的飞跃。因此，刚开始添加辅食时，宝宝会很自然地顶出舌头，似乎要把食物吐出来。

宝宝可能不习惯辅食的味道

新添加的辅食或甜，或咸，或酸，这对只习惯奶味的宝宝来说也是一个挑战。因此刚开始时宝宝可能会拒绝新味道的食物。

妈妈要掌握一些喂养技巧

妈妈给宝宝喂辅食时，要使食物温度保持室温或比室温略高一些，这样，宝宝就比较容易接受新的辅食；勺子应大小合适，每次喂时只给一小口；将食物送到宝宝的舌头上，便于宝宝吞咽。不要把汤匙过深地放入宝宝的口中，以免使宝宝作呕，从此排斥辅食和小匙。

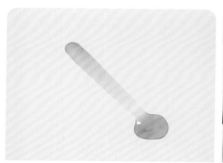

01 选择大小合适、质地较软的勺子。开始时只在勺子的前面装少许食物。

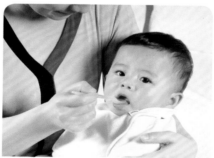

02 将装有辅食的勺子轻轻地平伸，放到宝宝的舌尖上。不要让勺子进入宝宝口腔的后部或用勺子压住宝宝的舌头，以免引起宝宝反感。

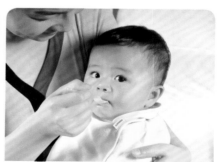

03 如果宝宝将食物吐出来，妈妈就将食物擦掉，然后再将勺子放在宝宝的上下唇之间，试着让他接着吃。

三　应对宝宝不适有窍门：健健康康快乐多

滟滟是个可爱的宝宝，她长得胖乎乎的，又很活泼好动。可是，胖乎乎的滟滟有时候也会遇到一些不适的状况，每到这时候，滟滟妈就非常着急。其实，宝宝生病并不可怕，关键在于爸爸妈妈要懂得如何照顾宝宝，尽早发现宝宝的异常，这样，即便宝宝患病，爸爸妈妈也可以轻松应对。宝宝这个月常会出现什么不适状况，妈妈们知道吗？

▶ 便秘：宝宝便便真难受

曦雅已经3天没有大便了，为此曦雅妈很是着急，她心想，小家伙不是便秘了吧？可是，婆婆却说曦雅这是在攒肚呢。问别的姐妹，她们说自家的宝宝有时候也会出现这种情况，这是正常的，关键要看宝宝排便的质量。唉，听大家说来说去，曦雅妈还是没弄明白曦雅这种情况到底是不是便秘。

❗ 大便不通有原因

一般来说，引起宝宝便秘的因素主要有以下6个。

吃配方奶引起宝宝便秘

如果宝宝长期喝配方奶，奶粉中的某些成分可能会引起宝宝便秘。

宝宝平日所吃食物中的膳食纤维含量较少

爸爸妈妈喂养宝宝的时候，如果不注意为宝宝补充含膳食纤维较多的水果、蔬菜等食物，也容易使宝宝便秘。

宝宝饮水量不足

若宝宝平日里饮水量不足，他的身体就会从他吃喝的食物中吸收水分，当然也包括从宝宝肠道废物中重吸收水分，从而导致宝宝大便干结，不易解出。

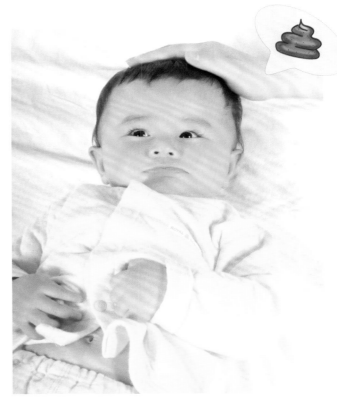

◆ 宝宝好几天没便便了，这让她感到十分痛苦。瞧，她正揉自己的小肚子呢。

宝宝运动量不足也会引起便秘

宝宝运动量不足，肠道蠕动速度减慢，也会引发宝宝便秘。

宝宝没有养成定时排便的习惯

宝宝没有养成定时排便的习惯，该排便时没有去排便而是抑制了自己的便意，长此以往，宝宝的肠道就会失去对粪便刺激的敏感性，使大便在肠内停留时间过长，变得又干又硬。

疾病及精神因素

如果宝宝患有肛门狭窄、先天性肌无力、肠管功能异常、先天性巨结肠等疾病也会便秘，这种情况要及时到医院诊断治疗。

宝宝若受到突然的精神刺激（如惊吓或生活环境改变等）也会出现短暂的便秘现象。

！做好护理，击退便秘

对于宝宝来说，便秘的危害可大了。便秘会导致腹胀、腹痛、食欲不振、毒素重吸收，从而影响到宝宝的体格和智力发育。排便时坚硬的大便可使肛门发生裂伤，引起出血、疼痛，从而导致宝宝害怕排便、不敢排便。长期便秘还会使直肠内滞留大量宿便，对膀胱形成压力，使宝宝患上遗尿症或尿路感染。

宝宝出现便秘，爸爸妈妈究竟要怎么办呢？别着急，做好护理，就能轻松击退便秘。

巧用按摩法促进宝宝排便

方法：手掌向下，平放在宝宝脐部，按顺时针方向轻轻推揉，这样可以加快宝宝肠道的蠕动，有效促进宝宝排便。

调理饮食，治疗便秘

妈妈可让宝宝每天喝100毫升左右的酸奶。宝宝喝了酸奶之后，排便就会变得十分通畅。如果宝宝喝了100毫升的酸奶后仍无效，可尝试增加1倍的量。

另外还可让宝宝多吃些富含膳食纤维的水果泥、蔬菜泥等食物，可以有效改善便秘症状。

利用棉签进行润肠

如果通过进餐、补充水分、运动仍无法消除便秘症状的话，可以用棉签蘸上婴儿油后，探入宝宝肛门内1~2厘米深，来回转动以润肠。

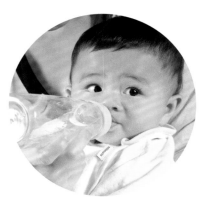

◆ 宝宝曦雅：每次妈妈给宝宝喝水，她就很不乐意。需要提醒妈妈的是，即便宝宝不乐意喝水，每日依然要摄取足够量的水分，否则，宝宝又会便秘了。

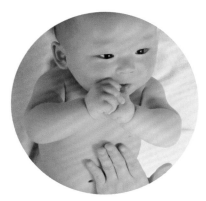

◆ 宝宝垚垚：每次宝宝便秘，妈妈便会按摩宝宝的脐周，这样可以促进宝宝排便。

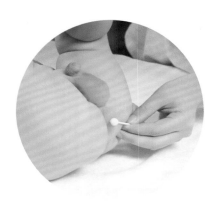

◆ 宝宝垚垚：当采取了各种方法都无法帮助宝宝排便时，妈妈可以采用棉签通便的方法。

❗ 做好预防不便秘

便秘如果不及时治疗，引起的后果可能会相当严重，对此爸爸妈妈一定要高度重视。爸爸妈妈平时就应该注意预防宝宝便秘，下面是预防宝宝便秘的几点措施。

营养均衡

爸爸妈妈一定要保证宝宝营养均衡，每天都应使宝宝摄入一定量的水果、蔬菜等。比如可以给宝宝吃一些菜泥、果泥，或是喝一些蔬果汁，这样可以增加宝宝肠道内的膳食纤维，促进肠道蠕动，有助于排便。

保证活动量

宝宝运动量不足也会导致便秘。因此，爸爸妈妈一定要保证宝宝每天有一定的活动量。在宝宝还不能独立行走之前，爸爸妈妈要多抱抱他，不要总是让他躺着，也可以多揉揉宝宝的小肚子，以促进宝宝的肠道蠕动。

养成定时排便的习惯

爸爸妈妈应在平时生活中有意识地训练宝宝养成定时排便的习惯。一般在清晨或傍晚喂哺食物之后可以给宝宝把把便，长期这样做可引起条件反射，宝宝就会养成定时排便的好习惯了。

▶ 食物过敏：吃错食物反应多

湉湉是个馋嘴的丫头，看到别人吃东西，她的小嘴会吧唧吧唧地发出声音，有时候还会伸出小手去够别人手中的美食。这不，湉湉妈的姐姐带着她女儿乐乐来家中做客，拿了一大盒巧克力过来。湉湉看到乐乐在吃巧克力，她又"馋"性大发啦。湉湉妈告诉湉湉："小湉湉，巧克力你还不能吃啊。"但湉湉对于妈妈的劝慰置之不理，依然伸手去够乐乐手中的巧克力。见湉湉那么想吃巧克力，湉湉妈终于不忍心，便给她吃了半块，结果湉湉吃后出现了食物过敏的症状。见湉湉上吐下泻的样子，湉湉妈十分内疚和后悔。

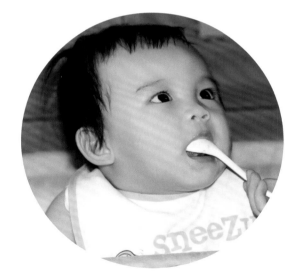

◆ 宝宝钋莹：添加辅食后，若宝宝出现过敏反应，应立即停止添加这种食品。

❗ 掌握线索，判断宝宝是否有食物过敏症状

对于婴幼儿宝宝尤其是过敏体质的宝宝来说，食用某些食物很可能会引起过敏反应。那么怎样得知宝宝是否对某种食物过敏呢？爸爸妈妈可以通过一些线索来判断。如果宝宝每次在食用了某种食物之后就会出现过敏症状，则可断定宝宝对该种食物过敏。如果症状只是偶然出现，则不算对此食物过敏。

牛奶、西红柿、鸡蛋、黄豆、鱼、咖啡和巧克力等这

类食物比较容易引起过敏反应。宝宝食物过敏的症状可能表现为湿疹、哮喘、支气管炎、呕吐、腹泻、荨麻疹、耳部感染、急性口腔炎或舌头肿胀等，但是这些症状也可能是由其他疾病引起，因此爸爸妈妈要综合情况加以辨别。

❗宝宝为何会发生食物过敏

婴幼儿容易发生食物过敏的原因，一方面是因为宝宝的肠道功能发育尚未成熟，宝宝的小肠结构不成熟、肠黏膜通透性高，大分子物质容易被小肠吸收，从而引发过敏；另一方面是因为小宝宝肠道内具有抗感染、抗过敏作用的双歧杆菌、乳酸杆菌数量少，也容易引起食物过敏。

❗做好预防，降低宝宝食物过敏概率

如果平时注意对宝宝的喂养技巧，就能大大降低宝宝食物过敏的概率。预防宝宝食物过敏，妈妈在喂哺时要注意以下事项。

全母乳喂养：最安全的方式

对于容易发生过敏反应的宝宝，最好采用全母乳喂

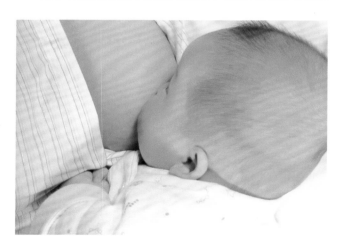

◆ 宝宝垚垚：最近，宝宝"奶瘾"很大，喂完奶后，妈妈一将乳头拉出，他就哭闹不止，这不，妈妈只好又让他吃了起来。

养。聪明的妈妈知道母乳中含有宝宝所需要的全部营养，并可大大降低过敏的发生率。妈妈应当适当延长哺乳期，哺乳时长可以延续到宝宝对食物过敏的消失期，即最好等宝宝10～12个月再尝试给宝宝断奶。

小心行事：逐步添加辅食

宝宝在4～6个月就可以添加辅食了，这不仅可以锻炼宝宝的进食能力，还能提高宝宝对食物的适应能力。在给宝宝添加辅食时，要按正确的方法和顺序，先加谷类，其次是蔬菜和水果，最后是肉类。每添加一种新食物时，都要细心观察是否出现皮疹、腹泻等不良反应。如有不良反应，则应该停止添加这种食品，隔几天后再试，如果仍然出现前述症状，则可以确定宝宝对该食物过敏，应避免再次喂食。

宝宝在尝试一种新食物时可能有拒食的表现，这并非对食物过敏的表现，而是宝宝的防御本能。遇到这种情况，可以停喂两三天后再喂食，连续喂食几天，待宝宝适应并且喜欢上这种食物之后再尝试喂新的食物。不过爸爸妈妈需要注意，对同种食物不宜一次性喂食过量，喂食过量单一食物也可能会诱发食物过敏。

科学喂养：添加辅食要科学

给宝宝添加辅食要科学合理，一般在宝宝4～5个月开始添加素食，然后逐渐在6～7个月添加鱼、肉等荤菜；食物的量是先少后多；主食是先添细粮后添粗粮，按照由稀到稠的原则。

禁忌提示：莫给宝宝添加这些辅食

不要给宝宝喂食含过量糖、脂肪类的食物，尤其拒绝含多盐、味精或化学添加剂的食物。这类食物对宝宝的身体非常不利，是引发过敏反应的祸首。

生冷的食物也十分容易引发过敏，建议妈妈给宝宝吃的食物都要先加热煮熟再喂给宝宝吃。

四 父母早教有方：宝宝聪明健康有道

在这个月，滟滟仍然不会说话，但在滟滟爸妈看来，滟滟已经有了很大的进步啦。现在，她对语言的感觉变得越来越好，当滟滟爸和滟滟妈说话的时候，滟滟也越来越喜欢咿咿呀呀地参与到其中来。滟滟妈接到婆婆电话时，怀中抱着的小滟滟特别喜欢对着话筒"唱歌"，婆婆听到后十分开心，直夸滟滟是个聪明的宝宝。

正所谓聪明宝宝用心教，滟滟之所以变得这么聪明，关键在于滟滟爸妈对滟滟的早期教育做得好。那么，他们是怎么做的呢？一起来看看吧。

▶ 益智亲子游戏

"叮叮当，叮叮当，盘儿响叮当。叮叮当，叮叮当，盘儿响叮当……"听，滟滟妈正唱着自己改编的歌曲，和小滟滟一起玩敲盘子的游戏呢。滟滟妈每天都会和滟滟做一会儿益智亲子小游戏，看小滟滟那兴奋的样子，玩得十分开心呢。

❗ 镜子游戏：认识自己

一提起带宝宝一起照镜子，老一辈的人纷纷表示反对，称宝宝照镜子会生病，这种看法是很不科学的。其实，通过照镜子，宝宝可以从感觉上将自我和外界分开，并能够渐渐认识自己。

宝宝5个月左右，会对和自己差不多大小的宝宝感兴趣，但那时候他还不能意识到镜子中的宝宝就是自己。妈妈可以和宝宝一起做镜子游戏。

慢慢地，宝宝就会发现无论自己做什么样的动作或表情，镜子里的"宝宝"也会做同样的动作和表情。宝宝会逐渐明白镜子是用来照人的，镜子中的人就是镜子前的人，同时，这一游戏也有助于宝宝学会认识自我。

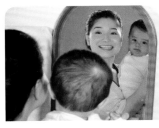
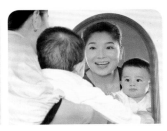
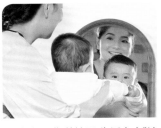
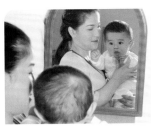

01 妈妈抱着宝宝站在镜子前边，引导宝宝去看镜子，镜子里的"宝宝"会让他感到很好玩。

02 他会用手去摸镜子里的"宝宝"，有时还会用手拍打镜子，和镜子"聊天"。

03 妈妈可指着镜子,告诉宝宝"这是宝宝""这是妈妈""宝宝笑一笑"等。

04 妈妈在抱着宝宝照镜子的时候，还可以告诉宝宝五官的位置，如"这是宝宝的嘴巴"等。

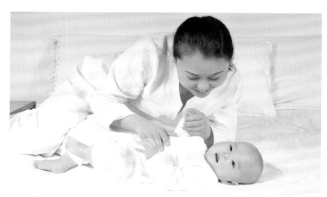

◆ 宝宝佳熹：佳熹最喜欢和妈妈一起做挠痒痒的游戏啦，每次做这个游戏的时候，宝宝都会咯咯地笑个不停。

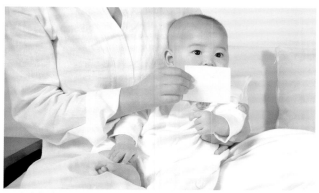

◆ 宝宝佳熹：佳熹妈妈正教佳熹打哇哇呢。不过，佳熹学得可不是太认真啊。

❗ 挠痒痒游戏：让宝宝开心笑起来

挠痒痒游戏是宝宝们最喜欢的游戏之一，方法如下。

当宝宝平躺的时候，妈妈拉起宝宝的一只手臂，嘴里唱着有节奏的儿歌，在此过程中，轻轻摆动宝宝的手臂。当妈妈唱到最后一个字的时候，可以用另一只手抓挠宝宝的小肚皮或是腋窝，这时候，宝宝便会咯咯地笑个不停。

这个游戏可以让宝宝笑得十分开心，情绪变得很好，还能提高宝宝对触觉的敏感性和对节奏的感知度。

❗ 宝宝也会打哇哇：引导宝宝发音

妈妈可以和宝宝一起做打哇哇的游戏，引导宝宝连续而有节奏地发音，初步感知声音。游戏方法如下。

提前准备好一张洁净的薄纸备用。妈妈先用手在自己的嘴上拍，发出哇哇的声音，然后拿着宝宝的小手在他的嘴上轻拍。当宝宝发出哇哇声时，妈妈拿出薄纸放在他的嘴前，让他看到由自己的声音而引起了纸的振动，这样可以引导宝宝更好地感知声音。

如果宝宝不能发出哇哇的声音，妈妈可以示范发音，让宝宝看着你的口形。拍宝宝嘴巴的时候，妈妈同时要引导性地发出哇哇的声音。

❗ 抬腿踢球游戏：促进宝宝左右脑发育

妈妈可以和宝宝一起做抬腿踢球游戏。

这个游戏可以促进宝宝的腿部发育，同时，还可以促进宝宝左右脑发育。（注意不要让宝宝单独玩气球。）

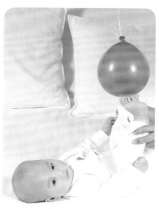 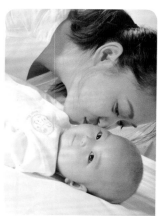

01 用线将气球挂在宝宝床上方，高度为宝宝抬起脚时刚好能碰到。妈妈轻轻抓住宝宝的一只小脚丫，抬起踢一下气球。

02 当宝宝踢到球后，妈妈要亲吻宝宝以给予鼓励。接下来，妈妈可以让宝宝左右脚轮流踢球，或抓住宝宝两只小脚丫一同踢球。

▶ 体能训练

进入第5个月，宝宝的肌肉力量和肢体灵活性都有很大的发展，爸爸妈妈要抓紧宝宝成长的黄金期给予适当的训练。在这个月，除了进一步锻炼宝宝四肢的灵活性外，也可以开始对宝宝进行独坐训练，为其在6~7个月大时学会独坐打下基础。

❗ 亲子来玩拉大锯：有效锻炼宝宝上肢肌肉

妈妈可以和宝宝一起玩拉大锯的游戏，边做边唱："拉大锯，扯大锯，外婆家，唱大戏。妈妈去，爸爸去，小宝宝，也要去。"游戏方法如下。

妈妈和宝宝一起玩拉大锯这个游戏，可以锻炼宝宝的上肢及肩部、胸部肌肉，同时还可以培养宝宝的视听能力。

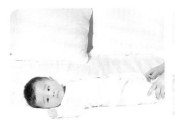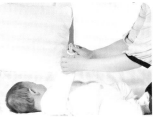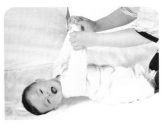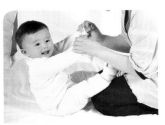

01 让宝宝仰卧在床上，妈妈跪坐在宝宝脚前。

02 让宝宝的两只小手各握住妈妈的一个拇指。

03 妈妈握住宝宝的手慢慢提起，可边做边唱童谣。

04 借助妈妈的力量，宝宝便可以坐起了。

❗ 靠坐练习：帮助宝宝学会独坐

坐，对于改善宝宝的视觉有很大的好处，此时，在适当的时候让宝宝独立坐起来，还可以促进宝宝的心理发育。但这里所说的"适当"并不是由宝宝的月龄来决定的，而是由宝宝的翻身能力而定的。当宝宝可以左右两个方向自如地翻身之后，爸爸妈妈就可以训练宝宝独坐了。在训练的时候，应从靠坐逐步过渡到独坐，方法如下。

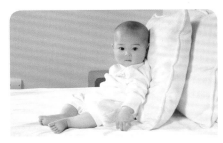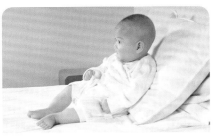

01 将宝宝放在有扶手的沙发上，让宝宝靠坐着玩。

02 然后慢慢减少他身后靠的东西，使宝宝仅有一点支持即可坐住或独坐片刻。

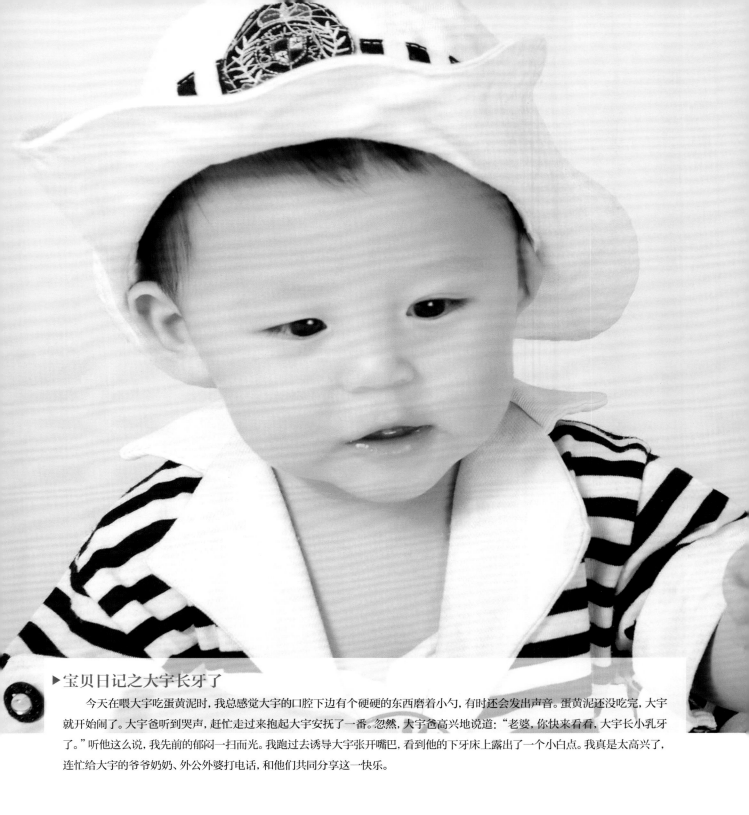

▶宝贝日记之大宇长牙了

　　今天在喂大宇吃蛋黄泥时，我总感觉大宇的口腔下边有个硬硬的东西磨着小勺，有时还会发出声音。蛋黄泥还没吃完，大宇就开始闹了。大宇爸听到哭声，赶忙走过来抱起大宇安抚了一番。忽然，大宇爸高兴地说道："老婆，你快来看看，大宇长小乳牙了。"听他这么说，我先前的郁闷一扫而光。我跑过去诱导大宇张开嘴巴，看到他的下牙床上露出了一个小白点。我真是太高兴了，连忙给大宇的爷爷奶奶、外公外婆打电话，和他们共同分享这一快乐。

第6个月
白白牙齿真漂亮

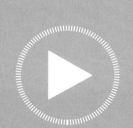

妈妈育儿手记之本月养育重点

○ 关爱宝宝的小乳牙。○ 注意宝宝口腔清洁。○ 正确添加辅食。

○ 正确处理宝宝生理性腹泻。○ 加强发音练习。○ 锻炼宝宝的手部灵活度。

○ 对宝宝进行翻身、独坐等训练。

宝宝的日常护理：悉心呵护保健康

这段时间，大宇变得越来越"疯狂"了，周围有什么东西，他都会放进嘴里乱咬一通，就连他每天喝水的奶瓶也难逃"劫难"。今天给大宇喂奶的时候，大宇竟然咬住妈妈的乳头不撒嘴，简直要把大宇妈疼死了。咨询了其他妈妈，大宇妈才知道宝宝这样原来是长牙所致。

对于宝宝来说，长牙是一件痛苦的事，在这一过程中，宝宝会有很多不适。当宝宝出现这些不适状况的时候，爸爸妈妈要如何护理呢？

▶ 关爱宝宝的小乳牙，小小牙齿更健康

在宝宝6个月时，妈妈会发现宝宝的牙龈开始冒出小小的、硬硬的白色小牙苞，这表示宝宝开始长牙了。宝宝的长牙阶段是护理宝宝口腔的重要时期，爸爸妈妈要对宝宝多加关爱和呵护，为宝宝日后拥有一口漂亮的牙齿打下坚实的基础。

❗ 小小乳牙作用大

当宝宝长出乳牙后，能吃的食物就越来越多了，从流质到固体，从咀嚼到吞咽食物。随着宝宝一天天长大，牙齿长得越来越齐全，颌骨的生长发育也愈加健全，这对宝宝的发音、说话都有很大的帮助。如果宝宝没有健全的乳牙，就无法完全咀嚼食物，容易牙痛，严重的话还会对宝宝日后恒牙的生长造成影响。因此，从宝宝长出第一颗乳牙开始，爸爸妈妈就应精心呵护宝宝的牙齿。

❗ 长牙的时间和顺序

一般来说，宝宝4～6个月会长出第1颗乳牙，2岁半左右会全部长出20颗乳牙。宝宝的乳牙长牙顺序和时间如表6～1。

表6-1 乳牙长牙顺序和时间表

类别	上排牙齿	下排牙齿
中切牙	8～12个月	6～10个月
侧切牙	9～13个月	10～16个月
尖牙	16～22个月	17～23个月
第一乳磨牙	13～19个月	14～18个月
第二乳磨牙	25～33个月	23～31个月

虽然宝宝长牙的时间和顺序有一个大约的平均值，但具体到每个宝宝身上，又会存在着个体差异。有些宝宝一出生就有牙齿（胎生齿），有些宝宝则在12个月大才冒出第1颗牙齿。出现这种情况时，爸爸妈妈不要过于担心。正如宝宝的生长发育有快有慢一样，宝宝长牙的时间和顺序也各不相同，不一定所有的宝宝都是按照平均值来长牙。

但如果宝宝超过1岁还没长出牙齿，这就需要爸爸妈妈

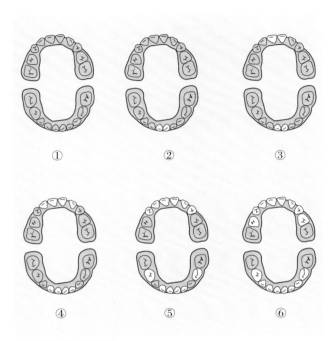

◆ 宝宝乳牙生长顺序图

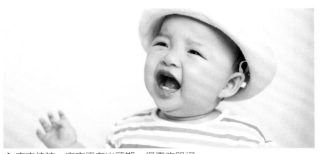

◆ 宝宝佳祎：宝宝正在出牙期，很喜欢哭闹。

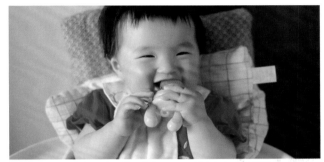

◆ 宝宝芷涵：给宝宝咬一些固体东西，可以让宝宝感到舒适。

带宝宝到牙医诊所做相关检查了，拍摄X射线片后，才能确认宝宝是否有牙胚存在。

🔔 宝宝出牙反应大

一般来说，宝宝出牙时反应都比较大。当妈妈发现宝宝出现异常情况，如：一直流口水，脾气变得十分暴躁，喜欢咬人或是咬玩具，有时候还喜欢哭闹等，就表示宝宝的牙龈有可能已经开始冒出小牙苞了。

宝宝的口腔是一个十分敏感的触觉器官，婴幼儿时期的宝宝正处于口欲期。这一时期，小宝宝喜欢用嘴来感知和认识这个世界，因此不管是什么东西都会放在嘴里尝一下。另外，宝宝在长牙的过程中，牙龈处会痒痒的，而咬人或咬玩具会让他感到舒服些。同时，长牙给宝宝带来的疼痛让宝宝十分难受，情绪就会变得不佳，并会借哭闹来表达自己的不适。

🔔 出牙不适巧缓解

宝宝在出牙期间的这些不适虽然会随着宝宝牙齿的生长而逐渐消失，但它们却会对宝宝牙齿的生长产生极大影响，若未得到很好的护理，就会影响宝宝恒牙的生长。宝宝出现上述不适状况时，爸爸妈妈可以采取以下措施来缓解宝宝出牙的不适。

按摩：用手指轻轻按摩宝宝的牙床，可以让宝宝感觉更舒服一些。

食物：给宝宝吃些手指饼干、苹果块或胡萝卜条等食物，可以让宝宝感到更加舒适。

固齿器：准备一些硬度适中的固齿器让宝宝啃咬，可以促进宝宝牙龈的血液循环，有助于宝宝出牙，并能有效缓解宝宝出牙时的不适。要注意固齿器不应含有易被宝宝咬下的小部件，同时应选择可以被宝宝两手轻轻握住的造型。最好选择无色或浅色的产品，保证产品材料安全、无毒、卫生。

磨牙棒：爸爸妈妈还可以准备一些磨牙棒让宝宝啃咬，可食用的磨牙棒味道不错，宝宝也乐意拿着啃咬。在选购磨牙棒时，要选择制作得硬度适中的磨牙棒，这样的磨牙棒可以让宝宝的牙齿更舒服，同时还能锻炼宝宝的咀嚼能力。

喂些温开水：爸爸妈妈可以在宝宝进食后给宝宝喂一些温开水，有助于清洁宝宝的口腔，避免宝宝牙龈发炎。

情感关怀：适时地给予宝宝呵护与关怀，可缓解宝宝不舒服的感觉。

需要提醒爸爸妈妈的是，在这一时期，宝宝很有可能将任何身边所见之物放入嘴中，因此一定要注意检查宝宝周围的物品是否安全卫生。

❗ 口腔清洁保健康

有些妈妈认为小宝宝不用刷牙，殊不知，牙齿上永远是附带着细菌的，宝宝的牙齿也不例外。一旦宝宝长出小乳牙，细菌就会附着而生。而宝宝所喝的母乳或配方奶中所含的乳糖等碳水化合物正是细菌存活的能量来源，这就加大了宝宝发生龋齿的可能性。因此，在宝宝的牙齿尚未长出前，爸爸妈妈就应该注意宝宝的口腔清洁工作。

每次给宝宝喂完奶或是辅食之后，都要对宝宝进行口腔清洁，每天早上和晚上的清洁尤为重要，千万不可马虎。具体方法如下。

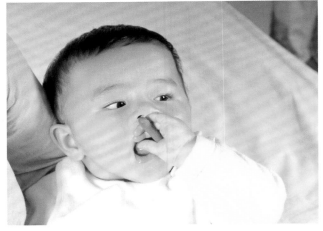

◆ 宝宝曦雅：宝宝长牙时，妈妈可以让宝宝拿着磨牙棒啃咬。

宝宝喝完奶后，妈妈坐在椅子上，让宝宝坐在妈妈腿上，并把宝宝的头稍微后仰。妈妈用纱布或棉花棒以温开水蘸湿后，轻拭宝宝的舌头与牙龈。

当宝宝牙齿长出，且已习惯纱布或棉签后，妈妈就可以一边小心照看宝宝，一边像跟宝宝游戏一样用宝宝专用牙刷来给宝宝刷牙，方法如下。

（1）将妈妈的食指套上专用牙刷。

（2）切莫急于擦拭宝宝的牙齿。为了让宝宝适应，可先将宝宝嘴部周围及嘴唇擦拭干净。

（3）将手指慢慢伸入宝宝的口中，轻轻擦拭宝宝的牙齿。

▶ 宝宝安睡计划：睡出健康宝宝

爸爸妈妈看着熟睡中的宝宝，会感到万分幸福和踏实，他们知道，高质量的睡眠对宝宝的成长发育起着十分重要的作用。但有些爸爸妈妈就没那么安心了，他们每日每夜都被宝宝的睡眠问题所困扰，很想知道如何才能让宝宝睡得

香甜。别着急，快来看看让宝宝安睡的小妙招吧。

❗ 舒适的环境

舒适的环境，是宝宝睡得香甜的一大前提。爸爸妈妈在

为宝宝打造一个良好的睡眠环境时，需要注意以下几点。

婴儿床：宝宝最好睡婴儿床，这可以确保宝宝睡眠时的安全。婴儿床以木板床材质为宜。在放置宝宝的时候，应将其脚部放在婴儿床的底部，使他不能扭动到毯子或被子下面。

被褥：给宝宝所用的被褥要清洁、舒适、厚薄适宜。

睡衣：爸爸妈妈应该给宝宝选择纯棉、柔软、宽松的睡衣，睡衣的长度要长过宝宝的手、脚，这样可以保证宝宝手足的温暖。

婴儿睡袋：睡袋是穿在宝宝睡衣外面的，在用睡袋时不能再加其他被褥。

光线：宝宝睡觉的时候，爸爸妈妈应关灯、拉窗帘。室内的光线不宜太亮，否则会影响宝宝入眠。

温度：室内温度应以18℃～25℃为宜，过冷或过热都会对宝宝的睡眠造成影响。

声音：爸爸妈妈应当避免周围有太大的声响，但也不必过于寂静。因为宝宝对声音十分敏感，室内声音过大会影响宝宝的睡眠，过于寂静则稍有动静宝宝便会惊醒。

室内空气：室内的空气应保持新鲜，每天定时开窗通一下风，但不要让风直接吹向宝宝。

训练宝宝按时睡觉

由于家庭环境的差异性，每个宝宝的睡眠时间也各不相同。爸爸妈妈要让宝宝形成自身的睡眠规律，保证每天有充足的睡眠。但这并不意味着宝宝每天可以睡得过晚，因为宝宝睡得过晚，就会减少宝宝深度睡眠的时间。而生长激素主要是在宝宝处于深度睡眠时分泌的。因此，爸爸妈妈应尽量让宝宝早些入睡。

建立睡觉前的习惯

爸爸妈妈应该给宝宝建立一种睡前模式：在宝宝睡觉前的1个小时，爸爸妈妈应尽量让宝宝吃饱，过半个小时再给宝宝洗澡、换上睡衣。若冬天天气太冷，无法坚持每天给宝宝洗澡，也应每天在睡前给宝宝洗脸、洗脚、洗屁股。洗完之后，立即抱宝宝上床，给宝宝哼一首歌或者讲一个故事等。每次在做完这些活动的时候，就要告诉宝宝："乖宝宝，我们要睡觉了哦。"这些睡觉前的固定习惯，会让宝宝提前做好准备，有助于宝宝更快地入睡。

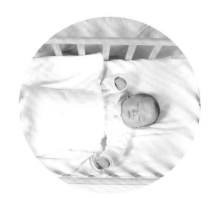
◆ 宝宝躺在婴儿床上，妈妈要将其脚部放于婴儿床的底部。

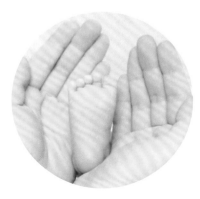
◆ 每天睡前，妈妈都要给宝宝洗脚，这不仅让宝宝的小脚丫变得水嫩，还有助于宝宝入睡。

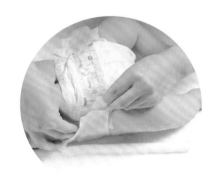
◆ 查看宝宝的尿布是否湿了。

⚠ 查明宝宝睡眠不稳的原因

当宝宝入睡不深时，爸爸妈妈应细查原因。

首先，爸爸妈妈要先确定宝宝是否生病，如发热、腹泻、皮肤创伤等。

其次，看看宝宝的尿布是不是湿了、是否饥饿。

最后，要查看室内温度是否适宜，因为室内气温过高或过低都会对宝宝的睡眠造成影响。爸爸妈妈可以摸一下宝宝的小手，看宝宝小手是出汗过多还是十分冰凉，并据此来调节室内温度。

▶ 宝宝咬乳巧应对

宝宝进入长牙阶段后，智力也在迅速增长。吃奶时，他不再只顾着吃奶，而会对妈妈所说的话做出反应，窥视妈妈的表情，有时还会叼着妈妈的乳头玩耍。

⚠ 被咬后，妈妈要做出正确的反应

当宝宝咬乳头时，若妈妈急忙用力抽拉乳头，乳头就会被宝宝的牙齿弄伤。妈妈可将宝宝紧紧搂向胸口，这样他便会松开乳头，张开嘴巴呼吸。

如果宝宝正处于咬乳的阶段，可以在他的嘴角放一根手指，一旦意识到他要咬，就制止他。1周以后，他就知道不能咬了。

对于大一点的宝宝，可以使用"收回、放下"的方法。他一咬，就立即让他离开乳房，把他放下。这并不是惩罚，而是让他意识到咬妈妈和被放下是相关的。

⚠ 冷静、坚决地制止宝宝

宝宝咬了妈妈的乳头之后，有些妈妈因疼痛而感到十分生气。这里需要提醒妈妈的是，即使生气也不要大声地喊叫或打他，态度要冷静、坚决。大喊大叫只会吓着宝宝，让他伤心，甚至会导致宝宝拒绝吃奶；也不要面带微笑地制止他，这只会让宝宝觉得这样做很好玩，就会一而再、再而三地咬乳头。

⚠ 留意宝宝的行为，防止宝宝咬乳

咬乳通常发生在喂奶快要结束时，那时宝宝不再积极地吮吸吞咽，所以只要留意他的行为，就可以防止宝宝在吮吸时咬到妈妈的乳头。

某种特定的眼神、某个特定的嘴部动作，都会提示宝宝咬乳即将发生。妈妈可以在自己受伤前采取措施，结束哺乳。

妈妈还准备一些可以嚼或咬的东西给宝宝，例如他喜欢放在嘴里啃的玩具或磨牙棒。总之，只要对宝宝咬乳的态度坚决并前后一致，这个问题很快就会不再出现了。

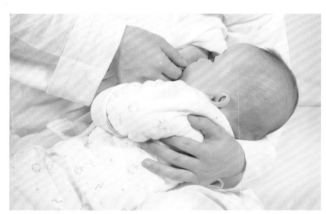

◆ 宝宝垚垚：宝宝咬住乳头之后，妈妈切忌用力抽拉乳头。

二 宝宝的喂养方法：营养充足长得快

为了给大宇最健康的食物，大宇妈一直坚持母乳喂养。虽然不少育儿书上都说，要在宝宝4～6个月大时添加辅食，但大宇妈一直坚定一个信念，那就是不盲从育儿书，看宝宝的需求。当大宇在饭桌上看着大人吃饭不停流口水时，大宇妈开始寻思：是时候给大宇添加辅食了吧？可辅食添加初期给宝宝吃什么好呢？辅食和母乳的比例各占多少比较合适呢？

▶ 本月宝宝喂养须知

现在，宝宝已经快半岁了。在这个月里，无论是母乳喂养、人工喂养还是混合喂养的宝宝，都要开始添加辅食了。爸爸妈妈一定要高度重视宝宝的营养，只有营养充足，宝宝才能更健康。

❗ 要补铁了

宝宝在这个阶段最容易缺钙、铁、锌，尤其是铁。婴儿出生时从母体里带来的铁到这个月已经消耗得差不多了，为了避免宝宝因缺铁而引起贫血，宝宝要从辅食中进一步获取铁。

妈妈可以给宝宝食用鸡蛋黄来达到补铁的目的，动物肝脏、瘦肉末等也是获取铁的来源。对于只喝牛奶而拒绝吃其他辅食的宝宝，要注意选择强化铁配方奶粉。

❗ 不要频繁更换奶粉

最忌频繁给宝宝更换奶粉。每种配方奶粉都有相对应的符合宝宝成长的阶段分级，因为宝宝的消化系统尚未完全发育，而各种奶粉的配方又不尽相同，如果换用另外一种新的奶粉，宝宝又要重新适应，这样极易导致宝宝腹

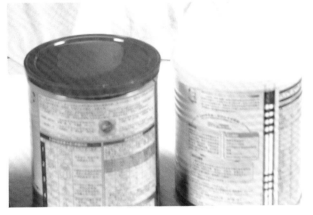

◆ 在喂宝宝配方奶的过程中，妈妈切忌频繁给宝宝更换奶粉。

泻。所以，妈妈给宝宝更换奶粉要谨慎，要循序渐进，不要过于心急，要让宝宝有个适应的过程；要随时注意观察，如果宝宝没有不良反应，才可以增加添加量；如果不能适应就要慢慢改变。

此外，更换奶粉应在宝宝身体健康时进行，接种疫苗期间也最好不要给宝宝更换奶粉。

▶ 出牙期宝宝宜吃的食物

每位妈妈都希望宝宝能够拥有一口洁白、健康的牙齿。其实，只要妈妈在喂养过程中让宝宝吃对食物，那么，让宝宝拥有健康好牙并不是梦想。

❗ 多吃富含蛋白质的食物

蛋白质对于宝宝牙齿的形成、萌发、发育、钙化起着至关重要的作用。如果宝宝平日饮食摄入的蛋白质不足，便会造成宝宝牙齿萌出异常、牙齿形态异常等。

❗ 多吃富含维生素的食物

充足的维生素对于宝宝的牙齿发育极为重要。维生素A和维生素C有助于牙龈组织的健康；B族维生素和维生素C对于牙釉质的形成具有重要作用；维生素D有助于钙的沉淀及吸收。因此，在给宝宝添加辅食的时候，爸爸妈妈一定要保证宝宝能够摄入充足的维生素，注意让宝宝多吃水果、蔬菜及动物肝脏等食物。

❗ 适当吃些粗糙耐嚼的食物

很多妈妈认为细软的食物有助于宝宝更好地消化和吸收，便整天给宝宝吃细软的食物。殊不知，宝宝长期吃这

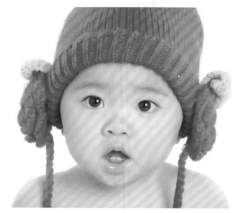

◆ 宝宝里萱：长了牙齿的萱萱可以吃更多美味的食物啦。瞧她看到食物后小嘴张开，仿佛在说："哇，好多美味的食物啊，长了小牙的我现在究竟吃什么好呢？"

样的食物，咀嚼的时候用力比较小，时间也比较短，会影响宝宝牙齿及上下颌骨的发育，导致宝宝牙齿排列不齐、牙颌畸形、颜面畸形和咀嚼肌发育不良等。为了避免上述情况的发生，爸爸妈妈应根据宝宝的发育情况来给宝宝选择食物的质地，可由流质（液体）或半流质（糊状）转换成半固体（泥状）或固体食物。

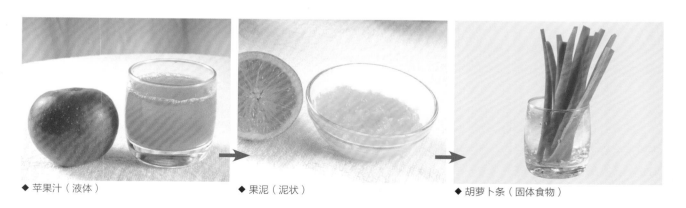

◆ 苹果汁（液体）　　◆ 果泥（泥状）　　◆ 胡萝卜条（固体食物）

▶ 明明白白用童车，快快乐乐去出游

买婴儿车时要注意什么，使用时又要注意什么，大宇爸和大宇妈还真是一窍不通。别着急，相信看了以下内容，你就会成为购"车"、用"车"达人了。

❗ 婴儿车的选择有技巧

一些爸爸妈妈萌生了买婴儿车的念头之后，便立刻开始行动了。可是，去商场走了一圈，才发现市场上的婴儿车看得人眼花缭乱，一时之间不知道如何选择了。下面告诉爸爸妈妈几个选购婴儿车的技巧。

安全系数很重要

在购买婴儿车时，应该注意以下几点。

推杆和调节杆：推杆和调节杆的直径应在10～12毫米，否则容易在紧急情况下折断，导致宝宝跌伤。

夹缝：手脚能够触及的夹缝一般应大于12毫米或小于5毫米，避免宝宝手脚被卡住。

车垫凹陷度：车垫凹陷度应小于50毫米，因为过度凹陷会影响宝宝的骨骼生长。

车座兜和扶手：车座兜和扶手之间的深度不要过浅，以免宝宝在车中翻身或扭动时重心偏移，造成翻车事故。

刹车：检查刹车装置是否灵敏。如果车停在斜面地形，爸妈无法及时拉住，车随时会滑动，甚至翻倒。

锁紧保险装置：具有折叠功能的婴儿推车应设置锁紧保险装置，以免推车时意外折叠，造成宝宝受伤。

安全带：国家标准中对婴儿车的安全带要求为其上围高于坐垫180毫米，肩带、叉带、跨带的最小宽度分别为15毫米、20毫米、50毫米。

另外，在选购婴儿车时要检查一下车上是否有锋利的尖角、突出物和容易脱落的小部件，以防宝宝被划伤。

轻便舒适更舒心

如果妈妈计划经常推着婴儿车走动的话，就要选择有大轮子且具有加强防震动功能的婴儿车了，这可以让妈妈不费力地推着婴儿车行进，也为宝宝提供更舒适的环境。

考量车子性价比

在购车时，爸爸妈妈还要考量一下车子的性价比。有些推车带有遮阳或遮雨的顶篷，以及类似裹脚棉被等的配件，有些却没有。因此在购车前，爸爸妈妈要检查一下婴儿车的价格中包含了哪些配件，然后再将其与其他婴儿车做一下对比。

爸爸妈妈在购买婴儿车时，一定要从安全角度多作考虑。总之，婴儿车并非价格越高越值得购买，也并非功能越多越值得购买，要选择适合、实用的婴儿车。

❗ 正确使用婴儿车，安全不打折

在使用婴儿车时，爸爸妈妈需注意以下几点。

使用婴儿车，注意安全

在使用婴儿车前，爸爸妈妈一定要反复仔细阅读婴儿车的使用说明书；当宝宝坐在车上时，爸爸妈妈要全程给他们系上安全带；不要在车内和把手上挂其他重物；要让宝宝的脖子始终处于最舒适的状态，注意腰与坐席间不要有空隙，使其背部尽量舒展，不压迫腹部，这样有利于宝宝脏器的正常发育。

不要让宝宝背向爸妈

宝宝坐婴儿车时，不要让宝宝背向爸妈。如果宝宝背向爸妈，相互之间的交流就会减少，宝宝也会因为看不到爸爸妈妈而感到害怕，这些都对宝宝的身心发展不利。

不要让宝宝长时间坐在婴儿车中

任何一种姿势保持的时间长了，都会造成宝宝正在发育中的肌肉负荷过重。正确的方法应该是，让宝宝坐一会儿，然后爸爸或妈妈抱一会儿，如此交替进行。

应对宝宝不适有窍门：健健康康快乐多

大宇刚出生时，身体比较弱，经常生病。为此，大宇爸和大宇妈操了不少心。如今，在大宇爸和大宇妈的精心呵护下，大宇已经成长为一个身体强壮的小家伙。大宇爸妈是如何实现这一转变的呢？他们说，关键在于宝宝出现不适状况时，爸妈要及时做好护理工作。现在，就一起来看看宝宝这个月可能出现的不适状况吧。

▶ 幼儿急疹：宝宝身上长"玫瑰疹"

过年回老家，君君突然发热没精神，这可急坏了君君爸妈。第二天早上起床，君君又腹泻，君君妈带她到附近的医院做血液检查，医生说是病毒感染。君君妈问医生这是什么病，医生说是感冒。

但回去给君君吃了药，病情并不见好转，晚上体温升至39℃。村里有人迷信说君君是受惊了，婆婆甚至想找来村里的神婆来给君君"收魂"，幸亏君君爸强烈反对，才没有这样做。

第三天，君君不但不见好转，体温反而升至39.5℃了，这让君君妈既心疼又着急，君君爸决定带君君去市区的儿童医院看看。医生诊断后说是病毒感染，又给君君开了退热药。听医生这么说，君君爸妈回家便继续给君君服退热药，君君服药后仍持续发热。

第四天，君君妈发现君君的身上、胳膊上、脸上、脖子底下长了好多红点，这些小红点究竟是什么呢？君君妈百思不得其解。

这些小红点呀，就是"疹子"，它的学名叫"幼儿急疹"，也称"玫瑰疹"。

⚠ 幼儿急疹，热退疹出

幼儿急疹常发生于1周岁以下的宝宝身上，由于起病急、出疹快，因而被称为"急疹"，其特点为热退疹出。宝宝最初感染幼儿急疹时并无什么明显症状，随后会突然起病，持续发高热3～5天，体温可升至39～41℃。有的可能伴有轻微的腹泻、厌奶、呕吐、睡眠不好等症状，情况较为严重的宝宝还会出现淋巴结肿大、嗓子红肿等症状。

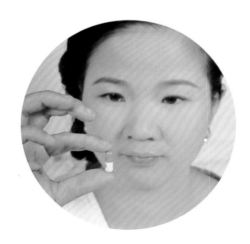

◆ 宝宝患有幼儿急疹，给宝宝用药时要谨慎。

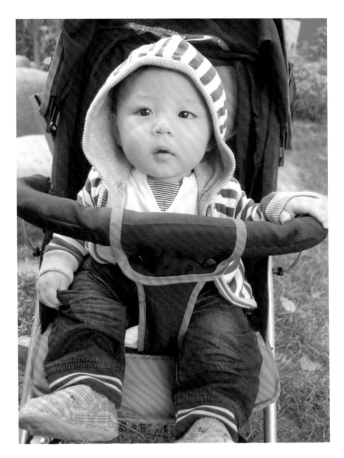

◆ 宝宝耕宇：大宇妈平时喜欢带大宇出去晒太阳，呼吸新鲜空气，这样可以增强大宇的免疫力。想要宝宝更健康，向大宇妈学习一下吧。

退热后，宝宝的身上、胳膊上、脖子上会长出很多红色的小疹子，这些疹子会在24个小时内出齐，经过1~2天可消退。疹子消退后并不会在宝宝稚嫩柔滑的皮肤上留下痕迹，这一点爸爸妈妈无须担心。

ⓘ 都是病毒惹的祸

幼儿急疹是由疱疹病毒感染引起的一种出疹性疾病，

通过呼吸道传染，一年四季均可发病，尤其在春、秋两季较为普遍。宝宝患上幼儿急疹很大程度上源于成人，成人感染了疱疹病毒并不发病，但其病毒却会通过呼吸道飞沫传染给宝宝。

ⓘ 宝宝患病巧护理

幼儿急疹并不是什么大病，虽然它是一种传染性疾病，但其传染性并不是很强，治愈之后对宝宝的身体健康并无太大影响。而且宝宝出过一次幼儿急疹后，就不会再出了，爸爸妈妈无须为此过于担心。不过，宝宝得了幼儿急疹后的护理工作仍然十分重要。

注意休息：宝宝患病后，爸爸妈妈要注意多让宝宝卧床休息，被子不应盖得太厚太多，所处的室内要安静，定时开窗换气，以保持室内空气的清新。

物理降温：宝宝高热时，爸爸妈妈要不停地给宝宝擦拭，进行物理降温，另外也要注意保暖，别让宝宝着凉。

喝水排毒：爸爸妈妈要多给宝宝喝水，这样可以通过排汗、排尿达到排毒的目的。

谨慎用药：由于幼儿急疹的症状和感冒的症状看起来很像，有些妈妈便会在宝宝患病初期给宝宝吃形形色色的抗生素或输液，殊不知，这会对宝宝的身体抵抗力造成极大的伤害。在宝宝患幼儿急疹后，爸爸妈妈一定要谨慎用药，悉心观察病情的发展。

心理调节：通常，得了幼儿急疹的宝宝会变得烦躁不安、易疲倦、爱哭闹，爸爸妈妈这时候要多给宝宝一些抚摸，给予他更多的关心与爱，让宝宝有足够的安全感。

ⓘ 做好预防，谨防急疹发作

幼儿急疹现在确定为疱疹病毒6型或7型感染，要想不生病，一要切断感染源头，加强隔离；二要增强宝宝抵抗力，做好"三浴"（日光浴、空气浴和水浴）。

▶ 腹泻：宝宝大便排不停

乐乐肠道功能不是很好，上个月经常便秘，在乐乐妈的精心护理下，好不容易才使乐乐的便秘状况有所好转。但这个月，乐乐却又开始腹泻不已，每天都要腹泻七八次。看着乐乐那瘦下来的小脸，可把乐乐妈给心疼死了。

腹泻是婴幼儿最常见的消化道综合征，没有发生过腹泻的宝宝并不多见，此症状在6～11个月的宝宝中更为常见。

❶ 生理性腹泻与判断方法

所谓生理性腹泻并不是疾病，它和生理性溢乳、生理性贫血等是同样的概念。那么，如何判断宝宝出现的是不是生理性腹泻呢？爸爸妈妈可以根据以下几点作出判断。

（1）腹泻次数每天不超过8次，每次大便量不多。

（2）大便虽然不成形、较稀，但含水分并不多，成黏稠状。

（3）大便没有特殊臭味、色黄，可有部分绿便，可含有奶瓣，尿量不少。

（4）宝宝精神好，吃奶正常，不发热，无腹胀，无腹痛（腹痛的宝宝哭闹，肢体蜷缩，臀部向后拱）。

（5）体重正常增长。

（6）大便常规正常或偶见白细胞、少量脂肪颗粒。

❶ 宝宝腹泻有原因

宝宝腹泻的主要原因是免疫力差，尤其是肠道的免疫功能差。刚离开母体的宝宝自身的抵抗力比较弱，当肠道受到感染时没有能力去战胜病毒，便很容易患上感染性腹泻。此外，下列因素也可以引发宝宝腹泻。

喂养：给宝宝喂食的奶粉过浓、奶粉不适合宝宝体质、奶液过凉、奶粉中加糖、过早添加米糊等淀粉类食物，都很容易导致宝宝积食，从而引起腹泻。宝宝消化系统功能发育还不够完善，所以，吃得太多、吃了不干净的食物或腐败变质食物均易引起腹泻。

疾病：宝宝若患上感冒一般会伴随腹泻症状，肠道轮状病毒感染也会引起腹泻，甚至中耳炎等与呼吸道感染有关的病症都会引起腹泻。

体质：属于过敏体质的宝宝饮用牛奶或奶粉之后会因为对牛奶或奶粉中的蛋白质过敏而腹泻。

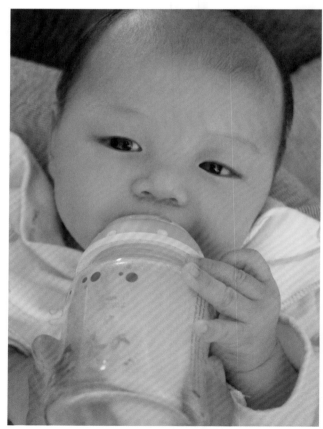

◆ 宝宝耕宇：宝宝腹泻也有可能是由喂食的配方奶过浓引起的，这时妈妈应适当改变对宝宝的喂养方式了。

气候：气候突然变化，宝宝腹部受凉使肠蠕动加快，或因天气过热使消化液分泌减少，也可能诱发腹泻。

爸爸妈妈要认真观察宝宝的病情，以便及早发现宝宝腹泻的病因，这样就可以尽早对症施治，使宝宝尽快恢复健康。

❗ 巧妙护理，快速治愈宝宝腹泻

宝宝发生腹泻的时候，爸爸妈妈没必要太过惊慌。先观察宝宝的症状，而不要急着求医问药。一般的腹泻，爸爸妈妈通过简单的家庭护理就可以治愈了。

合理选择喂养食物

如果是纯母乳或纯配方奶喂养，添加辅食后出现腹泻情况，就应立即停止给宝宝添加辅食。

如果妈妈母乳不足，给宝宝添加配方奶粉之后宝宝出现腹泻现象，爸爸妈妈可以考虑给宝宝选择其他品牌的配方奶粉。若仍然无效，可以减少配方奶粉的量，适当添加一些米粉。

如果给宝宝添加米粉后，腹泻情况更为严重，爸爸妈妈应该立即停止给宝宝添加米粉，请咨询医生意见，看是否继续给宝宝添加配方奶粉。

少食多餐，保证营养

腹泻期间一定要保证宝宝的营养。在此期间，爸爸妈妈应遵循少食多餐的原则，每天至少给宝宝进食6次。

补充水分，防止脱水

宝宝腹泻时，爸爸妈妈要注意给宝宝提供充足的水分。如果宝宝不愿意喝水或吃东西，或者频繁腹泻，妈妈就应该给他服用一些特别的混合剂，比如含有葡萄糖和适量盐分的补水液。这些东西在市场上可以买到，或者在药店里也可以买到。

观察宝宝大便巧应对

对于腹泻的宝宝，爸爸妈妈要认真观察宝宝的病情并记录下宝宝大便的次数、性状、颜色及量的多少等，这可

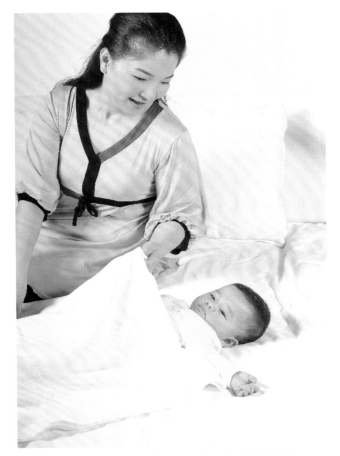

◆ 宝宝腹泻，妈妈一定要认真观察宝宝症状，切勿乱给宝宝喂药。

以为医生制订治疗计划提供很好的依据。

发出臭鸡蛋味：这种情况多是由蛋白质消化不良而引起的，应适当减少蛋白质的摄入量。

多泡沫，有酸臭味：如果宝宝的大便多泡沫、有酸臭味，这可能是奶中多加了糖所引起的，爸爸妈妈应在奶中少加糖或是换一种含糖量较低的配方奶粉。

有奶瓣：若大便中有奶瓣，则往往是宝宝消化不良的

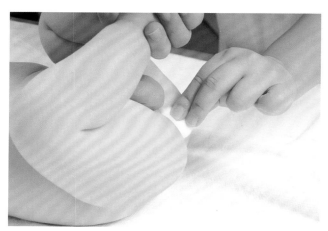

◆ 清洗完宝宝的臀部后，妈妈可用柔软的毛巾或棉球轻轻擦拭，将水分擦掉。

表现。爸爸妈妈应多注意宝宝的饮食，注意减少奶量和食量，以减轻宝宝消化系统的负担。

大便发绿：若宝宝大便发绿，那是因为宝宝腹部受凉，肠蠕动增快，过多的胆汁进入大便造成的。出现这种情况时，爸爸妈妈应注意避免宝宝腹部受凉，晚上注意给宝宝盖被子。

呈水样或含脓血：如果宝宝的大便呈水样（似蛋花汤样、水便分离）或含脓血，则多由病毒或细菌感染引起，需在医生的指导下治疗。

呵护宝宝的小屁股

腹泻过多的话，宝宝的小屁股就会受到污染，同时腹泻时的粪便对宝宝娇嫩的皮肤刺激较大，如果不注意清洁就容易引起臀部溃烂。因此，宝宝每次排便后，妈妈都要用温水洗洗宝宝的小屁股。

尿布最好用柔软清洁的棉尿布，且要勤换洗，以免发生"红屁股"及尿路感染。如果小屁屁发红了，应将它暴露在空气中自然干燥，然后涂抹一些尿布疹膏。这样，宝宝的"红屁股"现象很快就会消失的。

注意宝宝用品的消毒卫生

爸爸妈妈还应注意宝宝用品的消毒卫生，宝宝的玩具、儿童车、奶瓶、橡皮奶嘴、餐具等要及时进行消毒，宝宝的衣物、被子要勤洗、勤晒。

按摩保暖宝宝腹部

宝宝发生腹泻时，经常会因为肠道痉挛而引发腹痛，这时，爸爸妈妈应当注意对宝宝腹部的保暖，这样可以有效缓解肠道痉挛，达到减轻疼痛的目的。爸爸妈妈还可以适当地对宝宝的腹部进行按摩，也可以达到缓解疼痛的目的。

❗ 做好预防，远离腹泻

宝宝的肠胃非常脆弱，长期腹泻会导致宝宝失水过多及营养不足，对宝宝的身体伤害甚大。所以，爸爸妈妈们一定要注意做好预防工作。

对于处于哺乳期的宝宝来说，最好采用母乳喂养方式。因为母乳是无菌的，而且有多种病菌的抗体，对肠道感染有一定的抵抗力，因此母乳喂养的宝宝不易患腹泻。如果没有条件进行母乳喂养，也要进行正确的人工喂养，尤其是要保持奶具的干净卫生。

对于稍大一点的宝宝，爸爸妈妈要注意宝宝平时的饮食卫生，注意宝宝的手部清洁，做到饭前、饭后、便后都洗手；定期将玩具和食具煮沸消毒，在给宝宝喂奶之前母亲要用温开水洗净乳头；合理喂养，给宝宝充足的营养，注意饮食的均衡；留心天气变化，给宝宝做好保暖工作；观察宝宝是否属于过敏体质，如果是就不要喂食可能引起过敏的食物。

四 父母早教有方：宝宝聪明健康有道

在这个月，宝宝的好奇心和求知欲更强了，爸爸妈妈要及时加以训练了。

▶ 益智亲子游戏

爸爸妈妈可以经常和宝宝做一些益智亲子小游戏，这有助于开发宝宝的智力。

① 藏猫猫：增强宝宝想象力

藏猫猫这个游戏不仅能够让宝宝感到快乐，还有助于增强宝宝的想象力。具体方法如右图。

① 你看，妈妈的脸：加强宝宝大脑的视觉潜能

妈妈可以和宝宝一起玩"你看你看，妈妈的脸"这个有趣的小游戏。游戏可以对宝宝形成有利的视觉刺激，激发宝宝大脑的视觉潜能，有助于培养宝宝的观察力。游戏方法如下。

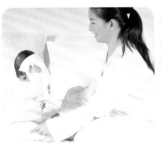

01 妈妈可以将手绢盖在宝宝的脸上，并说："看不见了。"让宝宝自己寻找妈妈在哪儿。

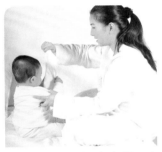

02 当宝宝拉手绢时，妈妈可拿开手绢，让宝宝的小脸露出来，微笑说："妈妈在这里。"

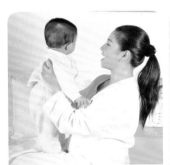

01 妈妈坐在床上或地毯上，两腿伸直，抱住宝宝的腋下，让宝宝站在自己的膝盖上。

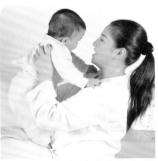

02 妈妈屈膝时，宝宝会上升，妈妈边做边说："妈妈的脸在下面。"

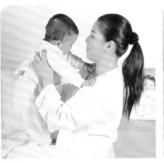

03 放平膝盖时，宝宝就会下降，妈妈边做边说："妈妈的脸在上面。"

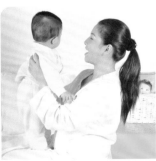

04 妈妈可以和宝宝反复做几次这个游戏，让宝宝从上下左右不同角度观察妈妈的脸。

▶ 体能训练

这个月，宝宝坐的能力有了很大的提高。爸爸妈妈可以对宝宝进行独坐训练，这样可以使宝宝的大动作运动能力得到有效提高。同时，爸爸妈妈还可以让宝宝做一下撕纸游戏，以增强宝宝的手部灵活性。

⚠ 独坐练习：学会独坐，改善宝宝视觉效果

让宝宝学会独坐，对于改善宝宝的视觉效果有着重要的作用。这一个月的独坐训练十分重要，爸爸妈妈一定要抓紧时间对宝宝进行训练。

宝宝开始独坐，两腿分开大于90°，使宝宝的支撑面积尽量大；两臂放置于体前两腿之间，让重心尽可能在支撑面的中间。爸妈用手在宝宝胸前和背后保护，防止宝宝摔倒。

独坐练习开始阶段，每次时间要短，即使宝宝已经能独立坐了，也只让他坐3~5秒就必须休息，以防骨骼畸形。在宝宝能独立地坐后，可让宝宝自己控制坐的时间。

⚠ 撕纸游戏：锻炼宝宝的手指灵活性

大多数宝宝这个月会有撕纸、咬纸的行为发生，对此，爸爸妈妈千万不要阻止。可以说，宝宝撕纸，就像他们学习走路一样正常。爸爸妈妈可以跟宝宝一起来玩撕纸游戏。

刚开始的时候，可以让宝宝任意撕，不管宝宝撕成什么形状都无所谓，爸爸妈妈都要给予宝宝鼓励。经过几次撕纸游戏后，爸爸妈妈可以将纸撕成三角形、方形、圆形，并将其摆放在宝宝的面前，告诉宝宝每一个是什么图形。虽然宝宝这时候还无法区分这些图形的形状，但这个游戏却能让宝宝有一种良好的视觉体验，还能增强宝宝对简单图形的记忆储存能力。

与此同时，撕纸游戏可以使宝宝的手部肌肉力量和手部的灵活性得到很好的锻炼，促进宝宝脑功能的健全和成熟，还能让宝宝初步认识到自己有改变外界环境的能力，并从中获得乐趣。游戏方法如下。

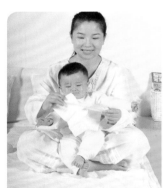

01 在进行撕纸游戏时，爸爸妈妈可以选择一些干净、质地柔软的纸片，先向宝宝演示一下撕纸动作。

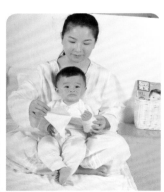

02 然后，将纸片的一头交给宝宝抓住，爸爸或妈妈抓住另一头，示意宝宝一起用力，直到把纸片撕开。

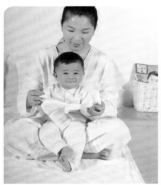

03 交给宝宝一张纸，让宝宝抓住纸片的两端，爸爸或妈妈两手抓住宝宝的小手，共同将纸片撕开。

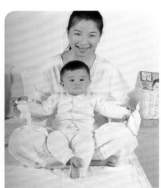

04 最后，让宝宝独自练习撕纸片。

⚠ 拇指与食指的对捏练习：帮助宝宝学会捏细小物品

在这个月里，妈妈可以训练宝宝进行拇指与食指的对捏练习，让宝宝学会捏起一些细小物品，如米粒、葡萄干等。

拇指与食指对捏是人类特有的一个动作，对促进宝宝大脑发育极有好处。需要提醒妈妈的是，在对宝宝进行训练的过程中，一定要注意宝宝的安全，防止宝宝将拿到的东西吞入口中。游戏方法如下。

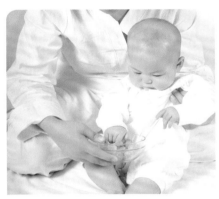 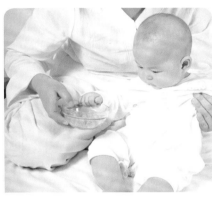 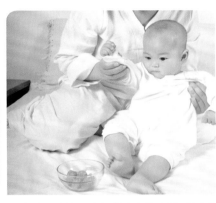

01 在小碗中放入一些细小物品（如葡萄干或其他果干等），让宝宝用拇指和食指对捏的方法去拿。

02 若宝宝无法够到小碗中的细小物品，妈妈可以将小碗放得稍微高一些，方便宝宝够到。

03 妈妈可以在一旁抓着宝宝的小手，帮助宝宝拿到细小物品。经过一段时间的练习，宝宝就可以用拇指和食指将细小物品捏起了。

⚠ 蹬车游戏：发展宝宝的肢体运动能力

妈妈给宝宝换完尿布或洗完澡后，如果宝宝心情很不错，妈妈就可以和宝宝一起做蹬车游戏。这个游戏可以发展宝宝的肢体运动能力，提高宝宝的运动能力，增强宝宝的想象力。游戏方法如下。

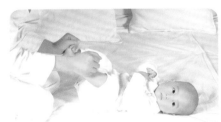 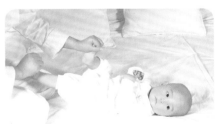

01 宝宝仰卧，妈妈用双手轻轻抓住宝宝的小脚丫，但注意抓宝宝小脚丫的力度一定要适当，千万不要太用力哦！

02 接下来，妈妈要让宝宝的脚像蹬自行车一样活动。在玩这个游戏的时候，妈妈最好注视宝宝的眼睛，并对宝宝说："宝宝蹬车车玩去喽。"

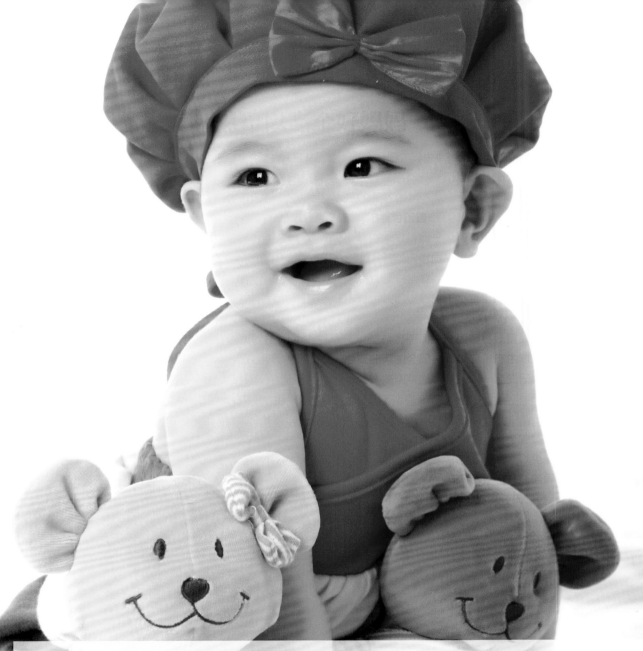

▶宝贝日记之宝贝"独坐"惊情记

　　周末，老公不在家，家中只有我和刚满6个月的萱萱以及姐姐10岁的女儿乐乐。到了中午，老公还没回来，我就让乐乐帮我看着萱萱，我去厨房做点儿吃的。正当我在厨房忙活时，忽然听到萱萱尖锐的哭声，我赶忙跑回卧室，抱起萱萱哄了起来。见萱萱哭得这么凶，乐乐一脸惭愧。原来，她以为萱萱已经会坐了，就让萱萱坐着和她玩，谁知一不注意，萱萱就倒向后边，后脑勺磕到了床沿上。萱萱的大哭让我心疼不已，但这都怪我没向乐乐交代清楚：萱萱现在身体太软，还坐不稳。幸亏萱萱没有什么危险，否则……唉，以后一定要加倍注意萱萱的安全问题，当然了，还要多多训练萱萱练成"独坐"神功。

第7个月

宝宝独坐显身手

妈妈育儿手记之本月养育重点

○ 根据月龄特点合理添加辅食。 ○ 培养宝宝良好的饮食习惯。 ○ 提高宝宝对语言的理解力。

○ 让宝宝学习坐起来吃东西、玩耍。 ○ 培养宝宝慢慢适应陌生人。

○ 训练宝宝独坐。 ○ 帮助宝宝学习爬行。 ○ 发展宝宝的手眼协调能力和认知能力。

宝宝的日常护理：悉心呵护保健康

6个月以后，萱萱的抵抗力和免疫力急速下降，再加上正值秋冬交替之际，以前健健康康的萱萱如今经常生病。在这个月里，做好对萱萱的日常护理成了爸爸妈妈的一项艰巨的任务。爸爸妈妈要怎样给萱萱喂药呢？如何增强萱萱的免疫力呢……现在就来学习一下吧。

▶ 轻松喂药的秘诀：宝宝乖乖吃药不是梦

在这个月里，萱萱的抵抗力急速下降，极易生病，而给萱萱喂药则成了萱萱爸妈的梦魇。有时候，萱萱爸妈在对萱萱"威逼利诱"以及采取一系列如按头、撬嘴、捏鼻子等强硬措施后，萱萱仍然"不买账"，就是不肯吃药。爸爸妈妈这方喂药喂得满头大汗、手足无措，萱萱那方却是哭得声嘶力竭，百般抗拒。

给宝宝喂药俨然已经成了一场没有硝烟的战争。很多爸爸妈妈经历过给宝宝喂药的艰辛后，都会祈祷：小宝宝，你可再也不要生病了。宝宝不生病？这可能吗？答案当然是不可能。这就意味着宝宝生病时，爸爸妈妈还得乖乖给宝宝喂药。

其实，在给宝宝喂药时，只要掌握好方法和技巧，喂药就会轻松很多。

❗ 喂药辅助工具：让宝宝乖乖吃药的"法宝"

正所谓"工欲善其事，必先利其器"。爸爸妈妈若能有效地使用喂药的辅助工具，就可以让喂药过程变得更加顺利。下面，就一起来看看这些让宝宝乖乖吃药的"法宝"吧。

汤匙：适合新生儿至1岁以下宝宝。

针筒或滴管：对尚未学会吞咽的宝宝最为适合。

药杯：适用于已经会吞咽的1岁以上的宝宝。

甜点诱惑：对于6个月以上的宝宝，可以准备小零食作为宝宝吃药后的奖励。

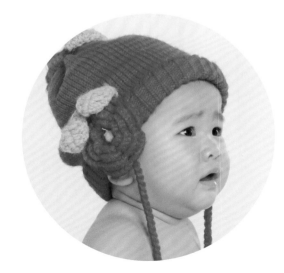

◆ 宝宝里萱：萱萱最讨厌吃药了，每次给她喂药，她都会极力反抗。瞧，这回妈妈刚刚拿出药，她就哭了，像是在说："我不喝，我不喝……"

🟠 饭前还是饭后，喂药时间巧选择

爸爸妈妈要选择饭前半个小时至1个小时这段时间给宝宝喂药，此时宝宝的胃内已排空，有利于宝宝对药物的吸收，并能有效避免宝宝服药后呕吐。需要提醒爸爸妈妈的是，一些对胃部有强烈刺激作用的药物，需在宝宝饭后1个小时服用，这样可以有效防止宝宝胃黏膜受到损伤。

🟠 做好喂药前的准备，让宝宝乖乖吃药

想要轻松给宝宝喂药，就一定要做好喂药前的准备。一般来说，爸爸妈妈在喂药前需要做好以下准备事项。

（1）准备好要喂的药物，再仔细看一遍说明书，检查药盒上的名字、日期，核对一下药量，重新看一下药物是要饭前吃还是饭后吃。若有疑问应向开药医师咨询，以求安全。

（2）给宝宝戴好围嘴，并在旁边准备好卫生纸或是毛巾，以方便药物溢出时及时擦拭。

（3）清洗好喂药所需的辅助工具，并放置在药物旁边。

（4）喂药者要用洗手液洗净双手。

（5）准备一些白开水。

做好这些准备工作之后，爸爸妈妈就可以开始给宝宝喂药啦。

🟠 掌握喂药步骤，步步为"赢"

现在，就要进入给宝宝喂药这一最关键也最让爸爸妈妈头疼的环节了。究竟要怎样给宝宝喂药呢？顺利给宝宝喂药有什么小绝招呢？

喂药水类药物的方法

给宝宝喂药水类药物时，妈妈可以这样做。

（1）妈妈采取坐姿，让宝宝半躺在妈妈的手臂上，妈妈用手指轻轻按住宝宝的下颌，让宝宝张开小嘴，并轻声对宝宝说："宝宝，喝甜水啦。"这样可以转移宝宝的注意力。

（2）用滴管或针筒式喂药器取少量药液，将药液慢慢送入宝宝口中。一般来说，在药液进入宝宝口中时，宝宝都会反抗，这时候，妈妈要注意鼓励宝宝。

（3）妈妈轻抬宝宝下颌，帮助宝宝吞咽药液。

（4）所有药液都喂完后，再用小勺加喂几勺白开水，并对宝宝说："宝宝好棒，现在来喝点儿水吧，喝点儿水就不苦啦。"这样可以帮助宝宝咽下口腔内剩余的药液。

喂片剂类药物的方法

给宝宝喂片剂类药物时，妈妈可以参照以下方法。

（1）将药片碾碎，并捣成散粉状。

（2）取适量粉末倒在小勺上，并在药粉上撒少许糖，可以将药粉的味道遮盖住。

（3）让宝宝张开小嘴，将药粉直接倒入宝宝口中。这时候，大多数宝宝都会反抗，妈妈要学会转移宝宝的注意力，告诉宝宝："宝宝乖，很快就可以喝甜水啦。"

（4）让宝宝吮吸装有适量白开水的奶瓶，以帮助宝宝吞下药粉。当宝宝喝过水后，才发现妈妈刚才所谓的"甜水"是骗自己的，便会将奶瓶推走，妈妈这时要夸奖宝宝。

（5）给宝宝吃块小饼干，以减少药粉在宝宝嘴里留下的苦味。

在给宝宝喂药的过程中，爸爸也可以参与进来，可以找一个宝宝比较感兴趣的玩具，分散宝宝的注意力，并时不时夸奖宝宝。听到爸爸的夸奖，小家伙就会变得很开心，吃药就会变得更顺利啦。

🟠 喂药之后，妥当护理

爸爸妈妈掌握了上边所述的喂药秘诀之后，再给宝宝喂药就会变得轻松很多。爸爸妈妈是不是正偷着乐呢？先别忙着高兴哦，给宝宝喂药之后，爸爸妈妈还需要给宝宝做以下护理，现在快来看看吧。

喂宝宝适量温开水

温开水可以将残留在宝宝口腔内及食管壁上的药物冲

洗掉，有助于清除口腔中的药味，避免食管黏膜受损。若宝宝吃的是磺胺类药，爸爸妈妈更应让宝宝多喝一些水，以防止宝宝肾功能受损。

喂药后抱宝宝有方法

给宝宝喂完药后，爸爸妈妈应将宝宝竖直抱起，轻轻拍打宝宝的背部，这样有助于排出宝宝胃部的空气，避免宝宝因哭闹而吞入较多的空气，并在嗳气时将药液一起吐出。

服药后需仔细观察

有些感冒药有导致心跳加快的副作用，因此，爸爸妈妈在给宝宝服药后一定要小心观察。

感觉不适需停药

有些体质过敏的宝宝，在服用退热药、止痛药或抗癫痫药物后可能会产生过敏反应。因此，给宝宝喂完药后要注意观察宝宝是否出现不良反应。宝宝服药后一旦发生任何不适，爸爸妈妈应立即给宝宝停药，并咨询医师。

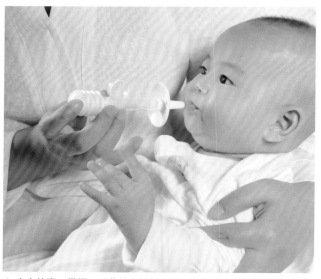

◆ 宝宝佳熹：掌握了喂药的小妙招之后，佳熹妈给佳熹喂药一点儿都不困难了。

▶ 宝宝喜欢安抚物

萱萱妈发现，萱萱现在有了一个新伙伴，那就是安抚奶嘴。萱萱每天都会含着安抚奶嘴，睡觉时含着，玩乐时含着，真是一刻都离不开。萱萱妈一将安抚奶嘴从萱萱嘴中拿走，萱萱就会大哭起来。安抚物虽让萱萱妈省了不少心，但是，萱萱每天含着安抚奶嘴会对她的健康有害吗？萱萱妈还真有些担心啊。

❗ 爱上安抚物的小秘密

喜欢安抚物是宝宝逐步走向独立的一种常见表现。6个月时，宝宝的自我独立意识逐渐明确，他开始表露出一定的本能——坚持和爸爸妈妈的身体保持轻微的距离，坚持自己做某事的权利，并开始意识到独立对自身的重要性。

那么，宝宝独立意识的觉醒和他爱上安抚物又有什么关系呢？我们知道，每个人都会有不开心的时候，宝宝也不例外。当他出现不开心、害怕、焦虑等情绪时，他就会希望回到妈妈的怀抱中，重温在妈妈怀中的那种幸福。可是，宝宝又不愿意放弃自己此时已经取得的这种宝贵的独立。于是，宝宝就利用安抚物来缓解自己内心的恐惧、焦虑等情绪，找回昔日的安全感。

❗ 安抚物虽好，使用还需恰当

安抚物虽好，但宝宝使用安抚物时应注意以下几点。

莫让安抚物替代妈妈的安抚

即使宝宝有了安抚物，妈妈每天仍需和宝宝有充分的肌肤接触，对宝宝的精神给予足够的安抚。在宝宝睡觉时，妈妈要多抚摸宝宝的身体、脸部等，这样可以加深宝宝和妈妈之间的感情，也不会让宝宝对安抚物过分依赖。

注意宝宝和安抚物的卫生

有些宝宝很喜欢安抚物，甚至睡觉嘴里还含着安抚奶嘴，在这种情况下，宝宝每天所接触的安抚物若不卫生，就很容易对宝宝的健康造成危害。为此，妈妈要注意经常为宝宝洗手，并对宝宝用的安抚物进行消毒，以免病从口入。

营造温馨和谐的家庭氛围

安抚物虽然可以给宝宝带来快乐和安全感，但宝宝若过度依恋安抚物则会对其日后的成长及心理健康带来影响。爸爸妈妈在日常生活中要注意建立温馨和谐的家庭氛围，平时要多和宝宝做做游戏，多逗逗宝宝，给宝宝足够的安全感，让宝宝感到幸福快乐。

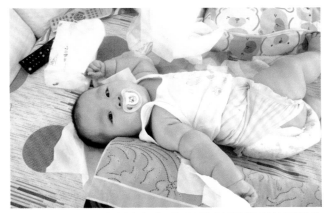

◆ 宝宝祺川：祺川很喜欢安抚奶嘴，这是因为安抚奶嘴可代替妈妈的乳头给她以口感上的满足与安慰，让她感到愉快舒适。

▶ 认生：宝宝害怕陌生人

一些妈妈会发现，之前宝宝对看到的每个人都会露出甜美的笑容，成为人见人爱的可爱宝宝，但是，忽然有一天，宝宝的脾气却变得很大，也不再喜欢上街了。抱着宝宝出去时，宝宝总是喜欢将脸藏入妈妈怀中；遇到陌生人和他逗乐，他也不再微笑，甚至有时候会撇着小嘴"哇"的一声大哭起来，更不要提让陌生人抱抱了。这让妈妈十分纳闷：宝宝这是怎么了，是病了吗？不，宝宝这是认生了。

❗ 宝宝认生不奇怪

大多数的宝宝都要经历"认生期"。有的宝宝认生的程度较轻，而有的宝宝就非常严重。宝宝认生是宝宝的社会性发展到一定程度的表现，是宝宝感知、辨别、记忆能力、情绪和人际关系得到发展的体现。

宝宝在三四个月大的时候就可以认出妈妈了，只要妈妈走近宝宝，他就会朝着妈妈笑。这时候的宝宝对任何事物都感到好奇，并不会认生，他们见到陌生人也会报以微笑。

5个月的宝宝其自我认识和活动范围不断扩大，识别能力也不断增强，此时已经可以区别爸爸妈妈和其他人，见

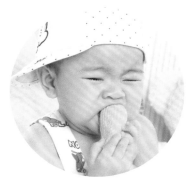

◆宝宝里萱：前一刻还在吃着美食、十分高兴的萱萱，看到陌生人后大哭起来。

到陌生人会"有所警惕"。

6个多月的宝宝已开始有了依恋、害怕、认生等情绪，对妈妈表现出一种强烈的依赖感。出于自我保护的目的，这个阶段的宝宝对陌生人和陌生环境会表现出十分抗拒的反应，如哭闹、回避等。

8~12个月的宝宝认生的程度达到了高峰之后，随着宝宝一天天长大，宝宝认生的现象会逐渐减弱直至消失。

⚠ 宝宝认生有原因

并不是所有的宝宝都会出现认生这一现象，那么，引起宝宝认生的原因到底有哪些呢？

妈妈和宝宝生活的环境

妈妈和宝宝生活的环境会导致宝宝认生。如果妈妈不经常把宝宝带出去玩，而是整天都和宝宝待在家里，这就使得宝宝的生活空间相对狭小，一看到陌生人就会表现得十分胆怯，从而产生一系列认生反应。

经常由一个人带着的宝宝

宝宝经常只由一个人带着，这就使得宝宝每天只和这个人"打交道"，很容易就会对他人产生排斥心理。

害怕有某种特征的人

宝宝对有某种特征的人产生恐惧心理，从而产生认生现象。如平时妈妈不戴眼镜，有一天忽然戴了一副眼镜，宝宝就会很不习惯。宝宝见到和自己最亲近的妈妈尚且如此，见到戴眼镜或是有其他特征的陌生人产生认生现象便是再自然不过的事了。

⚠ 妈妈有妙招，宝宝不认生

宝宝认生是一种自我保护现象，这对宝宝的成长有一定的积极意义。有些妈妈因此便认为可以对宝宝认生置之不理，殊不知，宝宝认生也在一定程度上阻碍了宝宝和外界的人际沟通，若对其放任不管，对宝宝日后的成长和心理健康十分不利。下面就告诉妈妈几个小妙招，可以帮助

宝宝轻松度过"认生期"。

多带宝宝出去走走

妈妈要多带宝宝出去走走，经常去人多的地方，这样可以扩大宝宝的接触面，逐渐养成适应陌生环境的能力。

多多接触陌生人

有些宝宝整天只让妈妈一个人抱，别的人一抱，宝宝就哭闹起来。之所以会出现这种情况，是因为宝宝每天只看到妈妈，平时接触的陌生人不是很多。

妈妈可以尝试着带宝宝多多接触身边较为熟悉的亲人，如爸爸、爷爷、奶奶、外婆、外公等；之后再逐步让宝宝接触一些陌生人，如爸爸妈妈的朋友、邻居等，让宝宝逐渐养成和陌生人交往的能力。

多接触其他小宝宝

宝宝天性就喜欢和小宝宝在一起。妈妈带宝宝出去玩时，可以让宝宝多和其他小宝宝打招呼，并和他们一起玩儿。时间长了，宝宝就不会再害怕陌生人了。

给宝宝足够的安全感

一般来说，宝宝认生都和"害怕"有很大的关系。因此，爸爸妈妈平时对宝宝的态度要注意保持温和，宝宝哭闹时要有耐心，不要训斥宝宝，尽量给宝宝安全感。

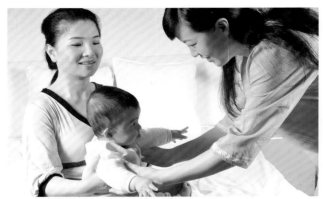

◆宝宝曦雅：妈妈可以让宝宝多接触一些陌生人，渐渐地，宝宝的认生现象就可以消除了。

宝宝的喂养方法：营养充足长得快

最近，萱萱爱上了吃辅食。每次萱萱妈给萱萱喂完辅食，萱萱都会用小手扒着小碗，还想继续吃。萱萱妈便告诉萱萱："萱萱乖，下午咱们还有美味的鸡蛋面呢，到时再给你吃啊。"在萱萱妈的安抚下，萱萱终于安静了下来。看到萱萱这么能吃，萱萱妈十分开心，小宝宝营养充足，身体才能更健康嘛。

▶ 本月宝宝喂养须知

这个月，萱萱已经长出小乳牙，也有一定的咀嚼能力，她的小舌头也具有了搅拌食物的功能。对于食物，萱萱越来越表现出个人的喜好。那么，在这个月里，妈妈在喂养宝宝的时候需要注意什么问题呢？

❗ 坚持母乳喂养

世界卫生组织建议，如果条件允许，母乳喂养可持续到2岁，母乳喂养的宝宝更加不容易生病。6个月后，宝宝从母体带来的免疫力就消失了，而此时，宝宝本身所具有的免疫力相对成人较弱，这也是为什么宝宝过了半岁后会很容易生病的原因。而母乳喂养的宝宝能继续从母体中获取免疫力，同时，母乳喂养相较人工喂养来说更加安全，更加卫生。

❗ 配方奶仍然很重要

人工喂养的宝宝，可能比母乳喂养的宝宝更喜欢吃辅食。但是妈妈们要知道，奶类依然是这个月宝宝营养的主要来源，不能完全用辅食替代，妈妈应该掌握好辅食的量。

让宝宝爱上配方奶

就算宝宝确实不爱喝配方奶，更容易接受辅食，妈妈们也要想尽办法让宝宝摄入配方奶，因为奶和米、面相比，其营养成分要高得多。

因此，如果由于宝宝吃了小半碗粥，而让他少吃一瓶奶的做法是不对的。

配方奶并非越浓越好

有些妈妈认为配方奶越浓，宝宝得到的营养就越多，生长发育就越快，因此在给宝宝冲奶粉的时候就多加奶粉、少加水，使其浓度超出正常标准，这种做法是很不科学的。因为宝宝的脏器娇嫩，难以承受过重的负担和压力，如果经常给宝宝喝过浓的配方奶，会引起宝宝食欲不振、腹泻、便秘等，严重的话，还会引起急性出血性小肠炎。因此，在给宝宝冲调配方奶时，一定要根据说明冲调，牢记"过犹不及"这个道理。

❗ 固体食物巧添加

宝宝从吮吸乳汁到用碗、勺吃半流质食物，再到咀嚼固体食物，食物的性质和饮食行为都在变化，这对宝宝提高食欲是大有益处的，同时，宝宝掌握吃的本领本身也是个学习和适应的过程。那么，爸爸妈妈究竟要在什么时候开始给宝宝添加固体食物呢？

添加固体食物的时机

宝宝吃固体食物的时机判断标准是：宝宝能够倚靠支撑物的帮助坐起来，能稳定地控制自己的脖子并且可以把头从一侧转向另一侧的时候，这通常发生在宝宝7~9个月。

这个阶段的宝宝口腔唾液淀粉酶的分泌功能日趋完善，神经系统和肌肉控制等发育已较为成熟，而且舌头的排斥反应消失，可以掌握吞咽动作。宝宝消化能力比以前强了，唾液能将固体食物泡软以利于宝宝下咽；再加上这个时候大部分的宝宝长有2颗牙，咀嚼能力提高了，可以吃一些固体食物。

固体食物的添加方法

喂固体食物可以从谷类食物开始，因为谷类引发过敏反应的可能性最小。一开始喂的时候应该用非常小的量，大约是1勺谷类食物混合几勺母乳或代乳品。

给宝宝喂固态食物不宜太浓稠，应呈流体状，而且应该用一个小的适合宝宝口腔大小的勺子喂，让粥流进宝宝的嘴里。含有燕麦、大麦以及小麦的谷类食物可以在宝宝6个月之后喂；蔬菜和水果可以在宝宝7~9月大时喂。

适时让宝宝吃固体食物可以训练宝宝的咀嚼能力，并且通过咀嚼可刺激唾液分泌，促进牙齿的生长。

▶ 培养宝宝良好的饮食习惯

现在，萱萱正一天天长大，她也变得越来越懂事。在萱萱爸妈的培养下，萱萱逐渐养成了很多好习惯，良好的饮食习惯就是其中之一。现在，一起来看看，萱萱爸妈是如何培养萱萱的吧。

❗ 喂养严格按规定

在喂养宝宝的时候，爸爸妈妈应该做到定时、定量、定地点，这样有助于宝宝养成良好的饮食习惯，有利于形成内在的条件反射，从而为宝宝消化系统的正常运行提供有力保障。

❗ 进餐更要讲卫生

用餐时，宝宝的卫生习惯也不容忽视。爸爸妈妈在喂养宝宝前要给宝宝洗净小手，给他戴上围嘴或是围上小手帕。

❗ 莫让宝宝边吃边玩

不要让宝宝边吃边玩，或者是吃几口又去玩，这是一种很坏的进食习惯，对食物的消化极为不利，既不科学又不卫生。同时，边吃边玩的毛病不仅会损害宝宝的身体健康，还会使宝宝从小养成做什么事都不专心、不认真、注意力不集中的坏习惯。

改变宝宝边吃边玩的习惯要从小抓起，一旦给宝宝开始添加辅食，爸爸妈妈就要重视培养宝宝定时、定地点吃饭的饮食行为，还要注意饭前1个小时内不再给宝宝吃零食。如果两顿饭之间的零食吃得过多，宝宝没有饥饿感，就会在吃饭的时候心不在焉，坐不住。

❗ 吃零食要有节制

零食中有很多营养成分都是正常饮食所缺乏的，但如果让宝宝没有节制地吃零食，会使宝宝的肠道得不到休息，影响宝宝的正常进餐。

爸爸妈妈要注意帮助宝宝养成正确吃零食的习惯，做到定时定量。最好是在两顿饭之间或饭前2个小时左右吃适量零食，这样可以更好地发挥零食的功效，也不会影响宝宝的正常进餐。

▶ 巧吃食物，增强免疫力

北北在7个月以前身体很好，一直没患过什么病。可是一进入7个月，北北就开始三天两头生病，不是感冒就是发热，这让北北的爸爸妈妈感到十分纳闷，为什么北北越大，生病次数反倒是越来越多呢？

❗ 吃对食物，有效增强宝宝免疫力

你家的宝宝免疫力是强还是弱呢？妈妈们可要注意加强养护工作。现在，先从饮食上给宝宝的免疫力"加分"吧。

多吃母乳

母乳不仅是宝宝身体和智力发育的黄金食品，而且还具有增强宝宝免疫力的功效。研究发现，母乳喂养的宝宝免疫力要比非母乳喂养的宝宝高。之所以会出现这种结果，是因为母乳中含有对呼吸道黏膜有保护作用的几种免疫球蛋白，以及一定量的抑制感冒病毒的溶菌酶、乳铁蛋白、巨噬细胞等免疫成分。因此，建议妈妈在喂养宝宝的过程中，尽可能地让宝宝多吃母乳。

多吃含锌食物

锌有"病毒克星"的美称，具有抑制感冒病毒繁殖、增强人体免疫功能之功效。爸爸妈妈可以多让宝宝吃一些富含锌的食物，如海产品、豆类及坚果类食物。

多吃含铁食物

人体若缺乏铁元素，可导致免疫功能下降，降低人体的抵抗能力。爸爸妈妈可以让宝宝多吃一些含铁元素比较丰富的食物，如奶类、肉类、动物血、蛋类、菠菜等。但切忌盲目贪多，否则会降低宝宝对锌、铜的吸收。

多吃富含维生素A、维生素C的食物

维生素A具有稳定人体上皮细胞膜、增强人体免疫力的功用；维生素C有间接促进抗体合成、增强免疫的功用。富含维生素A的食物有鸡蛋、南瓜、奶类、胡萝卜等，富含维生素C的食物有新鲜绿叶蔬菜及各种新鲜水果，爸爸妈妈可以有意识地让宝宝多吃一些富含维生素A、维生素C的食物，以增强宝宝的免疫力。

少吃高盐、高糖食物

在喂养宝宝的过程中，爸爸妈妈还应注意尽量让宝宝少吃或不吃高盐、高糖的食物。食用过多高盐食物，会导致宝宝的唾液分泌减少，易引发宝宝口腔黏膜水肿充血，病毒感染的概率也会随之增高，宝宝更易感冒。而宝宝吃过多高糖食物，则会导致宝宝胃口变差，时间长了便会引起营养不良，导致宝宝免疫力下降，感染病毒的概率也会增高。

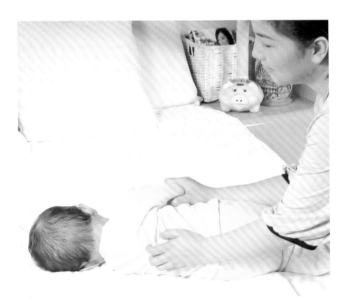

◆宝宝卧床不起，妈妈应注意勤给宝宝翻身。

三 应对宝宝不适有窍门：健健康康快乐多

宝宝的成长路上充满了快乐，同时，也充满了各种不适，小则感冒、发热，大则肺炎、贫血等，这让爸爸妈妈十分担心。在这个月里，宝宝会出现什么常见的不适状况呢？爸爸妈妈又应该如何护理呢？一起来看看吧！

▶ 缺铁性贫血：宝宝脸色好苍白

旦旦最近食欲骤减，有时稍微运动一下就会脸色苍白，爸爸妈妈和他一起玩，他还会时不时地发脾气，显得烦躁不安。旦旦食欲不振、精神不佳的状态令旦旦爸妈十分担心，便带旦旦去医院做了相关检查，原来，旦旦患有轻度缺铁性贫血。

宝宝6个月以后，极易患缺铁性贫血，这对宝宝的健康成长造成了很大影响，严重的话，还会影响宝宝的智力发育。

宫内时，妈妈通过胎盘将自己的铁输送给了宝宝，足月生产的宝宝在出生时体内的铁较多，可满足出生后4~6个月内宝宝身体快速生长的需要。可6个月以后，宝宝从妈妈那里获得的铁就无法满足自身生长发育的需要了，同时，这一时期母乳中所含的铁已无法满足宝宝的需要，因此宝宝就必须从食物中获取铁。爸爸妈妈若不能及时给宝宝添加辅食，宝宝就很容易发生缺铁性贫血。

❗ 发现宝宝患病的"蛛丝马迹"

缺铁性贫血发病缓慢，不易被爸爸妈妈发现和重视，待有明显症状时，多已属中度贫血。那么，爸爸妈妈要如何发现缺铁性贫血的"蛛丝马迹"呢？

一般来说，宝宝患有缺铁性贫血的话，会出现脸色苍白、食欲减退、活动减少、生长发育迟缓等症状，严重的话，在宝宝大哭时还会出现呼吸暂停现象。年龄稍大一些的贫血患儿则会注意力不集中、理解力差、过于好动等，少数会表现出喜欢吃沙子、吃土、吃纸等异食癖。

❗ 宝宝为何易贫血

为什么宝宝6个月以后容易贫血呢？这是因为宝宝在子

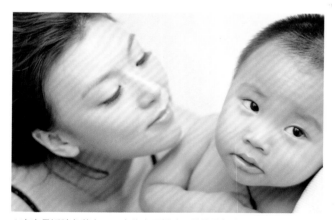

◆宝宝最近脸色苍白，一点儿也不想动，他这是怎么了呢？

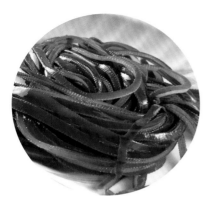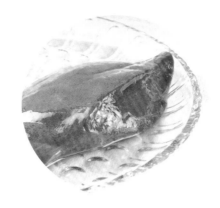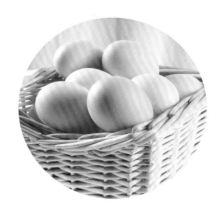

◆宝宝若患有缺铁性贫血，妈妈可以给宝宝多吃海带、动物肝脏、鸡蛋等含铁量高的食物。

🛈 贫血宝宝的家庭护理

对于缺铁性贫血，治疗的方法就是要给宝宝补充铁元素。因多数宝宝患贫血是喂养不当引起的，且贫血为轻度的，故可通过饮食疗法来纠正。

食品中含铁量最高的为黑木耳、海带、动物血液和肝脏，其次为肉类、豆类、蛋类和绿叶蔬菜。动物血、动物肝脏、瘦肉和鱼类不仅含铁丰富，而且人体吸收率高达11%～20%，是补充铁元素的良好来源。母乳喂养的宝宝，妈妈要注意多吃上述含铁高的食物，并经常检查血红蛋白，发现贫血时须尽早治疗，以免体内缺铁导致宝宝摄取不到足够的铁。

无论是母乳喂养还是人工喂养，到了6个月以后就要逐步给宝宝添加蛋黄、菜泥、猪肝泥、肉泥等富含铁的辅食。

对缺铁患儿，在日常生活中还要注意以下事项：

（1）让宝宝保持静卧，保证充足睡眠，减少不必要的刺激。

（2）注意冷暖变化，以免宝宝受凉。

（3）观察病情变化，注意观察宝宝的神态、心律、呼吸、血压、瞳孔及大便等。注意贫血有无加重及合并其他疾病，配合医生找出贫血的原因。

🛈 做好预防，将贫血挡在门外

那么，爸爸妈妈在日常生活中怎样才能预防宝宝贫血呢？

母乳喂养

预防贫血，首先就要提倡母乳喂养。母乳中所含的铁元素虽不多，但极易被宝宝吸收。

多吃含铁元素的食物

爸爸妈妈要多给宝宝添加含铁元素较多的食物，如在宝宝4～6个月开始添加蛋黄泥、菜泥等，在宝宝6个月后，逐渐添加肉泥、鱼泥、猪肝泥、瘦肉粥、动物血等。爸爸妈妈还应让宝宝多摄入一些富含维生素C的果汁，这能增加宝宝身体对食物中铁元素的吸收利用。

注意烹调用具

在给宝宝烹制辅食的时候，爸爸妈妈应多用铁锅、铁铲。在烹饪食物的时候，切忌让食物在铝制餐具中放的时间过长，因为铝会影响人体对铁的吸收。

▶ 感冒：鼻涕流呀流，宝宝没精神

旦旦马上就要满7个月了，旦旦妈原打算周末带旦旦一起拍一下"写真"，记录旦旦这个月的变化。可是，周六早上一起来，旦旦妈就发现旦旦有些流鼻涕，时不时地打喷嚏，还有点发热，这让旦旦妈十分担心。旦旦妈让旦旦喝了很多水，还给旦旦吃了感冒药和消炎药，并取消了当日的拍摄计划。

❗ 宝宝感冒的发病过程

感冒是上呼吸道感染的一种，是宝宝最常见的疾病之一，多见于季节变换时。宝宝感冒发病后，常常先是感到鼻咽部位干燥不适、鼻痒，总是揉鼻子、打喷嚏；1~2天时，宝宝会出现鼻塞，流清水样鼻涕的症状；3~5天后，宝宝的清水鼻涕就会变成黏性或黏脓性涕。有些宝宝在感冒过程中还伴有发热现象。

❗ 感冒症状有哪些

宝宝在感冒期间会食欲下降、精神不振、烦躁不安、睡眠质量下降。有的宝宝因自身抵抗力下降，还会引发咽炎、中耳炎等疾病。

❗ 宝宝感冒祸首是病毒还是细菌

宝宝感冒多数是由病毒感染引起的，少数是由细菌感染引起的。宝宝在身体受凉、营养不良、护理不当等情况下，鼻腔黏膜的正常防御功能遭受破坏，病毒入侵鼻腔黏膜后不断地滋生繁殖，从而会引发感冒。

宝宝在这段时间易患感冒的根本原因是，7个月以前的宝宝，体内有来自母体的抗体等抗感染物质；在7个月后，宝宝体内来自母体的抗体水平逐渐下降，而宝宝自身的免疫力又很差，对病原体的抵抗力也很弱，易患各种感染性疾病。

❗ 感冒入侵，教你几招保护宝宝

宝宝生病，爸爸妈妈一定要沉着应对，悉心照顾宝宝，在感冒初期，如果宝宝不发热，不必带宝宝去医院打针。爸

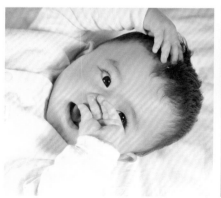

◆宝宝曦雅：曦雅感冒了，她的小鼻子很不舒服，瞧她又开始揉鼻子了。

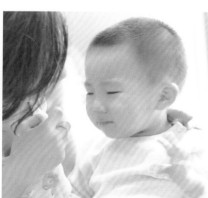

◆宝宝安平：宝宝感冒了，情绪很不好。

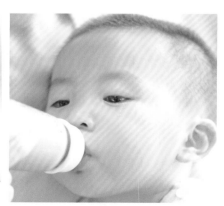

◆宝宝安平：宝宝在感冒初期食欲下降，妈妈不要强迫宝宝喝奶。

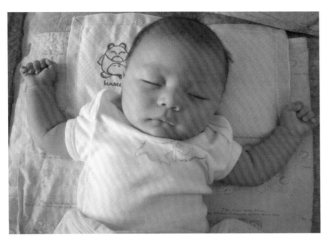

◆方法一：宝宝出现鼻塞时，可在头部褥子底下垫上毛巾，保持宝宝45°躺卧，有助于缓解宝宝鼻塞症状。

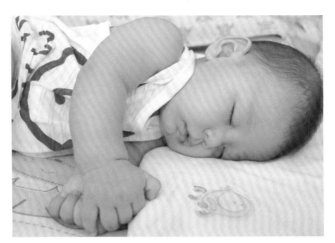

◆方法二：宝宝若是单侧鼻塞，则可让宝宝侧卧，这样可以让宝宝睡得更舒服。

爸妈妈在家中对宝宝感冒的护理，要做到以下几点。

注意饮食

宝宝在感冒的最初4～5天里，食欲会下降，爸爸妈妈不要强迫宝宝喝奶，以免增加黏液分泌。爸爸妈妈可以给宝宝吃些清淡易消化的半流质食物，如稀米粥等；同时要让宝宝多喝水，充足的水分可以稀释宝宝的鼻腔分泌物，更易于清理。

充分休息，并保持空气流通和湿润

在宝宝感冒期间要尽量让宝宝休息好，注意室内空气的流通，保证房间干净整洁、空气新鲜湿润。爸爸妈妈还可以用加湿器增加室内温度，这有助于宝宝呼吸更加顺畅。

让宝宝睡得更舒服

宝宝睡得舒服，也有助于缓解病情，介绍两个让宝宝安睡的方法（见上两图）。

随时关注宝宝的病情

小儿感冒与流感在发病过程中，都可因继发细菌感染而合并其他疾病，如肺炎、中耳炎等，发现这些并发症后

要及时请医生诊治。

❗ 加强护理，调节饮食，做好预防

在日常生活中，只要爸妈多注意，做好预防，就能很好地帮宝宝将感冒挡在门外。

（1）保持室内空气流通、空气清新，是预防感冒最有效的办法。

（2）提倡科学育儿，宝宝衣服要随气候的变化及时增减，勿过度保护。

（3）让宝宝养成良好的生活规律，多带宝宝到室外活动。

（4）饮食不宜过饱，让宝宝多吃蔬菜、水果、豆制品等食物，切忌吃过多甜食、油腻的食物。

（5）在冬春季呼吸系统疾病流行期，要避免带宝宝去人群聚集的公共场所。

▶ 小儿肺炎：高热、头痛，真难受

肺炎是小儿时期的一种常见病，尤其多见于婴幼儿。肺炎是造成婴幼儿死亡的主要原因之一，爸爸妈妈对此一定要高度重视。

❗ 小儿肺炎，由谁引起

较大的宝宝如果感到头痛，咳嗽时咳出黄绿色，带有血丝的浓痰，并且呼吸急促、困难，还伴随着高热的症状，那么宝宝可能患上了肺炎。

肺炎是由细菌感染或病毒感染引起的。普通感冒等上呼吸道感染或水痘等传染病也会引发肺炎，而患有囊性纤维性病变的宝宝也很容易发生肺炎。

❗ 肺炎与感冒的区分方法

肺炎初起的症状跟感冒相似，以至于很难辨别，有的肺炎就是由感冒发展而来的。但是如果仔细观察，两者之间还是存在许多差别的。爸爸妈妈可以通过下列方法加以区分。

测量宝宝的体温

肺炎常伴有发热的症状，且宝宝的体温常在38℃以上，持续2～3天，即使使用退热药也只能暂时退热一会儿。普通感冒虽然也会发热，但以38℃以下较多，持续的时间比较短暂，使用退热药之后的效果比较明显。

观察宝宝的咳嗽和呼吸

肺炎会导致咳嗽甚至喘憋等症状，而且程度较重，常有呼吸困难；而感冒引起的咳嗽一般较轻，不会引起呼吸困难。

观察宝宝的饮食

宝宝感冒后饮食比较正常，即使进食量较少也不会减少太多。但如果是患上肺炎，宝宝的食欲就会明显降低，不吃奶，或者一喂奶就会因憋气而哭闹。

观察宝宝的精神状态

宝宝患了普通感冒，一般精神状态都不会有很大的改变，还能照常玩耍；如果是肺炎，则常会出现精神状态不佳，常有烦躁、哭闹不安或者抽搐、昏睡等现象。

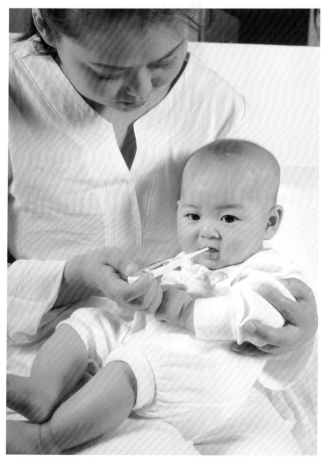

◆通过给宝宝测量体温，妈妈可以初步判断宝宝所患是肺炎还是感冒。

观察宝宝的睡眠

宝宝感冒之后，睡眠通常不会有多大的变化。患肺炎之后，往往会睡不沉、容易惊醒、爱哭闹，在夜间还通常会有呼吸困难的症状。

听宝宝肺部的声音

妈妈把耳朵紧贴在宝宝的胸部，患普通感冒的宝宝的肺部没有杂音，如果是肺炎就可以听到清晰的"呼噜呼噜"的很粗的呼吸声。

⚠ 做好护理，让宝宝早日痊愈

宝宝如果患上肺炎，爸爸妈妈一方面要积极配合医生进行治疗，另一方面则要从以下几个方面对肺炎患儿加以护理。

保持室内空气新鲜

爸爸妈妈要定时开窗，使室内空气流通，可减少空气中的致病菌。冬天通风换气时应注意避免对流风，要注意对宝宝的保暖；夏天炎热，爸爸妈妈可以用被单将宝宝包好，抱至室外阴凉处乘凉，让宝宝呼吸一下新鲜空气。

宝宝睡眠要充足

爸爸妈妈应保证宝宝的睡眠充足，各项检查和护理应集中进行，避免宝宝过多哭闹，以减少心肌耗氧量和减轻心脏负担。

做好饮食护理

爸爸妈妈应让宝宝多吃富含维生素的流食，如母乳和果汁，不要让宝宝大量食用高脂肪食物，避免宝宝吃辛辣食品。宝宝因高热，呼吸增快，身体失去的水分较多，爸爸妈妈应注意给宝宝补充水分，最好是给宝宝喝白开水，有益于肺炎的防治。

多多活动

对痰多的患儿，应尽量让痰液咳嗽出来，以防痰液排出不畅而影响肺炎治疗。在病情允许的情况下，爸爸妈妈应经常将患儿抱起，轻轻拍打背部。对于卧床不起的患儿应帮助其勤翻身，这样既可防止肺部淤血，也可使痰液容易咳出，有助于身体的恢复。爸爸妈妈还可多带宝宝去户外活动，多晒太阳，阳光中的紫外线还有杀菌作用。

加强皮肤及口腔护理

爸爸妈妈要加强对宝宝的皮肤及口腔护理，尤其是对汗多的患儿要及时更换其潮湿的衣服，并用热毛巾把汗液擦干，这对皮肤散热及抵抗病菌有好处。

密切注意宝宝病情变化

密切注意宝宝的病情变化是护理的重要环节。由于宝宝抗病能力较差，尤其是婴儿病情容易反复。当爸爸妈妈发现患儿呼吸快，呼吸困难，口唇四周发青，面色苍白或发绀时，说明患儿已缺氧，必须及早送院抢救。

最后需要提醒爸爸妈妈的是，肺炎治疗要彻底，千万不要因为宝宝已不咳嗽、不发热，就认为是肺炎治好了，于是终断治疗，以致病情迁延。

⚠ 防病胜于治病，做好小儿肺炎的预防措施

在日常生活中，爸爸妈妈要做好以下的工作来预防宝宝患上肺炎。

保持室内空气清新

要保持室内的空气清新，爸爸妈妈千万不要在家中吸烟。宝宝若被动吸烟，就容易引发肺炎和气管炎。

宝宝饮食要均衡

合理的营养可以提高宝宝的身体素质。妈妈平时要注意均衡宝宝饮食，让宝宝多吃营养丰富、容易消化、清淡的食物，多吃水果、蔬菜等，避免食用刺激性食物。爸爸妈妈平时还要注意多给宝宝喝白开水，利于身体代谢。

让宝宝远离传染源

预防肺炎，首先要避开传染源。家里如果有人患感冒，尽量与宝宝隔离。如果是妈妈感冒了，喂奶时要戴上口罩，以免传染。

四 父母早教有方：宝宝聪明健康有道

7个月的宝宝有着强烈的好奇心，对于任何事物都想要探索，这时，爸爸妈妈要鼓励宝宝去学习、认知事物，这有助于发展宝宝的语言能力、记忆力以及身体的各项功能。

▶ 益智亲子游戏

这个月依然要训练宝宝的语言能力，同时还要锻炼宝宝的思维能力。

❗ 寻物游戏：增强宝宝记忆力

积极地记忆能够促进宝宝大脑的发育，因此，在宝宝很小的时候，妈妈就要注意训练宝宝的记忆力。妈妈可以常和宝宝做这种寻物游戏，以此锻炼宝宝的记忆力和解决问题的能力。在做寻物游戏的时候，爸爸妈妈可以这样做。

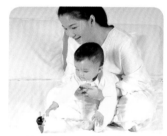

01 将一件小玩具放在桌子上。

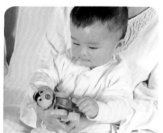

02 将玩具递给宝宝，让宝宝先玩一小会儿。

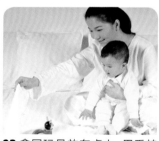

03 拿回玩具放在桌上，用手帕盖住玩具的一半，看宝宝是否会去拿玩具。

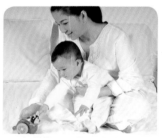

04 宝宝找了一会儿，妈妈就可以拿掉手帕；宝宝发现玩具，就会十分高兴。

❗ 叫名字回头：锻炼宝宝的视听综合能力

当宝宝俯卧用手撑起上身时，妈妈可试着在他的背后叫他的名字，让他回头找人。一旦他回头，把他抱起亲亲，并夸他真棒。

这个游戏可以锻炼宝宝的视听综合能力，发展宝宝的注意力和观察力，引起宝宝的好奇心，增强宝宝听觉的分辨能力。

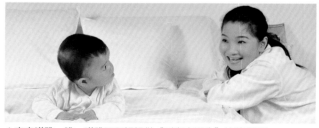

◆ 宝宝曦雅：瞧，曦雅正和妈妈做"叫名字回头"的游戏呢！

▶ 被动操：为爬行做准备

这个月宝宝的大动作学习重点是为了爬行做准备，小动作学习则是促使手的动作向实用、精细方向发展，如左右倒手、用手击球等。下面这套被动操是针对7~9个月宝宝的生长发育特点而编排的，能有效训练宝宝的大动作和小动作。

斜手倒立

提示 这一训练可以增强宝宝的手臂支撑力量，为爬行做准备。

时间 不要超过3分钟。

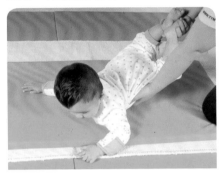 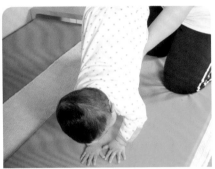 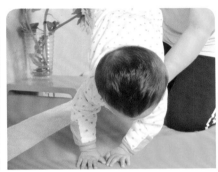

01 宝宝俯卧，爸爸妈妈一手托住宝宝胸部，另一手抓住宝宝小腿。

02 爸爸妈妈把宝宝的身体托成和垫子成45°角的斜手倒立状，保持稍停3~5秒。

03 爸爸妈妈托胸的手要适当增加或减少用力，慢慢让宝宝靠自己的力量支撑斜手倒立。

仰卧蹬腿

提示 蹬腿是宝宝爬行的重要动作之一，而仰卧蹬腿是最容易的方法，它也属于爬行的重要动作之一。在新生儿时期经常做被动操（腿部屈伸）的宝宝学习这个动作比较容易。

时间 3~5分钟

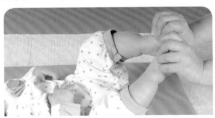 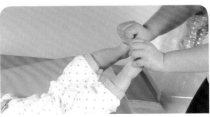 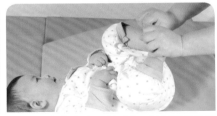

01 宝宝仰卧在垫子上，妈妈用双手顶住宝宝的双脚底，并使他双腿弯曲。

02 稍停后妈妈发出蹬腿口令并使宝宝双腿蹬出。

03 使宝宝恢复为开始动作，重复做仰卧蹬腿的动作。练习几次宝宝就会按照妈妈的口令做出蹬腿移动身体的动作了。

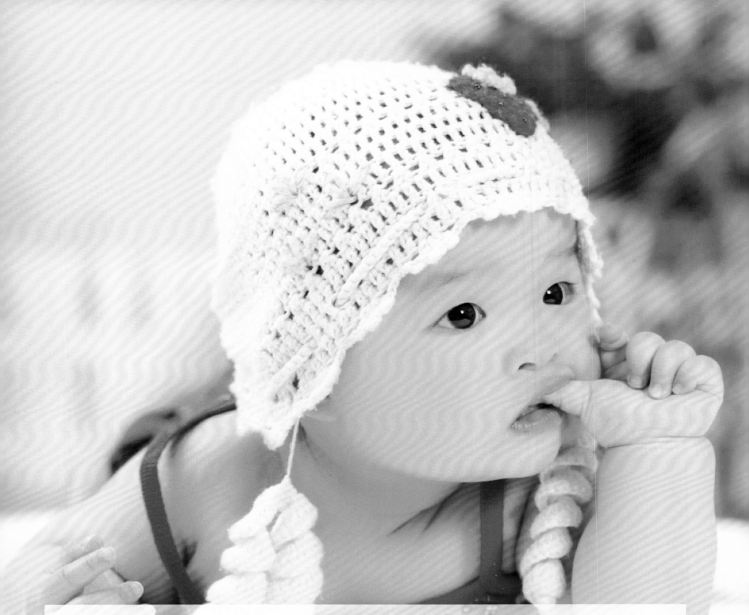

▶宝贝日记之宝宝爬行乐趣多

　　别的宝宝8个多月就可以爬来爬去啦，我家晶晶平时看着挺机灵，可如今却迟迟不会爬行。每次一训练她练习，她就懒懒地趴在床上一动不动，这可真让我发愁！朋友告诉我拿个颜色鲜艳的玩具放在宝宝面前，宝宝就会被玩具所吸引而往前爬。于是，我便让老公拿了一个红色的小汽车放在晶晶面前，晶晶看到后果真被吸引过来了。这时，我在后边用双手顶着晶晶的小脚丫，她一使劲竟然用小手够到了小汽车，这让晶晶十分开心。接下来，老公将小汽车移得稍远一些，晶晶看到后便朝小汽车爬去，我在后边继续用双手交替推着晶晶的小脚丫，很快，晶晶又够到了小汽车。看晶晶累得"呼哧呼哧"的，我和老公决定让晶晶明天再继续练习。相信经过训练，晶晶很快就可以快乐地爬来爬去啦。

第8个月

爬来爬去乐不停

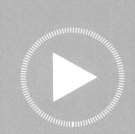

妈妈育儿手记之本月养育重点

○ 练习爬行和站立。○ 鼓励发音和提高宝宝对语言的理解。

○ 发展手的精细动作和协调能力。○ 别让宝宝吮吸手指。○ 注意培养宝宝的排便卫生习惯。

宝宝的日常护理：悉心呵护保健康

有的妈妈认为，宝宝越大就越容易护理，其实不然。宝宝越大，活动能力就越强，爸爸妈妈稍微不注意，宝宝就会遭遇危险。那么，在这个月，爸爸妈妈要如何护理喜欢爬来爬去的小宝宝呢？

▶ 便盆训练：排便习惯轻松养成

这个月宝宝已经可以坐得很稳了，即便爸爸妈妈放开手也没有问题。因此，从这个月起，爸爸妈妈应对宝宝开展便盆训练了。每天定时让宝宝坐在便盆上排便，时间长了，宝宝便会养成良好的排便习惯。下面就一起来看看训练宝宝坐便盆的方法吧。

❗ 观察宝宝排便规律，推断宝宝排便时间

爸爸妈妈首先要掌握宝宝的排便规律，知道宝宝何时排便。每当到了这个时间，爸爸妈妈就要高度注意，若是发现宝宝出现脸红、瞪眼等神态，就应立即将宝宝抱到便盆前，并用"嗯—嗯—"的声音使宝宝形成条件反射，不多久宝宝就会有便意了。

❗ 选好便盆，让排便变得舒适

训练宝宝排便一定要选择合适的便盆，这将有助于宝宝排便习惯的养成。

便盆材质要合适

宝宝的坐便盆最好选择塑料材质的，且盆边要宽而光滑，这种便盆一年四季都可以用。搪瓷便盆最好不要冬天用，因为到了冬天，搪瓷便盆会变得很凉，会让宝宝的小屁股很难受而不愿意坐。

便盆高度要合适

爸爸妈妈还要根据宝宝的身高等情况来调整便盆的高度，如果便盆过低，可以在便盆的底部垫上一些东西。

❗ 让宝宝熟悉便盆，消除对便盆的恐惧感

有些宝宝不喜欢坐便盆，一看到便盆就会产生恐惧

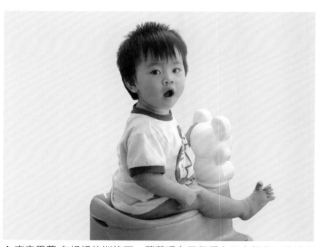

◆ 宝宝里萱：在妈妈的训练下，萱萱现在已经爱上了坐便盆。瞧她坐在妈妈为她准备的可爱便盆上，多开心啊。

感，这多半是因为宝宝还没熟悉便盆的用法及功能。妈妈可以将便盆放在马桶旁，当妈妈带宝宝去马桶便便的时候，就可以告诉宝宝："宝宝现在还小，还不能坐在马桶上面啊。妈妈给宝宝准备了一个便盆哦，宝宝可以坐在上边便便。等宝宝长大一点，就可以像大人一样坐马桶了。"时间长了，宝宝就会明白自己使用便盆和大人使用马桶一样，是一种"自然又安全"的事情。

⚠ 宝宝便便，爸爸妈妈来协助

刚开始的时候，宝宝在便盆上坐得还不稳，这就需要爸爸妈妈在一旁协助。爸爸妈妈可以在一旁扶着宝宝，并逐渐增加每次的练习时间—从开始的每次2～3分钟，逐渐增加到5～10分钟，注意时间不要过长，以免宝宝脱肛。若是宝宝没有成功便便，爸爸妈妈可以让宝宝起来活动一下，过一会儿再训练宝宝坐便盆。

⚠ 及时给予宝宝鼓励，强化宝宝的排便动机

当宝宝坐到便盆上后，爸爸妈妈要及时鼓励宝宝。当发现宝宝有排便的表情时，爸爸妈妈要给予宝宝称赞和鼓励，强化宝宝的排便动机。当宝宝顺利便便后，爸爸妈妈也要适当给予宝宝称赞和鼓励，可以夸宝宝："宝宝好棒，已经学会自己便便了。"

⚠ 便便完成，小屁股擦干净

每次宝宝顺利排便后，爸爸妈妈应立即将宝宝的小屁股擦干净，并用流动的清水给宝宝洗手，这样可以有效减少细菌感染的概率。妈妈还应每天晚上给宝宝清洗小屁股，以保持宝宝臀部和外生殖器的清洁。

▶ 8个月大的宝宝，不该再吃手指啦

旦旦从满月后就爱上了吃手，刚开始时旦旦奶奶说："俗话说'小孩手上3斤蜜'，非得都吃完了才不吃手，现在就让旦旦尽情地吃吧。"可是，这都第8个月了，旦旦的这一爱好依然不改。有时候，爸爸妈妈刚刚将宝宝的小手从嘴中拿出来，过不了多久，小家伙又会再次将手指放入嘴中。看到宝宝的手指被他自己吮得通红，爸爸妈妈感到十分苦恼。

⚠ 吮吸手指，害处多多

吮吸手指对宝宝早期有一定的益处，但一般到8～9个月后，宝宝就不应再吮吸手指了。若是宝宝长期吮吸手指，其害处多多呢。

害处1：宝宝在吮吸手指时，会将大量病菌带入口腔和体内，引发口腔、牙齿感染，甚至还会导致宝宝患肠道寄生虫病等消化系统疾病。

害处2：宝宝长出牙齿之后，若依然经常吮吸手指，会导致牙齿排列不整齐，如门牙缺角、牙齿外龅，对宝宝将来的容貌造成影响。

害处3：宝宝吮吸手指还会造成宝宝指甲畸形，引发宝宝手指出血或感染，如果感染侵及甲沟，则会造成甲沟炎。

⚠ 戒掉吮吸手指习惯的两大妙招

纠正宝宝吮吸手指的习惯需要一个过程，切不可强力阻止宝宝，更不要期望一天之内就能让宝宝戒掉这一习惯。下面，就来看看有助于戒掉宝宝吮吸手指习惯的两大妙招吧。

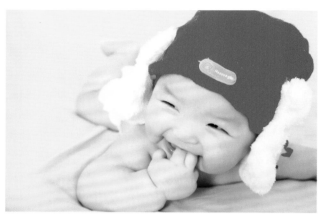

◆ 宝宝佳祎：宝宝若到8～9个月依然爱吸吮手指的话，爸爸妈妈要及时想办法纠正他的这个不良习惯。

多多关爱宝宝

宝宝喜欢吮吸手指多是因为爸爸妈妈对宝宝关爱不够。如果宝宝有吮吸手指的习惯，爸爸妈妈首先要检讨一下自己，平时对宝宝的关心是否足够。如果答案是否定的，那爸爸妈妈平时就要多关心宝宝了——多和宝宝玩玩，多和宝宝说说话，多亲亲、多抱抱宝宝。

让宝宝照照镜子

让宝宝看到自己吮吸手指的样子，有助于纠正宝宝的这一坏习惯。爸爸妈妈可以抱着正在吮吸手指的宝宝来到镜子前，让宝宝观察自己在吮吸手指时的样子。这个方法很有用，有些宝宝看到自己的这个样子后会受到很大的触动，便会逐渐停止吮吸手指了。

▶ 宝宝护耳进行时

和眼睛一样，耳朵也是人体与外界保持联系的一个重要器官。爸爸妈妈平时若不注意保护宝宝的耳朵，则有可能导致宝宝听力下降。那么，爸爸妈妈要怎么做，才能让宝宝拥有好听力呢？

❗ 养成洗耳的习惯

耳朵的外层面暴露在空气中，极易吸附一些尘土和细菌，因此爸爸妈妈一定要注意保持宝宝耳部的清洁。现在，让我们一起来看看清洁宝宝耳部的操作步骤吧。

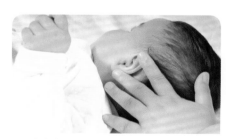 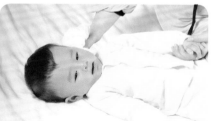 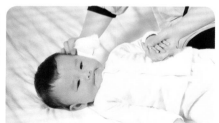

01 让宝宝侧卧。为了不让宝宝感到紧张，妈妈可以边跟他说话边做清洁。

02 妈妈将沾有水的纱布或浴巾缠在手指上，仔细擦洗宝宝的耳后及耳朵周围。

03 用浴巾轻轻擦拭残留在宝宝耳部的水珠。

❗ 给宝宝清理耳屎的最佳方法

有时候，宝宝耳内发痒，妈妈为了帮宝宝止痒，会顺手拿不干净的火柴棒或是用自己的指甲在宝宝的耳道内掏挖。殊不知，这样做会导致病菌进入中耳腔内，极易引起宝宝中耳腔感染、耳道长期流脓。严重的话，还会造成鼓膜穿孔，对宝宝的听力造成极大的影响，甚至导致耳聋。

很多妈妈会用耳药水来给宝宝清理耳屎。在宝宝临睡前，给他滴1~2滴耳药水，是比较安全的清理耳屎的方法，具体操作如下。

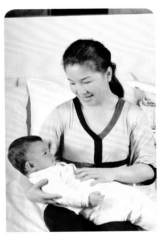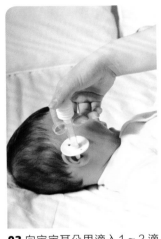

01 在滴药水时，爸爸妈妈要让宝宝躺在床上或者把他抱在膝盖上，将他的头侧过来，有耳屎的耳朵在上。

02 向宝宝耳朵里滴入1~2滴耳药水，在药水滴入后，要让宝宝保持这个姿势2分钟，使耳屎得到充分的稀释。

妈妈还可用消毒棉球给宝宝清理耳屎，方法为：在宝宝的耳朵内塞一个用消毒棉球做成的耳塞，第二天取出耳塞，耳屎可能粘在上面从而被清除出耳道。

如果上面说的办法都没有用，那么爸爸妈妈应该到医院寻求医生的帮助。

❗ 防止异物进入耳朵

很多宝宝喜欢将东西塞入自己的耳朵中，这是一种很危险的行为。因为宝宝的耳道非常细窄，如果有异物进入，易撑压耳道，并在耳道中形成具有相当危险性的阻塞。

❗ 户外活动也要保护耳朵

爸爸妈妈带宝宝外出时，要注意保护宝宝的耳朵。保护主要集中在两个方面：一是防晒、防冻、防风，二是防外压和防碰撞。如果户外的太阳光线很强，爸爸妈妈可以通过戴能遮挡耳部的遮阳帽或在耳部外表涂抹少许婴儿防晒霜等来保护宝宝的耳朵；如果是寒冷的冬季，爸爸妈妈则要给宝宝戴上可以遮住宝宝小耳朵的帽子，以防宝宝的耳朵被冻伤。当宝宝耳部出现异常现象或疼痛时，妈妈应及时带宝宝就医。

❗ 避开噪声的刺激

高分贝的噪声也会导致宝宝听力下降。有些爸爸妈妈喜欢用耳机听音乐，于是突发奇想地想让宝宝也"享受"一下，便将耳机塞入宝宝耳中，殊不知，这么做是很危险的。因为音量过大，会损害宝宝的听力；耳机直接塞入宝宝耳中，声音直接刺激鼓膜，然后通过鼓膜来传导，久而久之，鼓膜就易疲劳，也易造成宝宝听力下降。因此，爸爸妈妈在让宝宝听音乐、听故事的时候，最好不要让宝宝戴耳机听，而是采取外放的方式，且音量不宜过大。

❗ 慎用耳毒性药物

对于身体娇嫩的宝宝来说，一些抗生素药物如链霉素、卡那霉素、庆大霉素等对宝宝的听觉神经有明显的毒害作用。即使是医生在为宝宝注射上述药物时，爸爸妈妈也一定要留心观察，如果宝宝出现头晕、耳鸣、口角麻木等症状，就要及时给宝宝停药，否则会导致宝宝中毒性耳聋。

二 宝宝的喂养方法：营养充足长得快

晶晶最近不知道怎么回事，忽然变得挑食了，以前她很喜欢吃胡萝卜泥，可现在妈妈只要将勺子放在她嘴边，她就会推到一边去。同事告诉晶晶妈，应对宝宝挑食，妈妈最关键。那么，妈妈该如何使宝宝养成良好的习惯？在这个月里，喂养宝宝又应注意什么呢？

▶ 本月喂养须知

宝宝长出了牙齿，可以吃的食物越来越多，到了这个月，爸爸妈妈就可以给宝宝添加固体食物了。在喂养宝宝的过程中，爸爸妈妈还要注意什么问题呢？

❶ 继续添加辅食，但要保证奶类的摄取量

本月除了继续给宝宝吃上个月的辅食，还可以添加肉末、豆腐、整个蛋黄、整个苹果泥、猪肝泥、各种菜泥等。未曾添加过的新辅食，要一样一样地添加，不要一次添加2种或2种以上。

虽然辅食的量慢慢增多，但这时期还是以母乳为主食。授乳量虽然会慢慢减少，但仍应保证每天至少授乳3～4次，总量达到500～600毫升。

有些乳汁充盈的妈妈图省事，迟迟不给宝宝添加辅食。不管妈妈的乳汁是否充盈，宝宝半岁以后也应给宝宝添加辅食了。原因是：一来，妈妈乳汁中所含的铁已远远跟不上宝宝的身体需要；二来，半岁后的宝宝进入长牙期，需要接触各种辅食来锻炼咀嚼能力。

❶ 让宝宝习惯奶杯

逐渐让宝宝用奶杯喝奶，是断奶的重要方法。这并不是说要马上改用奶杯，完全丢弃奶瓶，而是让宝宝逐渐适应并知道：除了奶瓶，用奶杯也可以喝奶。

妈妈可以每天在宝宝的奶杯里倒入一点配方奶让宝宝喝。也许刚开始宝宝不愿多吃，等他逐渐习惯后，妈妈就可以用奶杯给宝宝喝果汁、喝水了。这个计划一旦开始实施，最好在每次吃辅食的时候，都用奶杯喂宝宝一两次。

❶ 适当增加固体食物

这个月，父母应适当给宝宝吃些固体食物，如水果条、馒头片、饼干、磨牙棒等。有些爸爸妈妈总是担心宝宝没长牙，不能嚼这些固体食物，其实宝宝会用牙床咀嚼，能很好地下咽。

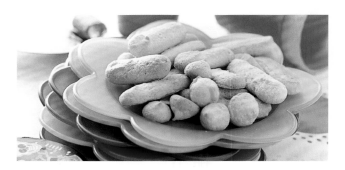

▶ 矫正宝宝偏食、挑食，妙招奉送

蕾蕾自出生就一直是个小胖妞，添加辅食后，妈妈发现她只喜欢吃肉食，而对水果和蔬菜一点儿都不想吃，这可真急坏了蕾蕾爸妈。

很多妈妈都会有这样的感觉：宝宝之前吃东西还很乖，可是到了七八个月，就开始变得挑食了。这是为什么呢？

❗ 宝宝挑食、偏食有原因

宝宝之所以会出现挑食的情况，是因为随着宝宝越来越大，其味觉发育越来越成熟，对各类食物的好恶表现得越来越明显。一般来说，味觉越是敏感的宝宝，挑食情况越严重。

有些爸爸妈妈对于宝宝挑食的情况置之不理，殊不知，宝宝挑食时间长了便会养成偏食的习惯，对于宝宝的健康成长极为不利。

❗ 树立正确的喂养观念

事实上，宝宝偏食往往是爸爸妈妈的喂养方式不当而引起的。因此，要想纠正宝宝偏食的坏习惯，首先需要爸爸妈妈树立正确的喂养观念。

正确看待宝宝挑食、偏食

宝宝的这种挑食、偏食行为有时是很善变的，并非永久性的。他在这个月龄不喜欢吃的东西，很有可能到下个月就又变得很喜欢吃。如妈妈不了解这一点，就很容易因为担心宝宝缺了营养而对宝宝的这种挑食、偏食行为，十分较真，以致采取强硬的态度来改变宝宝，这就会在宝宝的脑海中留下十分不良的印象，导致他形成真正的偏食习惯。

对挑食、偏食的宝宝耐心诱导

当宝宝出现挑食、偏食情况之后，爸爸妈妈不要过于紧张，更不要对宝宝采取强硬措施，这会造成宝宝的抵触情绪。妈妈应该对偏食的宝宝耐心诱导，要知道，对于一种新的食物，宝宝一般要经过一段时间来适应。

❗ 应对宝宝挑食、偏食有方法

宝宝挑食、偏食是成长发育过程中较为常见的一种现象。不过，若爸爸妈妈不及时纠正宝宝的这一习惯，就会对宝宝的健康造成一定的影响。下面，告诉爸爸妈妈几个应对宝宝挑食、偏食的小妙招。

变形变色法

宝宝的好奇心很强，同样的食物变个花样，宝宝就会被吸引。爸爸妈妈可以改变食物的颜色，如让食物变白嫩，更加好看；也可以将宝宝不爱吃的食物做成可爱的形状，如手枪、火箭、小白兔、花朵、小火车、小汽车等。这些漂亮的图案通过视觉、嗅觉和味觉等感官传到宝宝的大脑食物中枢，可增强宝宝进食的兴趣。

调整烹饪方法

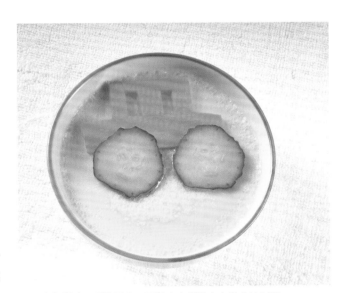

◆ 把食物拼成可爱的图案，可以大大增强宝宝进食的兴趣。

同样的食材有不同的烹饪法，当宝宝出现偏食、挑食情况时，爸爸妈妈要想办法提高宝宝对食物的兴趣。爸爸妈妈可以经常变换烹调方式，时而将食物做成软烂易嚼的，时而将食物做成颗粒分明的，食物的花样越多，宝宝就越感兴趣。

食物掺杂法

爸爸妈妈可以将宝宝不喜欢吃的食物掺入宝宝喜欢吃的食物中，如将芹菜切成碎末拌在其他菜里或是饺子馅中。最初放的量可以少一些，待宝宝习惯后再逐渐增加。当增加到一定程度之后，宝宝自然就养成吃此食物的习惯了。

餐具诱惑法

爸爸妈妈还可以将宝宝不喜欢吃的食物放到一个十分可爱的容器中，这样，宝宝的注意力便会被这个形状可爱的容器所吸引，吃的兴趣就会大大提高。

榜样的力量是无穷的

宝宝偏食，需要爸爸妈妈以身作则，做到不偏食、不挑食，并经常在宝宝面前吃一些宝宝比较挑剔的食物。在吃的过程中，爸爸妈妈要表现出非常喜欢吃的样子，让宝宝潜意识认识到这些食物很好吃。这样，宝宝就会逐步尝试并接受这些食物。

鼓励和表扬很重要

当宝宝出现挑食、偏食的情况后，爸爸妈妈应多给予宝宝鼓励。当宝宝吃饭不挑食的时候，爸爸妈妈一定要表现出关心和高兴等积极反应，并夸奖宝宝"宝宝好棒"之类的话语，以达到强化的目的。

需要提醒爸爸妈妈的是，对于宝宝挑食、偏食，爸爸妈妈可以巧妙引导宝宝改正这一不良习惯，但一定不要强迫宝宝，以免宝宝产生厌食症。

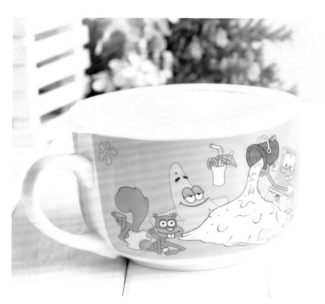
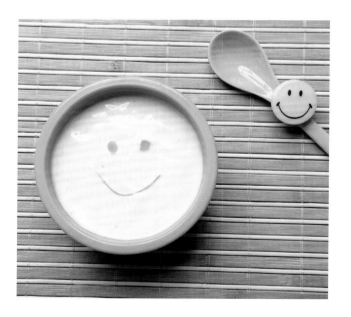

◆ 爸妈可以用可爱的容器装辅食，以增强宝宝的食欲。

▶ 宝宝吃出好脑力

爸爸妈妈不仅希望宝宝可以健康成长，同时也希望宝宝是个聪明伶俐的小家伙，于是想尽一切办法来增加宝宝的营养，希望可以让宝宝变得更聪明。那么，究竟哪些食物有助于宝宝吃出好脑力，哪些食物又会损害宝宝的脑部发育呢？

❗ 巧吃食物，让宝宝更聪明

有些爸爸妈妈为了让宝宝变得聪明，不惜一切代价给宝宝购买昂贵的营养品，其实，爸爸妈妈大可不必如此。我们都知道，脑细胞的发育离不开蛋白质、碳水化合物、维生素、脂肪和矿物质。因此，只要在日常生活中多让宝宝吃含有此类营养物质的食物就能促进宝宝智力的发育，为宝宝的健康成长保驾护航。

小米

小米营养丰富，含有丰富的蛋白质、脂肪、钙、磷和铁等营养成分，人体必需的8种氨基酸含量也比较丰富，被人们称为"健脑主食"。

大豆

大豆中含有的优质蛋白质和不饱和脂肪酸是脑细胞成长和修复的基本成分；其中所含的卵磷脂是促成聪明大脑的重要物质。在给宝宝添加辅食时，妈妈要让宝宝适当摄取豆类食物，这样可以增强和改善宝宝的记忆力。

核桃

核桃有"益智果"的美称，是补脑益脑的佳品。核桃所含的蛋白质中有人体必需的赖氨酸，赖氨酸是健脑的重要物质；核桃所含的脂肪中有大量的亚油酸和亚麻酸，可净化血液，从而提高大脑的生理功能；核桃所含的卵磷脂有助于宝宝智力的发育。爸爸妈妈可以煮核桃粥给宝宝喝。需要注意的是，核桃仁中所含的油脂较多，每次不宜吃太多。

鸡蛋

鸡蛋含丰富的优质蛋白质，较易被人体吸收。蛋黄中含有丰富的卵磷脂、铁和磷，对宝宝大脑发育也很有帮助。

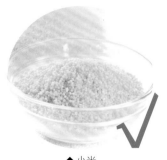

◆ 小米

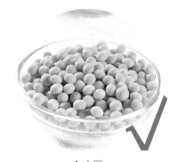

◆ 大豆

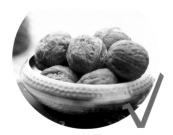

◆ 核桃

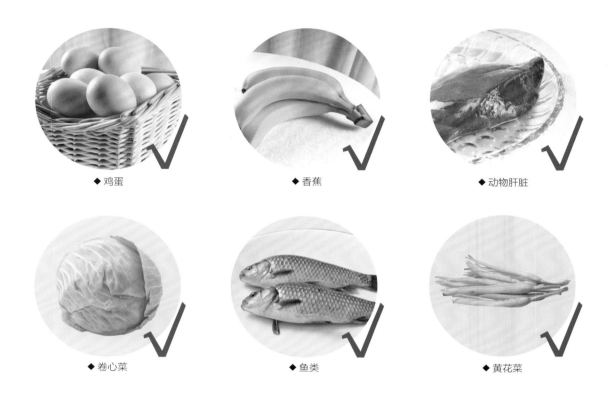

◆ 鸡蛋　　　　　　　　◆ 香蕉　　　　　　　　◆ 动物肝脏

◆ 卷心菜　　　　　　　◆ 鱼类　　　　　　　　◆ 黄花菜

香蕉

　　香蕉中含有丰富的矿物质和钾离子，宝宝经常食用，具有益智健脑之功效。

动物肝脏

　　动物肝脏中含有丰富的铁及多种维生素、微量元素等营养成分，可以有效补充人体所需营养，增强人体免疫力。其中，动物肝脏中所含的胆碱还有助于提高宝宝智力。

卷心菜

　　卷心菜中含有丰富的B族维生素，妈妈经常给宝宝吃卷心菜，可以更好地预防宝宝大脑疲劳。

鱼类

　　鱼肉中含有丰富的蛋白质和不饱和脂肪酸，可以分解胆固醇，使脑血管通畅，是宝宝健脑的良品。在鱼类中，海水鱼DHA的含量高于淡水鱼，爸爸妈妈可经常让宝宝食用海水鱼。但在给宝宝食用鱼肉时，爸爸妈妈一定要注意挑干净鱼刺，别让鱼刺卡住宝宝的喉咙。

黄花菜

　　黄花菜被称为"健脑菜"，其中含有丰富的蛋白质、脂肪、钙、铁，宝宝经常吃黄花菜对益智健脑十分有益。

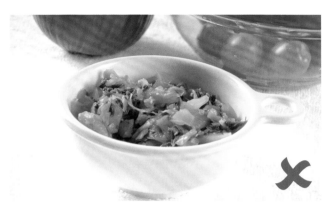

◆ 咸菜

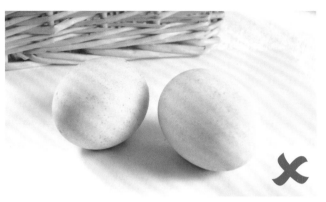

◆ 松花蛋

⚠️ 损脑食物，不宜多吃

现在爸爸妈妈已经发现了日常我们所食用的食物中蕴含的大学问，想要尝试着给宝宝做点什么食物了吧。不过，生活中还有很多食物是宝宝不宜多吃的，否则会令大脑受到损害。下面，就一起来看看有哪些食物是宝宝不宜多吃的吧。

食盐、咸菜等过咸食物

妈妈经常给宝宝吃过咸的食物，如咸菜，会使宝宝的动脉血管受到损伤，影响宝宝大脑组织的血液供应。而宝宝的脑细胞则会因为长时间处于缺氧状态而反应迟钝、记忆力下降。因此，爸爸妈妈每天给宝宝吃的食物应以清淡为主。

糖精、味精含量较多的食物

宝宝食用过多糖精，会使大脑细胞组织受到损伤，因此，宝宝在1周岁以内应避免食用糖精以及含糖精类的食物。另外，1周岁以内的宝宝食用味精也有可能引起宝宝脑细胞坏死，因此爸爸妈妈同样应避免在宝宝的食物中加入味精。

爆米花、松花蛋等含铅食物

铅是脑细胞的一大"杀手"。爸爸妈妈给宝宝吃的食物含铅量过高会损伤宝宝的大脑，导致宝宝智力低下。爸爸妈妈应避免给宝宝吃爆米花、松花蛋等含铅食物。

煎炸类食物

研究显示，油温在200℃以上的煎炸类食物含有大量的反式脂肪酸，宝宝长期食用，将使体内代谢酶系统受到损害，导致宝宝大脑早衰或痴呆。因此，爸爸妈妈应少让宝宝吃煎炸类食物。

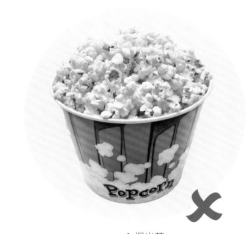

◆ 爆米花

三 应对宝宝不适有窍门：健健康康快乐多

时间过得好快啊，晶晶马上就要8个月了。在这近8个月的时间里，晶晶妈真正明白了这样一个道理：一分耕耘，一分收获。给予宝宝的爱多一些，自己得到的也会更多。在养育宝宝的过程中，做好准备，宝宝生病时才不致慌乱。下面就一起来看看宝宝这个月里可能会出现的不适状况、护理方法及预防措施，一同做好育儿准备吧。

▶ 咳嗽：咳来咳去痛苦多

早上醒来，乐乐妈发现乐乐出现鼻塞，还不停地干咳。乐乐爸到附近的社区医院向医生说明了情况并让医生开了一些药。第二天，乐乐咳嗽的症状并没有减轻，反而有加重的迹象。乐乐妈刚给乐乐喂完药，乐乐就全部吐了出来，之后便哭闹不止。乐乐妈十分担心，和乐乐爸一起带乐乐去了医院。他们向医生说明了情况，医生说乐乐得了毛细支气管炎。听到医生的话，乐乐妈心里既紧张又难过，暗暗怪自己没有照顾好乐乐。

❗ 引发咳嗽的原因多

引起咳嗽的原因有很多，主要是由于异物、刺激性气体、呼吸道内分泌物等刺激呼吸道黏膜里的感受器，通过传入神经纤维传到延髓咳嗽中枢，引起咳嗽。

很多时候，宝宝咳嗽可能是由于非疾病因素，比如由吸入物刺激而引起。空气中的尘螨、花粉、真菌、动物毛屑和二氧化硫等，都会刺激宝宝的呼吸系统，引发咳嗽。

气候的变化也会诱发宝宝咳嗽，因此在寒冷季节或秋冬气候转变时，咳嗽的患儿较多。

如果宝宝属于过敏体质，一旦食用可引起过敏的食物，如鱼类、虾蟹、蛋类等，也有可能引起咳嗽。

疾病也是引起咳嗽的主要原因，感冒、肺炎、咽喉炎等许多疾病都有咳嗽的症状。

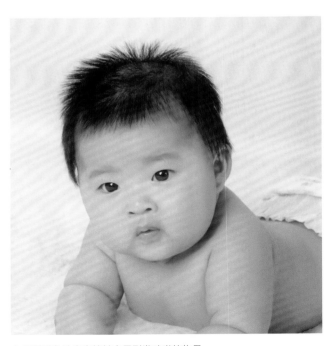

◆ 尽量避免让宝宝接触容易引发咳嗽的物品。

❗ 咳嗽护理，讲究科学

宝宝咳嗽时，爸爸妈妈应寻找诱发咳嗽的原因，并选择最好的治疗方法。不过，如果宝宝只是轻微的咳嗽，妈妈就不必太担心，做好护理工作就能让宝宝的病情得到缓解。

给宝宝提供充足的水分

若宝宝摄取水分不足，会使痰变得更加黏稠，使其紧紧附着在呼吸道黏膜上，从而加重咳嗽。因此，爸爸妈妈要注意给宝宝补充比平日更多的水分。

减少每次进食量

如果宝宝"吭吭"地咳嗽，连气都透不过来并呕吐的时候，可以减少每次进食的量，做到少食多餐。

保持空气清新湿润

为了保护宝宝的呼吸道，必须保持家中适宜的湿度，因为干燥的空气会刺激其呼吸道黏膜。

让宝宝远离"二手烟"

爸爸妈妈不要在宝宝的房间里吸烟，不要让宝宝在"二手烟"的环境下生活，这会加剧宝宝咳嗽的症状。

拍打宝宝背部以协助将痰咳出

宝宝咳得难受时，可以让其趴在妈妈的膝盖上，然后妈妈凹起掌心在宝宝的胸部及背部轻拍或者揉搓，注意用手腕轻轻拍打即可。

宝宝穿衣要适当

生活中经常会见到这样的爸爸妈妈，他们认为宝宝肯定比成人怕冷，因此便不分季节、场所，将宝宝捂得严严实实，不让宝宝受一点寒气，结果导致宝宝机体调节能力差、抵抗力低下。

适当运动

适当运动对提高免疫力是有帮助的。不过，在疾病流行的季节，要少带宝宝到公共场所，以减少交叉感染的概率。

给宝宝多吃富含维生素的新鲜蔬菜

新鲜蔬菜如青菜、胡萝卜、西红柿等，可提供给宝宝多种维生素和矿物质，有利于机体代谢功能的恢复。

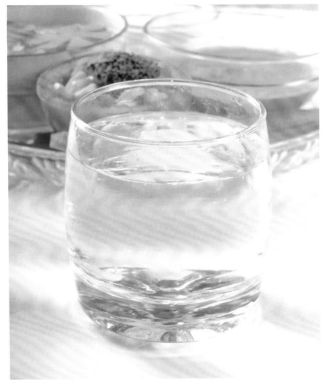

◆ 宝宝咳嗽，妈妈可以多给宝宝喝白开水，这样可以有效缓解病情。

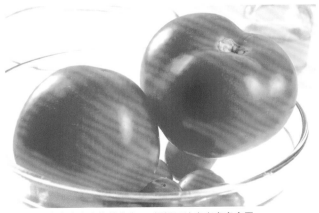

◆ 西红柿中含有丰富的维生素C，妈妈可让宝宝多多食用。

▶ 中耳炎：宝宝耳朵好疼啊

早上起床，阳阳妈给阳阳喂蛋黄泥，阳阳就是不肯吃。阳阳妈还以为阳阳是挑食，便给他冲了一瓶奶，结果阳阳仍然不喝。在此过程中，阳阳妈发现阳阳总是甩他的小脑袋，还时不时地用手扯耳朵，并且哭闹不止。难道是阳阳的耳朵有问题？阳阳妈开始担心起来。于是，她赶紧带着阳阳一起去医院做了检查，医生说阳阳患上了中耳炎。

❗ 宝宝为何患上中耳炎

宝宝突然出现烦躁不安、哭闹、发热的现象，爸爸妈妈触动或牵拉一下宝宝的耳朵，宝宝就有触痛或者牵拉痛的感觉；当宝宝入睡时，耳朵被碰到会突然醒来哭闹，或者喂奶时耳朵受挤压引起啼哭不肯吃奶，就说明宝宝耳道疼痛，妈妈要想到宝宝可能患了中耳炎。

中耳炎主要是由于上呼吸道感染，致病菌通过咽鼓管到达中耳，导致中耳发炎所致。宝宝如果感冒或者喉咙痛，可能会致使病菌进入鼓室，导致鼓室黏膜发炎肿胀，阻塞中耳。就像感冒时鼻塞那样，脓液积聚在中耳内压迫鼓膜，因此患儿感觉耳朵疼痛。

❗ 治疗为主，护理为辅

中耳炎是比较严重的小儿疾病，如果宝宝的耳朵已经流脓，鼓膜已经出现穿孔，很可能会因为治疗不及时而影响宝宝的听力，甚至会导致耳聋。所以一旦发现宝宝患有中耳炎，最好马上到医院检查治疗，以免错过最佳治疗时间。

在遵从医生治疗方法的同时，爸爸妈妈也应做好以下护理以协助治疗。

（1）急性期注意休息，保持宝宝鼻腔通畅。

（2）给宝宝多食有清热消炎作用的新鲜蔬菜，如芹菜、丝瓜、茄子、荠菜、茼蒿、黄瓜和苦瓜等。

（3）注意卫生，保持患儿的枕具、玩具、治疗用具（如药棉、器皿）等干净、无污染。

（4）慢性中耳炎患儿不宜游泳。

（5）保持环境安静，不要太嘈杂，以免宝宝心情烦躁，加重症状。

（6）多带宝宝到空气清新、风景优美的地方玩耍，锻炼身体，这对保持宝宝的良好情绪非常有益。

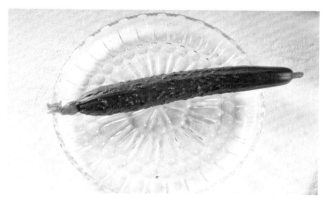

◆ 一直很乖的宝宝突然哭闹不止，有时候还会用手抓耳。出现这种情况时，妈妈要带宝宝去医院检查是否患有中耳炎。

◆ 宝宝患上了中耳炎，妈妈可以让宝宝多吃清热的蔬菜，黄瓜就是个不错的选择。

⬤ 做好预防工作，保护好宝宝的耳朵

在日常生活中，爸爸妈妈要保护好宝宝的耳朵，做好预防的工作。如果爸爸妈妈能够注重生活上的护理，宝宝患中耳炎的概率会大大降低。

采用母乳喂养的方式

据研究表明，采用母乳喂养的宝宝患中耳炎的概率比较低，大约是人工喂养的宝宝的一半。这是因为母乳中含有免疫抗体，能帮助宝宝抵抗细菌和病毒的感染。

保持正确的喂奶姿势

喂奶时妈妈不要躺在床上，宝宝也不要平卧，要让宝宝头部抬起成一定角度，特别注意不要让宝宝拿着奶瓶入睡，以避免奶液流向宝宝的咽鼓管，使咽鼓管阻塞，导致细菌繁殖而出现中耳炎。如果宝宝吐奶，应立即把宝宝抱起，让他头呈侧位，促使奶吐出，然后轻轻立起，让他的头躺在妈妈肩上，轻轻拍其背部。

做好预防宝宝感冒的工作

因为感冒会使咽鼓管阻塞，容易引发中耳炎，所以爸爸妈妈要多锻炼宝宝的身体，及时接种流感疫苗，注意宝宝的保暖，避免宝宝感冒。

不要轻易给宝宝挖耳

由于挖耳可能会损伤中耳，引起炎症，所以不要轻易给宝宝挖耳。

宝宝耳朵要注意防水

给宝宝洗澡、洗头时，要防止宝宝不合作以致污水流入耳内发生感染。如果带大宝宝去游泳，上岸后要扶着他让他单脚跳动，让耳内的水流出，或者用棉签吸干耳内的水分。

耳内有虫要智取

如果宝宝耳朵中不小心有虫子进入，不要急躁硬捉，可以往宝宝的耳朵里滴入2滴食用油泡死小虫后取出。

避免在家中吸烟

被动吸烟也是导致中耳炎发作的重要原因。为了宝宝的健康，爸爸妈妈最好不要在家里吸烟。

积极治疗鼻咽部疾病

如果宝宝患有鼻咽部疾病，一定要及时积极治疗，以免致病菌进入中耳，引发炎症。

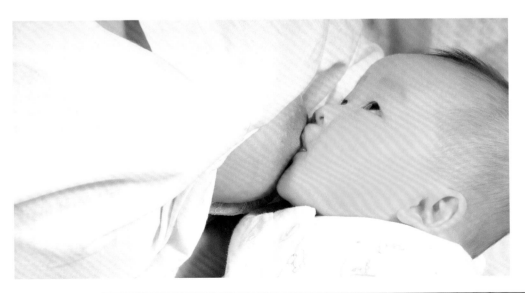

◆ 宝宝垚垚：妈妈母乳喂养宝宝时，要让宝宝头部抬起一定角度，这可以有效保护宝宝的耳朵。

四 父母早教有方：宝宝聪明健康有道

最近晶晶老喜欢歪着头，这跟谁学的呢？妈妈百思不得其解。一次，妈妈抱着晶晶坐在床上玩，忽然，晶晶又对着墙壁歪脑袋。妈妈见墙上挂的宝宝画，才恍然大悟：原来小丫头在模仿画中宝宝的动作呢。这一时期的小宝宝具有很强的模仿能力，爸爸妈妈应该抓住宝宝的这一特点，积极地对宝宝开展早教教育。

▶ 益智亲子游戏

宝宝都很喜欢玩水，晶晶也不例外。每次洗澡，晶晶都喜欢拍水，看到水花四溅，晶晶就会特别开心。没错，对宝宝来说，生活中的任何事情都可能变成好玩又益智的游戏。在这个月，爸爸妈妈还可以多和宝宝做以下益智游戏，这些游戏都有助于宝宝的智力开发。

❗ 捏响球：发展宝宝的创造性思维能力

爸爸妈妈可以和宝宝一起做捏响球的游戏。首先要准备好各种可以发出响声的球，接下来就可以开始游戏了。

（1）妈妈把藏在背后的玩具捏响，问宝宝："咦！是哪里发出来的声音呢？"然后再捏响，吸引宝宝。

（2）妈妈向宝宝出示玩具，问宝宝："哦，原来是漂亮的球宝宝呀。宝宝，你想不想让小球也发出好听的声音呢？"

（3）妈妈把球放在宝宝的手里，然后抓住宝宝的手，和他一起捏，使球发出声音。

（4）宝宝熟练掌握后，妈妈可以引导宝宝有节奏地捏响球。

这个游戏可以训练宝宝的手眼协调能力，并发展宝宝的创造性思维能力。

❗ 音乐教育：发展宝宝的音乐能力

8个月是宝宝听觉发展的良好时期，爸爸妈妈在这一阶段对宝宝进行音乐教育，能使宝宝的音乐潜能得到较好的发展。

爸爸妈妈可以经常给宝宝唱儿歌或是播放一些节奏感强、优美欢快的歌曲。在唱歌的时候，注意有节奏地摆动宝宝的上肢、下肢。在游戏、进餐和睡眠时间播放不同的

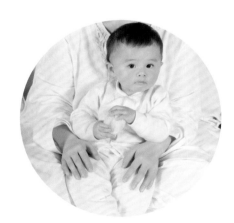

◆ 宝宝曦雅：经过一段时间的练习，曦雅现在已经可以捏响手中的玩具啦。

音乐，长期下来，不仅可以使宝宝的音乐潜能得到发展，还可以用音乐来影响宝宝的日常生活。如午睡或是晚上睡觉前，当宝宝听到睡眠时间给自己播放的音乐时，就更容易入睡。在播放音乐的过程中，爸爸妈妈要注意留心宝宝的反应，以免给宝宝造成过度刺激；爸爸妈妈还可以和宝宝做一些小游戏，如将宝宝抱在怀内，跟随着音乐的节奏翩翩起舞，有助于加深和宝宝的感情。

🔔 饼干搬新家：让宝宝感受数字

妈妈可以和宝宝一起做"饼干搬新家"的游戏。在做游戏之前，首先要准备一盒手指饼干、两个小碗，妈妈还要将自己和宝宝的手都洗干净。

这个游戏的目的是让宝宝感受数量和物品之间的逻辑关系，并有助于发展宝宝的动作连贯性和协调转换能力，促进宝宝动作思维的萌芽。这个游戏的方法如下。

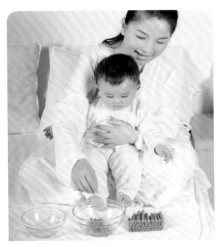

01 妈妈把多根手指饼干放入一个小碗中。

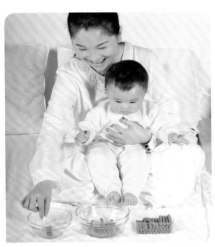

02 妈妈用食指和拇指拿起一根手指饼干，放入另外一个小碗中。

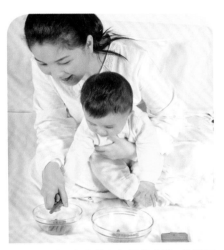

03 妈妈引导宝宝使用相同的方法，将饼干一根一根地放入另一个小碗中。每当宝宝拿起一根手指饼干的时候，妈妈都要在一旁数数："1，2，3……"

▶ 被动操：爬行训练的加强版

能够在地面上自由爬行，是宝宝大动作发展的一个重要里程碑。研究证明，经过爬行这个中间环节的宝宝比不经过爬行直接直立行走的宝宝心脏发育得更好；和同龄不会爬行的宝宝相比，会爬的宝宝智力发育更好。

之前，宝宝的活动范围比较有限，但当他可以自由爬行时，他的活动范围就大大扩展了。在爬行的过程中，宝宝也变得"见多识广"啦，他的情感、意志、兴趣等高级心理活动变得更加丰富起来。下面，就一起来看看宝宝被动操——爬行训练的加强版吧。

上坡爬行

提示 上坡爬行对宝宝来说是比较困难的，但是对手臂力量的要求却比较低。妈妈可用手顶住宝宝脚底帮助宝宝爬行，反复练习后，使宝宝逐步能够把上臂支撑直着爬。这个练习对于上肢力量差和还在匍匐前进的宝宝来讲特别有效。

时间 3~5分钟。

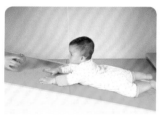

01 把宝宝放在斜面上。

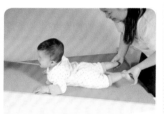

02 妈妈用手顶住宝宝脚底，让宝宝由下向上爬行。

下坡爬行

提示 下坡爬行对宝宝来说相对简单。宝宝练习此动作时，妈妈可在宝宝前面放一个玩具，吸引宝宝向前爬行。

时间 2~3分钟。

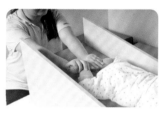

01 宝宝能肘撑后，将宝宝放在斜面上，帮助宝宝做好手膝爬行的姿势，同时发出蹬腿口令。

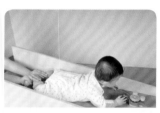

02 一般宝宝在稍停后会做出双腿蹬的动作，使自己手膝交替前进去够到玩具。

匍匐前进

提示 爸爸妈妈把宝宝的大小腿顶到弯曲成小于90°，是宝宝蹬腿的关键。

时间 5分钟。

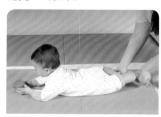

01 宝宝俯卧于垫子上。妈妈用手把宝宝的双脚顶住，并且使宝宝大小腿弯成小于90°。

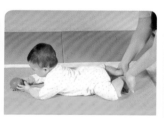

02 发出蹬腿口令。一般宝宝在稍停后会做出双腿蹬的动作，使自己匍匐前进。在宝宝双腿蹬腿动作熟练后，妈妈可让宝宝做轮流蹬腿的匍匐前进动作。

前滚翻

提示 宝宝学会低头后，就可以在妈妈的帮助下做前滚翻。宝宝开始时可能无法顺利低头，妈妈可以帮助他一下。妈妈放手时间要特别注意——宝宝低头后马上放手，早或晚都不行。

时间 5分钟。

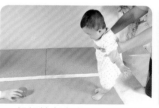

01 妈妈站在宝宝后面扶着宝宝腋下，让宝宝站立。

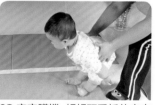

02 宝宝蹲撑，妈妈双手托住宝宝的腰。

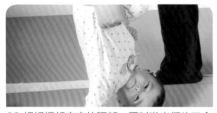

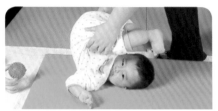

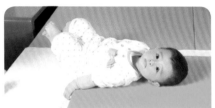

03 妈妈提起宝宝的腰部，同时发出低头口令。 **04** 当宝宝低头后，妈妈及时向前送出并放手。 **05** 现在，宝宝已经成功完成前滚翻啦。

后滚翻

提示 后滚翻可以训练宝宝的前庭器官，提高宝宝的空间能力。完成后滚翻的关键是妈妈的手法。宝宝头部必须正直，歪斜时不能做。

时间 5分钟。

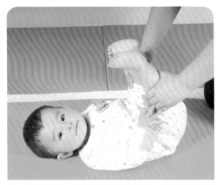

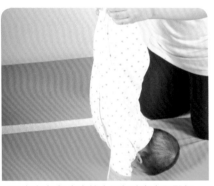

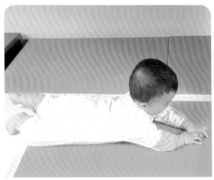

01 宝宝仰卧。将宝宝手臂弯曲，妈妈抬起宝宝双腿，帮助宝宝团身。

02 妈妈托起宝宝的大腿帮助宝宝翻臀部、团身，接着向上提。

03 向前（对宝宝来讲是向后）推手，帮助宝宝完成后滚翻。

跪撑爬行

提示 跪撑爬行也称手膝爬行，是最合理的爬行姿势。在宝宝具有匍匐前进的能力后，为进一步提高宝宝的爬行能力，妈妈需要帮助宝宝获得跪撑的能力。

时间 8分钟。

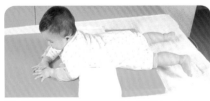

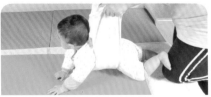

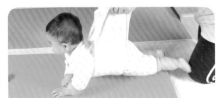

01 将宝宝放在已折好的大毛巾上，呈俯卧姿势。

02 妈妈用大毛巾吊在宝宝的腰部。

03 宝宝爬行时稍稍提起大毛巾。

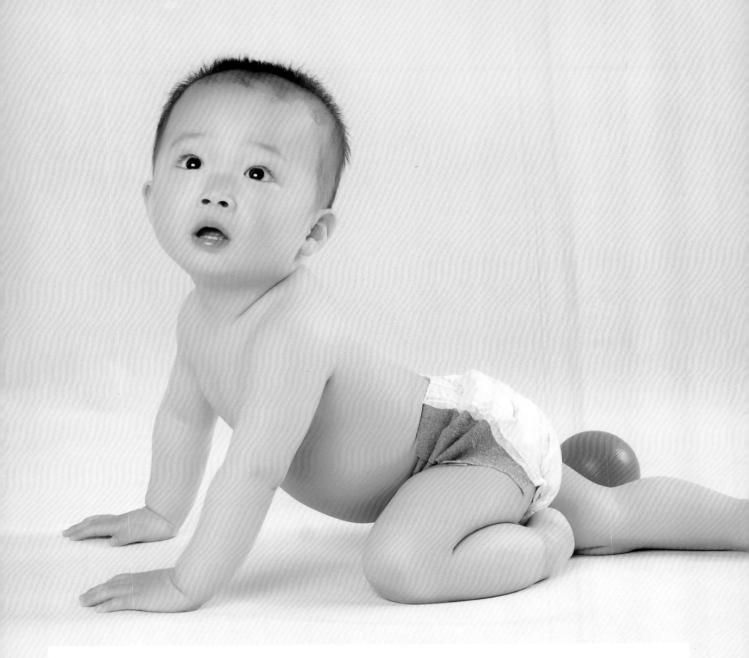

▶ 宝贝日记之学"站"

　　小宝贝凡凡现在已成为一个爬行高手。每当我把他放到地上，他就会像条欢快扭动的小虫子，手脚并用，爬得飞快。爬行这项技能，凡凡可算是运用得炉火纯青了，可每次当我准备训练他站立时，他却不乐意了。一扶着他站起来，他就立刻一屁股坐下去，并快速趴下做爬行状，弄得我哭笑不得。不过我很快想到对策：把宝宝最喜欢的玩具放在凳子上，禁不住诱惑的凡凡终于扶着凳子站起来了。

第9个月
宝宝表演模仿秀

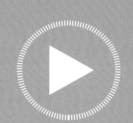

妈妈育儿手记之本月养育重点

○ 训练宝宝的爬行能力，同时注意宝宝爬行时的安全。○ 训练宝宝的站立能力。

○ 纠正宝宝的不良习惯。○ 正确护理盗汗宝宝。

○ 查明宝宝晚出牙的原因。○ 培养宝宝的模仿能力。○ 训练宝宝的肌肉力量和方向感。

一 宝宝的日常护理：悉心呵护保健康

随着手脚的协调性增强，凡凡的"使坏"能力也越来越强，撕纸、扔东西、"虐待"布娃娃等都不在话下。同时，他的模仿能力也有很大进步，喜欢学妈妈说话、跟着爸爸做动作，常常逗得爸爸妈妈开心不已。育儿是件有苦有乐的事，宝宝的每一个进步都是爸爸妈妈精心呵护的结果。这个月，爸爸妈妈在护理宝宝时又要注意哪些方面呢？

▶ 正确引导宝宝模仿

模仿能力的增强，是宝宝自我意识和活动能力增强的表现。通过模仿，宝宝可以将他人与自我良好地区分开来，使"自我"的概念更加清晰和成熟。同时，积极地模仿外界，也是宝宝认识事物、社交的一种方式。

❗ 爸妈要积极引导宝宝的模仿行为

这个月龄的宝宝已经会主动去模仿爸爸妈妈的动作和语言了。爸爸妈妈从这个时候开始，要注意自己的言行习惯，尽可能为宝宝做一个好榜样，不要在宝宝面前随地吐痰、说脏话，或者表现出暴躁、阴郁的情绪。否则，宝宝会通过模仿"感染"这些坏习惯和消极情绪，对其正常生长发育造成影响。

宝宝会走路以后，就会经常在户外走动，所见所闻也会丰富起来。对于他好奇的人，特别是喜欢的人，宝宝都会主动去模仿，因为模仿是人类对于"喜欢"最原始的表达。这时，爸爸妈妈不能用严厉的语言来命令宝宝不要去模仿，而是应该用商量和诱导的方式引导宝宝去模仿他人好的言行。

❗ 利用宝宝的模仿欲对其进行训练

这个月，随着宝宝模仿能力的增强，爸爸妈妈可以充分利用机会，鼓励宝宝说话和走路，对宝宝进行语言和步行训练。

宝宝其实已经储备了不少句子和词汇，就等一个合适的契机"脱口而出"。所以，爸爸妈妈要积极地做好引导工作，抓住宝宝这个语言能力发展的关键期，让宝宝多接触之前就熟知的事物，在教宝宝认事物的同时辅以发音，"催化"宝宝的语言功能。

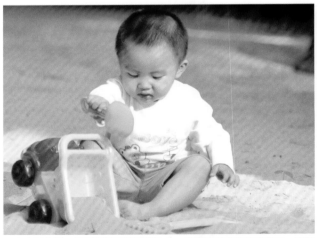

◆宝宝王安平：看到妈妈用铲子铲沙土，宝宝也学着妈妈的样子，用他的铲子铲起沙土来。

▶ 排除宝宝爬行的安全隐患

宝宝会爬了，活动范围更广了，妈妈稍微不注意，他就有可能陷入危险地带。为了宝宝的安全，妈妈应尽量为宝宝营造一个舒适、宽松、安全的爬行环境，让宝宝远离危险。下面列举一些宝宝爬行环境中常见的安全隐患及改造方式，以供妈妈参考。

⚠ 地面

危险因素：用水泥、大理石、瓷砖、木板等材料所铺设的地面质地很硬，学习爬行的宝宝很容易因为跌倒而受伤。

安全改造：可以在地面上面铺设软垫，不过要使用厚度较高的软垫才能发挥作用；避免用有很多小花纹的软垫，以防宝宝将小花纹抠起来放入嘴里。

⚠ 桌角、柜角

危险因素：尖锐的桌角或柜角对学爬行的宝宝来说简直就是"危险品"，万一宝宝碰到了，就有可能导致宝宝脸上或头上"破相"。

安全改造：将所有的桌角和柜角一律套上护垫，或用海绵、布等包起来，就算宝宝不慎撞到，也能将伤害降到最低。也可暂时把这些桌子、柜子搬离宝宝爬行的房间。

⚠ 插座

危险因素：宝宝爬行时，可能会爬到插座附近，一不小心就有触电的危险。

安全改造：在未使用的插座上加装防护盖，也可用绝缘材料将它们塞好、封上，或使用安全插座。

⚠ 垃圾桶

危险因素：垃圾桶里的脏东西不仅会把宝宝全身弄脏，里边还有很多有害的细菌。万一宝宝把脏垃圾塞进嘴里就

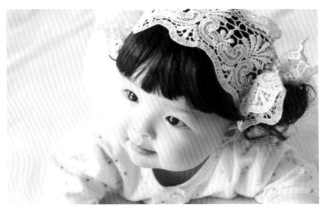

◆宝宝佳祎：细心的妈妈为宝宝垫上了软垫，这下宝宝可以在家里尽情地爬来爬去了。

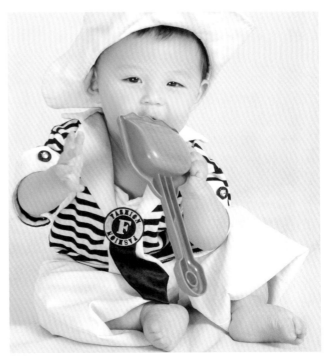

◆宝宝耕宇：大宇很喜欢往嘴里放东西，不管这个东西能不能吃。

不好了。

安全改造：把垃圾桶放到远离宝宝的地方，或者放到宝宝抓不到的高处。比如可以把垃圾桶放到卫生间，然后把卫生间的门关上，以防宝宝爬进去。

⚠ 热水瓶等易碎品

危险因素：热水瓶、茶具、花瓶等易碎品也是潜在的危险品。一旦碰碎，热水瓶里的热水不但会烫伤宝宝，而且这些易碎品的碎渣还可能划破宝宝稚嫩的皮肤。

安全改造：热水瓶、茶具可以暂时放在厨房上方宝宝够不到的柜子里；花瓶最好放在窗台上，不要放在有桌布的桌子上，因为宝宝拉扯桌布的时候很可能会将花瓶扯下来。

⚠ 药品或其他宝宝可以吞食的小粒物品

危险因素：宝宝都有一个"爱好"，就是不管什么东西都喜欢放进嘴里。要是不小心误食了药品或其他小颗粒物品（珠子、硬币等），后果不堪设想。

安全改造：药品或者其他小颗粒物品要收好，最好放在宝宝看不到也够不着的地方，比如锁在抽屉或柜子里。

⚠ 气球等类似物品

危险因素：气球、塑料薄膜、塑料袋等物品容易引起宝宝窒息。

安全改造：在宝宝爬行时，要把这些东西收好，放在远离宝宝的地方，或干脆放到另外一个房间里。

⚠ 窗户

危险因素：会爬的宝宝探索的范围会慢慢地扩大，窗户就是他们的目标之一。若不小心让宝宝爬到窗口，很有可能会掉下去，造成生命危险。

安全改造：窗户上要加上护栏或者安装防盗窗。

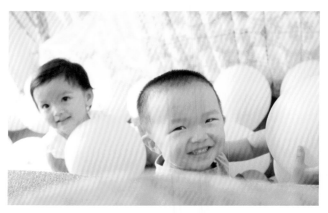

◆宝宝诗霓和萧桐：这对双胞胎姐弟都很喜欢玩气球，在他们的房间里有很多气球。气球虽好玩，对于宝宝来说却是"危险品"哦！

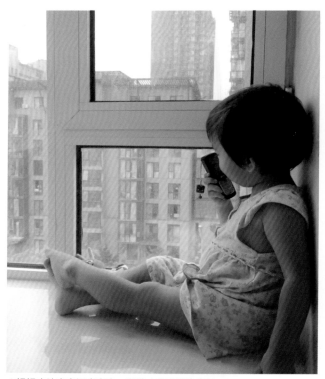

◆妈妈应让宝宝远离窗户，以防止宝宝发生意外。

▶ 慎用学步车，不让宝宝"以车代步"

这个月，大宇爸给大宇买了一辆学步车，小家伙非常喜欢，尤其喜欢学步车前面那些会发出音乐、闪闪发光的灯。不过，不少育儿专家却建议不要给宝宝使用学步车。那么到底该不该给宝宝使用学步车呢？

❗ 学步车是让爸妈偷懒、宝宝吃亏的东西

使用学步车会给宝宝带来下列不利影响。

首先，宝宝发育有自身的规律。7~9个月这3个月龄是宝宝练习滚、爬的最佳时机，而坐上学步车，宝宝在家里可以移动自如，滚、爬对宝宝的吸引力就会大大降低。以圆形学步车为例，由于有车轮的滑动作用，宝宝不用力就可随车轮的滑动而"行走"，宝宝缺乏真正的锻炼，自然不利于宝宝学站、练走。

其次，学步车给宝宝带来了潜在的危险。坐在学步车中，宝宝每秒的移动距离可达1米，宝宝的头部所占比重大、较重，又暴露在车身架的外面，缺乏安全保护，一旦从楼梯上翻下或因地面不平而翻倒，宝宝的头部很容易受伤。

❗ 选择和使用学步车的策略

学步车对于成长中的宝宝，无疑是弊大于利，妈妈爸爸在给宝宝添置玩具时，还是将学步车放一放吧。如果一定要尝试，也要有策略地选择和使用。

小推车优于圆形学步车

目前供宝宝学习走路的学步车主要有两种：圆形学步车和小推车。建议妈妈们选择小推车，这是为什么呢？

圆形学步车的弊端前面已经阐述，但小推车可以在一定程度上规避这种弊端：手推车式的学步车需宝宝控制行走速度，保持身体平衡，但又能够减轻宝宝直立行走时的部分负荷；由于体重的作用，宝宝一般不会出现踮脚走路的现象，出现了也会逐步自行纠正。

使用时要保障宝宝的安全

使用学步车，保证宝宝的安全是首要工作：①宝宝坐在车上时，妈妈要时刻留意宝宝，谨防宝宝出现危险。②将通往楼梯口的门关好，以免发生意外。③让学步车在平坦的地面上运动。④火炉、热水、电源等都可能对宝宝造成伤害，宝宝活动时，应远离这些危险品。

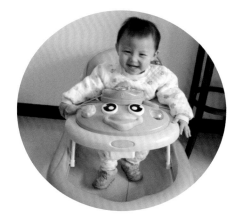

◆学步车是让爸爸妈妈偷懒、宝宝吃亏的东西，最好不要让宝宝用学步车。

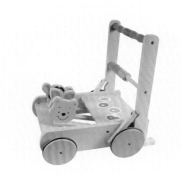

◆小推车

二 宝宝的喂养方法：营养充足长得快

凡凡长到9个月，乳牙已经萌出了4颗，消化能力也比以前增强，不仅能吃流质、半流质的食物，而且还能吃一些米饭了。这个月宝宝喂养的重点是继续增加辅食的品种和量，同时还要注意让宝宝的饮食逐渐由以乳汁为主转换为以饭食为主。

▶ 本月是宝宝主食转型的开始

随着月龄的增长，宝宝消化和吸收的能力也在不断提高，对食物的质和量也在不断提出新的要求，单纯依靠母乳或乳制品已不能满足其对营养成分的需求。为了宝宝更好地成长发育，9个月的宝宝饮食应该逐渐从以母乳为主转换为以辅食为主。

❗ 抓住宝宝的味觉敏感期

及时添加辅食的宝宝到1岁左右就能很轻松地接受多种口味、口感的食物，断奶也会比较顺利，而7～9个月是让宝宝接受辅食的关键时期。在给宝宝添加辅食的过程中，如果妈妈一看到宝宝不愿吃或稍有不适就马上心疼地停止喂辅食，甚至根本不给他添加辅食，会使宝宝错过味觉、嗅觉及口感的最佳发育和形成期。这不仅会导致宝宝将来断奶困难，还有可能让他日后患上典型的厌食症。

如果妈妈能够在宝宝味觉、嗅觉敏感期适时地让他尝试各种味道的食品，就能培养他良好的味觉及嗅觉感受，防止他日后偏食挑食。

❗ 不要过分限制宝宝的饮食

有的妈妈总是按照自己对营养知识的了解，去给宝宝安排饮食，以为只有这样才能保证宝宝合理地摄取营养，却从来不允许宝宝按照他自己的欲望去挑选食物。但实际上，只要宝宝的味觉、嗅觉及对食物的口感发育正常，完全可从爱吃的各种食物中选出有益健康的饮食组合，因此，妈妈没必要过分限制宝宝。如果过分限制宝宝的饮食，会带给他太多不良的饮食体验，反而容易导致他偏食、挑食，甚至厌食，最终营养摄取不均衡，给宝宝的健康带来不良影响。

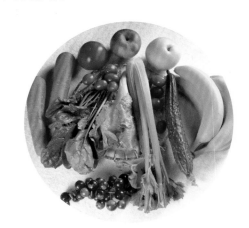

◆妈妈不要过分限制宝宝的饮食，要注意宝宝饮食的多样化。

▶ 母乳喂养的地位开始退居二线

宝宝到这个月对母乳已经不是那么依赖了，他对妈妈为他准备的美味来者不拒，果泥、肉泥、新鲜水果、面条都很喜欢吃，不过在晚上睡觉前的那一餐还是要喝妈妈的奶才能入睡。

母乳喂养的重要性从出生后6个月开始减弱，到了这个月，妈妈的乳汁分泌量开始减少，宝宝也习惯吃辅食了，因此母乳每天喂3～4次就可以了。不过，有哺乳条件的妈妈还是要坚持哺喂母乳，毕竟母乳才是宝宝最佳的营养食物。

❗ 宝宝断奶需要过渡期

逐步增加辅食的量、品种和喂食次数，渐渐让辅食成为宝宝饮食的主体；母乳喂养适当减少量和次数，以辅食补足量。如原来是在2次母乳喂养中间加一顿完全辅食，现在逐步过渡到一顿母乳加一顿辅食，晚上完全喂辅食而不再用母乳喂养。

❗ 循序渐进地给宝宝断奶

从开始断奶至完全断奶需经过一段适应过程。如果断奶太过急进，你会发现宝宝变得烦躁不安、黏人、生气、伤心，还会发脾气。有的宝宝还会因为突然断奶而发热、感冒、厌食，变得面黄肌瘦。你也可能会因此涨奶、乳腺管堵塞，还可能出现乳房感染。

❗ 乳类仍为主食

断奶是指断母乳，并非断去所有乳类制品。第9个月是宝宝快速生长的一个重要时期，而宝宝生长需要蛋白质，乳类食品中蛋白质的质和量最好也最多，因此这个时期仍然以乳类为主食，而将乳类作为辅食要等到宝宝1岁后。

❗ 找到母乳替代品和最佳断奶时间

如果给不到1岁的宝宝断母乳，需要用奶瓶代替母乳喂哺，因为此时的宝宝仍有很强的吮吸需求。至于用奶瓶喂什么食物，可以遵循医生的建议。

断奶要从最不受宝宝欢迎的喂奶时间段开始，在那个时间段用替代品。几天或1周后再进行下一阶段的断奶。渐渐地，妈妈就完全用奶瓶、固体辅食等替代品取代母乳喂养了。宝宝最喜欢吃奶的时段（如睡前或一大早）要留到最后断，千万别急着放弃宝贵的喂奶时间。

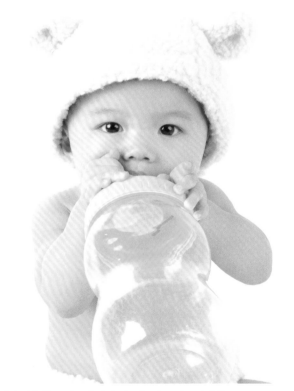

◆宝宝陈海莹：9个月的宝宝对母乳已经没有那么依赖了。

三 异常状况早知道：健健康康快乐多

宝宝在成长过程中会有一定程度的个体差异化，如有的宝宝出牙比较晚，有的宝宝爱出汗等。宝宝的身体处于迅速生长的时期，所以机体的一些功能与成人是不同的，这些不同会使妈妈担心，以为宝宝生病了，其实情况并没有那么糟糕。当宝宝出现妈妈认为异常的情况时，妈妈不要过度紧张，但也不要置之不理，要用正确的方法护理宝宝。

▶ 迟到的牙齿：宝宝为何晚出牙

一些新手妈妈因为担心宝宝，总会拿身高、长牙等和别的宝宝比较，如果发现自己的宝宝身高比别人家宝宝矮或长牙迟，就会忧心忡忡。其实宝宝晚长牙是由多方面原因引起的，如遗传、季节、辅食添加过晚、营养缺乏等。妈妈要找出宝宝晚出牙的原因，才能对"症"护理。

❗ 秋冬季节出生的宝宝易出牙迟

宝宝长牙迟跟遗传有很大关系，一般爸爸妈妈小时候出牙迟的，宝宝也会出牙迟。除了遗传原因，佝偻病或营养缺乏也会导致宝宝出牙迟。

此外，许多秋冬季节出生的宝宝很容易出牙迟。这个时间出生的宝宝因为天气较冷，爸爸妈妈很少带其到户外活动，日晒少了，容易导致体内维生素D缺乏，引发佝偻病，从而导致长牙迟缓。对于这样的宝宝，妈妈要适当给宝宝补充维生素D，促进钙的吸收，防止佝偻病的发生。

❗ 给宝宝添加辅食过晚

许多爸爸妈妈给宝宝添加辅食过晚，造成宝宝营养缺乏，这也是长牙迟的原因之一。宝宝生长发育到一定阶段，光靠母乳和配方奶已不能满足其营养需求。所以，爸

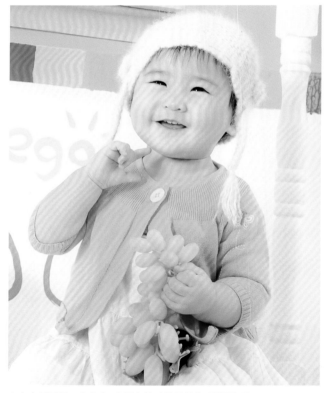

◆宝宝郭乙瑶：小宝宝9个月大的时候已经有6颗牙齿了。

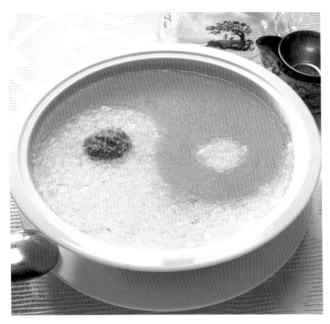

◆妈妈一定要注意观察宝宝的生长发育情况，及时给宝宝添加辅食。

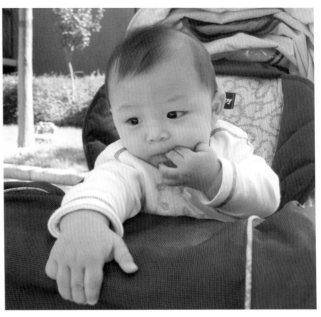

◆宝宝田耕宇：宝宝长牙前会出现咬手指、流口水、爱哭闹等现象。

爸妈妈一定要及时给宝宝添加辅食，让其得到足够的营养，这样才能确保牙齿的正常萌出。

⚠ 对宝宝出牙的护理不当

长不出牙的宝宝其实很少见，长牙只是早晚的问题，但许多爸爸妈妈往往会因为这一问题而焦虑，却忽视了宝宝长牙期间的问题。

宝宝长牙前会出现流口水、哭闹、发热、喜欢咬手指等现象，爸爸妈妈一旦发现宝宝有这些表现，就要注意观察其长牙情况。在此期间，爸爸妈妈一定要纠正宝宝的一些不良习惯，以免影响其牙齿的正常发育。

首先，不主张爸爸妈妈给宝宝使用安抚奶嘴。如果宝宝只是在1岁前偶尔使用安抚奶嘴，一般对其牙齿的影响不大。但是如果宝宝特别"迷恋"安抚奶嘴，总是不离嘴，这不但会导致宝宝牙齿长得不整齐，还有可能会导致其颌骨发育畸形。

其次，爸爸妈妈对宝宝经常啃手指、咬嘴唇、吐舌头等小毛病也要加以制止，这些坏习惯也会影响牙齿发育。宝宝在做这些小动作时，爸爸妈妈可以尽量转移其注意力，以避免宝宝养成这样的坏习惯。

最后，宝宝的乳牙一般都是成对萌出，但也有个别的牙会一颗一颗地长出。如果本应成对萌出的牙齿一颗长出后，另外一颗却迟迟长不出来，爸爸妈妈最好带宝宝去医院检查一下。

▶ 盗汗：查出原因，对症护理

夏天到了，薇薇常出汗，睡觉的时候，空调开到薇薇妈都感觉到有点冷了，宝宝还在出汗。宝宝这么爱出汗，不会是身体出现问题了吧？薇薇妈不禁担心起来。

宝宝在睡眠中出汗是常见的现象，有相当部分的宝宝是生理性多汗。生理性多汗多见于头部和颈部，常在入睡后半小时内发生，大概1小时后就不再出汗了。

❗ 宝宝盗汗的原因

宝宝盗汗有生理性因素，也有病理性因素，应仔细区别，必要时带宝宝去医院检查，发现异常须及时治疗。

生理性多汗

所谓生理性多汗是指宝宝发育良好、身体健康，无任何疾病引起的睡眠中出汗。

爸爸妈妈往往习惯于以自己的主观感觉来决定宝宝的环境温度，喜欢给宝宝多盖被。宝宝因为大脑神经系统发育尚不完善，而且处于生长发育时期，机体新陈代谢非常旺盛，再加上过热的刺激，只有通过出汗来散发体内的热量。

有的爸爸妈妈在宝宝入睡前给宝宝喝奶、喂辅食等，使得宝宝入睡后机体大量产热，只能通过皮肤出汗来散热。

病理性出汗

病理性出汗是在宝宝安静状态下出现的，假如宝宝不仅前半夜出汗，后半夜及天亮前也出汗，多数是病理表现，最常见的是结核病。结核病还有其他表现，如低热、疲乏无力、食欲减退、面颊潮红等。结核病的患儿白天活动时出汗称为"自汗"，夜间的出汗称为"盗汗"。如怀疑宝宝感染结核病，应及时带他前往医院检查治疗。

体质弱的宝宝常常在白天活动时或夜间入睡后，头、胸、背部成片状出汗，这往往是由于喂养不当或消化吸收不良引起的营养不良所致。护理上要注意调整喂养方法，促进宝宝食欲，增加蛋白质、脂肪及碳水化合物的摄入

量，必要时可采用中药调理脾胃功能。

❗ 宝宝盗汗的护理

对于生理性盗汗一般不主张药物治疗，而是调整生活规律。如入睡前适当限制宝宝剧烈活动；睡前不宜吃太饱，更不宜在睡前给予宝宝大量热食和热饮料；睡觉时卧室温度不宜过高，更不要让宝宝穿着厚衣服睡觉；盖的被子厚度要随气温的变化而进行调整。

对病理性盗汗的宝宝，应针对病因，遵照医嘱进行治疗。

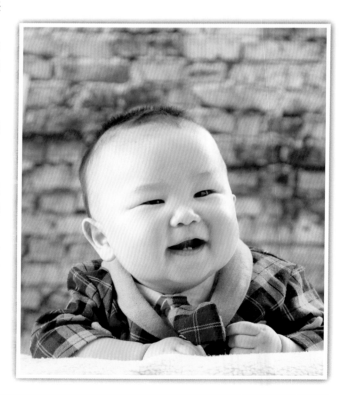

四 父母早教有方：宝宝聪明健康有道

宝宝出生的第一年是大脑发育的关键时期，而大脑中的神经细胞靠突触传递信息。宝宝接受到的刺激直接影响突触的形成，反复的刺激加强了它们并使之变得持久；反之，这些刚形成的神经细胞会因为没有刺激而逐渐消失。宝宝这一时期的经历和体验，对于大脑整个系统的完善起着至关重要的作用。爸爸妈妈要抓住机会，积极地和宝宝做一些亲子互动游戏，以有效刺激宝宝的神经细胞突触。

▶ 益智亲子游戏

针对9个月大的宝宝，应尽量让他多运动、多看图、多听大人说话、多与其他宝宝进行交流……宝宝在与外界的互动中能增加记忆并能增强反应能力，还可以通过照镜子、模仿等途径强化自我意识。这个时期的宝宝已经可以理解躲猫猫的游戏规则了，他知道藏起来的东西可以找出来，如可以拿开盖布、盒盖、碗、枕头、被子等将藏着的东西找出来，所以可用不同的方法同他做游戏，使他积累一些经验，这些经验对他以后解决问题会有很大的帮助。

❗ 找玩具：开发宝宝智力

妈妈背对着宝宝躺好，将事先准备好的小玩具放在自己胸前这一边。妈妈的身体就像一座山似的挡住了玩具，让宝宝看不到；然后妈妈回过头对宝宝说："到这边来，妈妈给你好东西哦。"吸引他爬过妈妈的身体。

宝宝听到妈妈的呼唤会很好奇，会迫不及待地想知道妈妈身体的另一边有什么东西。妈妈见到宝宝爬过来，要小心看护，不要让宝宝受伤。当宝宝爬过妈妈的身体时，

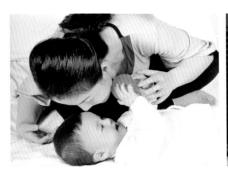

◆宝宝曦雅：曦雅成功地爬过妈妈的身体，拿到了玩具，为此，她得到了妈妈一个奖励的吻。

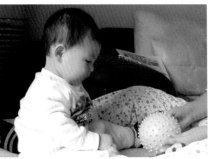

◆宝宝耕宇：很喜欢和妈妈玩滚球游戏，瞧他玩得多开心啊。

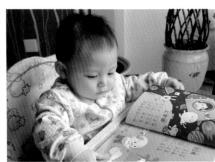

◆宝宝耕宇：通过一段时间的训练，现在已学会翻书啦！瞧，他看得多认真啊。

妈妈要将玩具给宝宝玩一会儿，并夸奖宝宝"你真棒"。过一段时间，再开始游戏。宝宝因为有了上次的经验，这次会更加兴致勃勃。

这个游戏能引起宝宝的好奇心，有助于宝宝智力开发。

滚球：提高宝宝的社交能力

当宝宝能够稳稳地独坐后，可以进行互动球类游戏。

妈妈和宝宝面对面坐着，中间保持1米的距离，爸爸可以坐在宝宝的后面，协助宝宝滚球、接球。在接球和滚球的过程中，要告诉宝宝："接到球了，宝宝把球滚到那边去。"有的宝宝拿着球不愿意滚，妈妈要耐心启发，让球在宝宝和妈妈中间不停地滚动起来，让宝宝学会用手腕去推动皮球。

这个游戏能发展宝宝的空间感觉和手眼配合能力，还能促进宝宝和他人之间的交往，为其今后的社交能力发展奠定基础。

宝宝看书：锻炼手指、手腕的灵活性

选择画面简单、色彩鲜艳的宝宝读物，最好是立体、有触摸面的。妈妈和宝宝坐在一起看书，告诉宝宝如何去翻书，一边翻一边给宝宝介绍书的内容，培养宝宝对书的兴趣。妈妈发现宝宝有兴趣时，可以把书给宝宝，让其自己去翻。此时的宝宝还不会一页一页地翻，妈妈应指导他用双手去翻动，有触摸面的可以让宝宝用手指去触摸，并告诉宝宝这是什么样的感受（毛毛的、光滑的、粗糙的、凉凉的……）。

宝宝喜欢色彩鲜艳的东西，妈妈把书拿给宝宝看，宝宝会紧盯着书中的色彩。妈妈可以告诉宝宝这是什么东西、是什么颜色，然后帮助宝宝一页一页地翻书。

宝宝会把妈妈翻过的书页又翻回来，他会看到刚刚看过的东西还在那里，这会引起宝宝的好奇心，然后妈妈可以把一页翻过来再翻过去，让宝宝理解书里的内容是不会

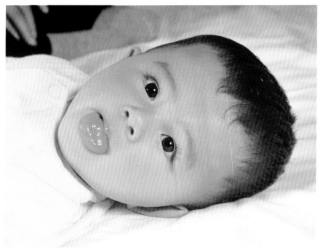

◆宝宝曦雅：看到妈妈伸舌头，曦雅也做出了伸舌头的动作，真是可爱极了。

因为翻页而改变的。

翻书游戏可以锻炼宝宝手指、手腕的灵活性。同时，在宝宝翻书时，妈妈应适当地用语言培养宝宝对书的兴趣。

爱学习的好宝宝：训练宝宝的模仿能力

模仿是宝宝学习的一种特殊形式。宝宝通过观察、模仿成人的语言、动作等，可以学习到一些规则，然后内化于自己的行为中。游戏方法如下。

（1）妈妈把宝宝抱在怀中，说："小脑袋摇一摇。"说的同时做摇头的动作，鼓励宝宝模仿妈妈的动作。

（2）妈妈说："小眼睛眨一眨。"同时做眨眼睛的动作，鼓励宝宝模仿。

（3）妈妈说："小舌头伸一伸。"说的同时做伸舌头的动作，并告诉宝宝："宝宝学习妈妈，把小舌头伸出来，小舌头缩回去。"鼓励宝宝模仿妈妈的动作。

这个游戏可以训练宝宝的模仿能力。

▶ 体能训练

这个月的宝宝体能训练方式主要是让宝宝自己多爬行，可以在宝宝练习爬行的过程中增加一些有趣味性的游戏，提高宝宝练习的兴趣。

❗ 继续爬：体能的发育

爬行无论是对宝宝的智力还是体能的发育都有很大的促进作用，所以无论如何在这个时期都要让宝宝多多练习爬行。这个月宝宝爬行的能力大大地增强了，爬得又快又好，并且说爬就爬、说坐就坐，动作可麻利了。只是宝宝遇到障碍物还不知道绕路，这样也可锻炼宝宝"翻山越岭"的能力，在宝宝翻过高障碍物的时候，妈妈要注意宝宝的安全，以防宝宝一不小心摔个"嘴啃泥"。

这个游戏能增强宝宝的独立运动意识，锻炼宝宝的全身协调能力。

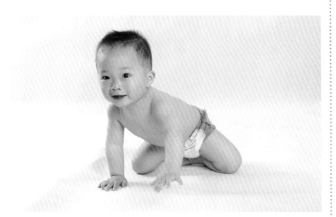

◆宝宝奕凡：爬，无论是对宝宝的智力还是对体能的发育都是最好的运动了，凡凡正努力向前爬呢。

❗ 飞翔的小鸟：促进宝宝的运动能力

妈妈可以和宝宝一起做"飞翔的小鸟"游戏。

这个游戏可以充分刺激宝宝的前庭器官，增强宝宝的运动能力、平衡能力和身体控制能力。同时，通过和爸爸妈妈身体的接触，宝宝能充分地感受到亲情，增加宝宝和爸爸妈妈之间的情感交流。游戏方法如下。

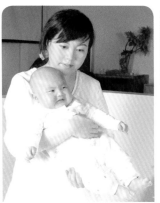

01 妈妈一手放在宝宝胸前，一手托住宝宝臀部，将宝宝抱在怀中，使其面向前。

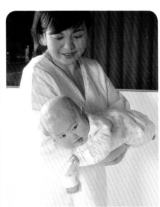

02 妈妈慢慢地转换动作，使宝宝俯卧在自己手臂上，接着可以抬高、放低手臂，让宝宝感觉像在飞一样。

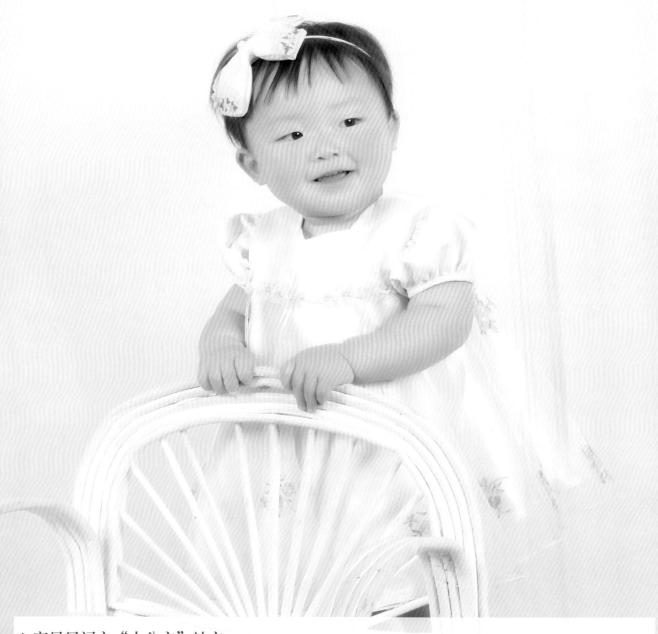

▶宝贝日记之"小公主"站立

薇薇快10个月了，不再是以前那个只会爬来爬去的"小蜗牛"了，如今，她已经能够自己扶物站立。薇薇好像对自己的这项技能十分满意，经常一个人扶着家具站着，一会儿看看春光明媚的窗外，一会儿又环顾四周，看我是不是在附近。看来，小家伙还很享受这种"站得高，看得远"的感觉呢。有时候，薇薇还会试着松开扶手站立，每次她的手一松开，身体就摇摇晃晃的，看得我胆战心惊。不过，我努力说服自己不要过度紧张，让宝宝自己去探索，相信她很快就可以独自站立了。

第10个月

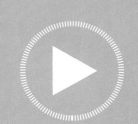

扶物站起真厉害

妈妈育儿手记之本月养育重点

○ 训练宝宝自己进餐。○ 让宝宝自然断奶。○ 注意宝宝的营养均衡。

○ 克服宝宝对妈妈的过度依恋情绪。○ 鼓励宝宝多吃蔬菜。○ 锻炼宝宝身体的协调能力。

○ 训练宝宝的站立能力。○ 正确护理发热宝宝。○ 防止宝宝吞食异物。

宝宝的日常护理：悉心呵护保健康

随着宝宝身体发育有了突破性的进展——站立（也许只是扶物才能站稳），宝宝想去户外游玩的欲望也显得更加强烈了。户外的花花草草，树上叽叽喳喳叫个不停的小鸟……都能让宝宝感到欢欣鼓舞。因此，爸妈这个月不妨多带宝宝做做户外运动吧。除此之外，还有哪些护理细节是妈妈需要注意的呢？

▶ 克服宝宝的"恋母情结"

薇薇和妈妈最亲了，时刻都吵着让妈妈抱。每当妈妈出去买菜的时候，负责照看薇薇的爸爸就会特别紧张，因为宝宝常常上一秒还玩得不亦乐乎，下一秒突然想起妈妈了，就哭闹着要找妈妈，任凭薇薇爸怎么哄也哄不住。

宝宝依恋妈妈，虽然便于妈妈对宝宝的护理照顾，对宝宝将来的情商、性格发育也大有好处，但是宝宝对妈妈的依赖若是过度，变为一种恋母情结，就未必是一件好事情了。

❗ 重视宝宝的自理能力锻炼

过于依赖妈妈，对宝宝自理能力的发展、良性性格的形成都极为不利。妈妈若不注意加强对宝宝自理能力的锻炼，便会加剧宝宝对妈妈的依赖，甚至还会导致宝宝产生"恋母症"，对宝宝的心理造成障碍。

为了避免这种情况的发生，妈妈应该在日常生活中注意训练宝宝的自我动手能力和独立性格，如试着让宝宝用勺子吃饭，让宝宝学着独自入睡等。

❗ 扩大宝宝的"交际面"

宝宝经常只由妈妈带着，这就使得宝宝每天只和妈妈打交道，变得过于依恋妈妈，而对其他人产生排斥心理。

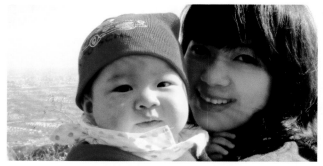

◆宝宝祺川：祺川对妈妈有着深深的依恋，看到妈妈笑的时候也会笑得很开心。

对此，妈妈可试着扩大宝宝的"交际面"，带宝宝多多接触陌生人，这不仅可以培养宝宝的交际能力，还可以转移和减缓宝宝对妈妈的过度依恋。

❗ 转移宝宝的注意力

在日常护理宝宝的过程中，妈妈要注意让宝宝形成这样一种意识：妈妈还有别的事，不过就算暂时离开，用不了多久就会再来照看宝宝的。在离开时，妈妈可以试着将宝宝的注意力转移到其他人或玩具身上，让宝宝的"恋母"情绪得到一定程度的转移。

▶ 万里之行，先得有双鞋

10个月大的宝宝已经可以独自站立，并能在妈妈的引导下学习走路了。这时，为宝宝选择一双合适的鞋子就被提上了日程。那么，究竟如何给宝宝选择一双舒适的鞋子呢？一起来看看下面这些方法吧。

❗ 根据不同时期选择鞋子

刚学走路的宝宝，穿的鞋子一定要轻，鞋帮要高一些，最好能护住踝部；宝宝会走以后，可以穿硬底鞋，但不可穿硬皮底鞋，以胶底、布底、牛筋底等行走舒适的鞋为宜。

❗ 大小的选择

宝宝的脚长得很快，有的爸爸妈妈特意给宝宝买大尺码的童鞋，为的是让宝宝多穿些时间。这种做法非常不好，因为小脚在大鞋中得不到相应的固定，不仅容易引起足内翻或足外翻之类的畸形发育，还会影响以后走路时的姿势。宝宝鞋子过小，也会对宝宝的脚部发育造成影响。

建议爸爸妈妈给宝宝选择大小合适的鞋子。一般以宝宝的脚长加1厘米所得的数值为选购童鞋的内长，当然，宝宝的脚要是大一些、厚实一点的话，就要多加0.5～1厘米了。

❗ 宽头款式，穿脱方便

宝宝宜穿宽头鞋，以免脚趾在鞋中相互挤压，影响脚部的生长发育。鞋子最好用搭扣，不用鞋带，这样穿脱方便，又不会因鞋带脱落而踩上摔跤。

❗ 定时换鞋

这一时期，宝宝的小脚丫生长速度很快，一般来说3～4个月就要换新鞋。妈妈最好是每隔大约2个星期就注意一下宝宝的鞋是否小了。妈妈可以让宝宝坐下来，摸摸看其大脚趾离鞋面是否还有0.5～1厘米的距离，这样宝宝每次迈开步伐向前走时，大脚趾才有足够的空间往前伸展。如果宝宝鞋子过小、过紧，妈妈就要及时给宝宝换双新鞋了。

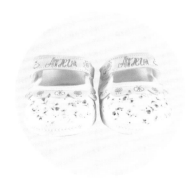 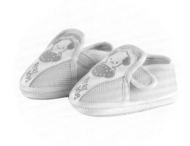 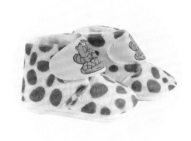

◆爸爸妈妈在给宝宝选择鞋子时，一定要选择大小合适的。

二 宝宝的喂养方法：营养充足长得快

薇薇10个月大，已经适应了辅食，但此时还不能给薇薇完全断奶，特别是晚上睡觉前的这一餐，薇薇一定要吃母乳才可以睡着。妈妈们要注意，给宝宝断奶要循序渐进，千万不要突然给宝宝断奶，因为宝宝无法这么快就适应过来。本月还要注意宝宝营养的均衡，也可以开始训练宝宝自己进餐了。

▶ 本月宝宝喂养须知

对于10个月大的宝宝，妈妈要想办法，循序渐进地给他断母乳了。除此之外，在喂养方面还需注意哪些问题呢？

❗ 本月营养需求

这个月宝宝的营养需求和上个月没太大的区别，添加辅食可以补充充足的维生素A、维生素C、维生素D、蛋白质和矿物质等。9～12个月是缺铁性贫血发病的高峰月龄，这时应多给宝宝吃含铁丰富且易吸收的动物性食物，如动物肝脏和瘦肉等。

❗ 逐渐改为一日三餐制

这一阶段，爸爸妈妈可以根据宝宝的饮食情况，逐渐改为一日三餐制。每天可以分早、中、晚三次喂宝宝吃辅食，基本与成人的进食时间同步；吃完辅食后紧接着让宝宝喝配方奶。

❗ 及时补充水分

许多宝宝可能不爱喝白开水，但妈妈应该知道任何饮料都不能代替水。所以，平时还是想办法喂宝宝喝些水吧。母乳喂养的宝宝，每天应喝30～80毫升水；人工喂养的宝

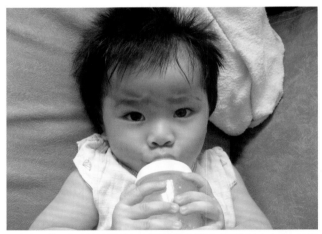

◆宝宝里萱：在炎热的夏季和干燥的秋季要给宝宝适当补充水分，可以让宝宝多喝开水。

宝，每天应喝100～150毫升水。

对于不爱喝水的宝宝，妈妈可以试着让宝宝拿着奶瓶喝水。要知道，宝宝都很喜欢自己做事，将喝水的任务交给宝宝自己，妈妈在一旁看着，宝宝会喝下不少水。有些妈妈担心宝宝会拿不好奶瓶，其实妈妈大可不必为此担心，只要在一旁看着，不会有什么问题的。

▶ 最好让宝宝自然断奶

这个月宝宝可以吃很多种食物了，母乳已不再是宝宝主要的营养来源，很多妈妈在考虑是否要给宝宝断奶。无论对妈妈还是宝宝来说，断奶都是一个前所未有的大考验。方法不对，不仅不能成功给宝宝断奶，还会对宝宝的身体和心灵造成伤害。准备给宝宝断奶的妈妈，现在就先来学习一下断奶知识吧。

❗ 需要断奶的情况

如果宝宝出现以下两种情况或有不宜再吃母乳的医学指征，就可给宝宝断奶：

（1）宝宝只吃母乳，别的什么也不吃，严重影响了宝宝的营养摄入。

（2）宝宝在夜里总是频繁地吃母乳，对妈妈和宝宝的睡眠都造成了严重的影响。

❗ 切莫突然或强行断奶

大宇已经快满10个月了，自怀孕起就全职在家的大宇

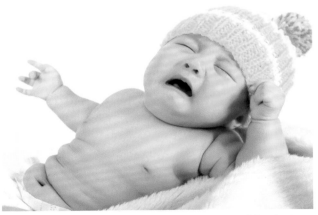

◆宝宝宇坤：突然断奶的宝宝独自哭个不停，奶奶怎么哄也没有用。

妈想重回工作岗位，便决定给大宇断奶。为了成功给大宇断奶，大宇妈便将大宇给公公婆婆照看，自己到外面旅游散心去了。1周后，大宇虽然不吵着吃母乳了，整个人却瘦了一圈，精神也萎靡了不少，这让大宇妈既心痛又悔恨。

通过暂离宝宝来断奶，会增加宝宝的焦虑感和精神负担，甚至会使其因此而生病。因此，妈妈千万不要突然或强行给宝宝断奶，以免给宝宝带来下列影响。

爱哭，没有安全感

妈妈在准备给宝宝断奶时要注意，一定要提前做好准备，不要突然或强行给宝宝断奶；否则，宝宝会因为没有安全感而产生母子分离的焦虑情绪。具体表现为妈妈一离开宝宝，他就会紧张焦虑，哭着到处寻找妈妈。

消瘦，体重减轻

突然或强行给宝宝断奶，会使宝宝的情绪受到打击，再加上宝宝还不适应吃母乳之外的食物，这就会引起宝宝的脾胃功能紊乱、食欲差，每天摄入的营养无法满足宝宝身体正常发育的需求，以致出现面色发黄、体重减轻的症状。

抵抗力差，易生病

如果妈妈在给宝宝断奶前没有做好充分的准备，未及时给宝宝添加品种丰富的辅食，很多宝宝会因此出现挑食的习惯，比如只喝配方奶、米粥等，从而影响宝宝的生长发育，导致抵抗力下降，易生病。

❗ 断奶要循序渐进

自然断奶是对宝宝和妈妈都不会产生不良反应的完美断奶方式。不过，并不是所有的妈妈都能耐心地等到宝宝自然断奶的那一天，且有的妈妈并不打算长期哺乳。无论如何，如果妈妈决定要给宝宝断奶，一定要事先做好准备，断奶要循序渐进、要有耐心，千万不要突然或强行给宝宝断奶。

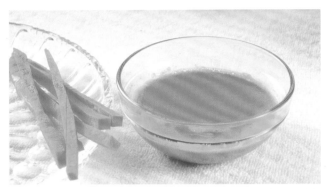

◆如果妈妈决定要给宝宝断奶，一定要事先做好准备，断奶要循序渐进，先找到母乳替代品，如米糊或其他辅食都可以。

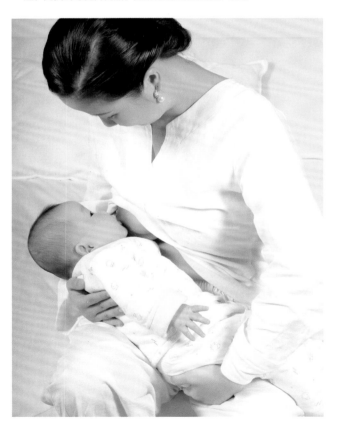

◆宝宝垚垚：听到宝宝的哭声，妈妈就狠不下心给宝宝断奶了。

断奶的准备包括以下几个方面。

增加辅食的稠度，延长每顿间隔时间

辅食做得好吃些、精细些，争取一日三餐以辅食替代，中间以母乳作为"点心"。这样，宝宝就会逐渐不那么依恋母乳了。

最好选择在春秋两季断奶

春秋两季是最适宜的断奶季节，天气温和宜人，食物品种也比较丰富。如果正值炎热的夏季或寒冷的冬季，断奶的时间可以适当往后推迟一点。因为夏天太热，宝宝很容易出现食物过敏、腹泻或得肠胃病；而冬天又太冷，宝宝习惯于温热的母乳和妈妈温暖的怀抱，突然改变饮食，容易受凉而引起胃肠道不适。

不要主动提醒宝宝吃奶

断奶期间，你要抑制住想主动给宝宝喂奶的冲动。如果宝宝要求吃奶，你就喂他，但不要主动提醒他要吃奶了，避免给他任何有关"吃奶时间到了"的暗示。不过当宝宝心情紧张或身体不适时，主动给他喂奶依然是最好的"治疗"办法。当然，你的断奶计划也要因此而往后推延一段时间了。

充分满足宝宝的要求

宝宝对爸爸妈妈会有各种各样的要求，比如我要抱抱，我要和妈妈一起睡，读故事给我听……如果在幼年宝宝的这些要求得到充分满足，他长大后会自然而然地走向自立。

因此，在断奶期间，爸爸妈妈要注意与宝宝的亲情交流，给予宝宝充分的关注和互动，多和宝宝在一起讲故事、玩游戏、唱歌、散步等，这些活动可以让宝宝和你共享快乐的时光。

▶ 宝宝自己进餐：把饭吃到了鼻子上

每次大人围桌吃饭时，薇薇都表现得异常兴奋，还会伸手去抓桌面上的菜。于是，薇薇爸便给薇薇买了一个小碗和小勺，让她自己进餐。这一招还真管用，只见薇薇有模有样地吃了起来，时而用手抓饭，时而用小勺往嘴里送。刚开始，她不是把饭吃到鼻子上，就是弄到眼睛上去了，把大家逗得乐翻天。

这个月，妈妈要试着让宝宝自己进餐了。在进餐时，要为宝宝创造良好的进餐环境，并帮助宝宝养成良好的进餐习惯。

❶ 让宝宝集中注意力吃饭

最初给宝宝喂辅食时，应选择在他精神状态和情绪都较好的时候进行。妈妈与宝宝面对面坐好，面带微笑地与宝宝进行语言、动作和眼神的交流。注意不要用电视、玩具、故事书等吸引宝宝的注意力，不能让宝宝边玩边吃，更不能追着宝宝喂饭，要帮助宝宝养成专心进食的好习惯。

❶ 让宝宝自己动手

宝宝有时并不一定是想要吃饭，他的注意力集中在"自己吃"这个过程，爸爸妈妈如果只是为了对宝宝自己吃饭的技巧进行训练，可以先将宝宝喂饱，然后让宝宝自己随意去体验使用餐具进食的乐趣。尽管这时宝宝可能会把餐桌周围搞得一团糟，但别剥夺宝宝这个学习的机会，要让宝宝体会到专心吃饭是一项新奇、有趣、愉悦的活动。现在，就一起来看看训练宝宝自己动手吃饭的方法吧。（如下图）

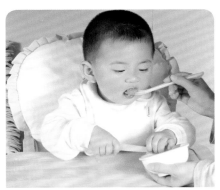

01 刚开始吃饭时，宝宝会感到肚子饿，妈妈可以用勺子慢慢给宝宝喂食。

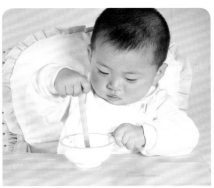

02 喂了一会儿，当宝宝不饿的时候，妈妈就将勺子交给宝宝，让宝宝自己吃。

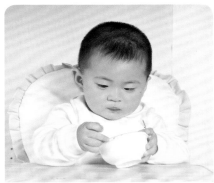

03 宝宝喜欢用手抓饭，此时妈妈千万不要阻止或打击宝宝，要鼓励宝宝学习自己吃饭，并适当教他吃饭的技巧。

▶ 逐渐让宝宝爱上蔬菜

爸爸妈妈可干万别小瞧了蔬菜，它对宝宝的成长发育可是很有帮助的呢！但是，很多宝宝不喜欢吃蔬菜或是不爱吃某一类蔬菜，而他们的爸妈对此并未予以重视。殊不知，宝宝一旦养成这个坏习惯，长大后就不太容易接受蔬菜了，到时爸爸妈妈再想纠正宝宝的这个坏习惯就难了。

❗ 正确引导，从小做起

一般来说，宝宝在幼年时对食物的种类尝试得越多，成年后对生活的包容性就越大，对周围环境的适应能力也就越强。因此，在宝宝小的时候，爸爸妈妈就应该注意引导宝宝养成爱吃蔬菜的习惯。

❗ 爸妈示范，成为榜样

宝宝不爱吃蔬菜，爸爸妈妈应加以适当地引导，例如在生活中带头多吃蔬菜，并在宝宝面前表现出吃得津津有味的样子，边吃边对宝宝说："宝宝，今天的菜菜很香哦，宝宝也尝一口吧！"在爸爸妈妈引导下，宝宝便会想尝一尝爸爸妈妈口中的"美食"了。

❗ 多多见面，爱上蔬菜

宝宝的味蕾密度较高，对味道的敏感度同样也比较高，因此，宝宝往往会拒绝吃那些有特殊气味的蔬菜，如韭菜、芹菜、胡萝卜、葱、姜等。但其实只要爸爸妈妈不在宝宝面前说这些蔬菜很难吃，也不因此而拒绝让这些蔬菜上桌，并让宝宝逐渐形成一种认识——这些蔬菜也是膳食中的一部分。随着宝宝年龄的增长，他们便会慢慢地接受这些食物。

❗ 用食品知识吸引宝宝

宝宝都喜欢看图听故事，爸爸妈妈可以找一本故事

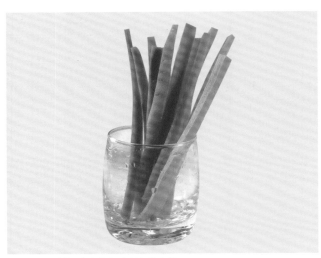

◆条状的胡萝卜会让宝宝感到十分有趣。

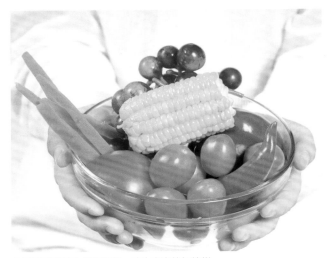

◆妈妈可以带头多吃蔬菜，成为宝宝的好榜样。

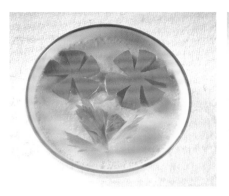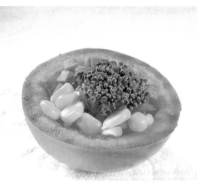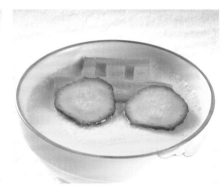

◆为宝宝准备蔬菜时，应尽量将色彩搭配得五彩斑斓，这样宝宝便容易对吃蔬菜产生兴趣了。

书，用讲故事的方式向宝宝介绍蔬菜的特点，宝宝便会在心理上增加对蔬菜的感情，以后吃饭时便会喜欢上吃蔬菜了。比如，宝宝不喜欢吃胡萝卜，妈妈就可以在给宝宝吃胡萝卜之前，先拿着图画书给宝宝讲小白兔拔胡萝卜的故事，然后给宝宝看胡萝卜的可爱形状。等宝宝的兴趣被激发起来之后，爸爸妈妈再将其端上餐桌，这时，宝宝便会开开心心地品尝小白兔的食物了。

🄮 烹调方法，多多益善

很多爸爸妈妈较为重视肉类的烹调，对蔬菜的烹调所下的工夫甚少，殊不知，单调的食品外观和口味也会极大地挫伤宝宝吃蔬菜的积极性。如果爸爸妈妈想要让宝宝爱上蔬菜，那么还需要在烹调方法上多下工夫。

把蔬菜做得漂漂亮亮

宝宝大多对食物的外形要求比较高。如果食物的形状和颜色不能吸引他们，他们多数会把吃饭当成一种负担。因此，爸爸妈妈在为宝宝准备蔬菜时，应该尽量将色彩搭配得五彩斑斓，形状做得美观可爱，这样，宝宝便容易对吃蔬菜产生兴趣了。比如，宝宝不喜欢吃胡萝卜，爸爸妈妈可以将它切成薄片，并修成花朵状，宝宝看到它这么漂亮，自然愿意将"花朵"吃下去；妈妈还可以在大米中加入甜玉米、胡萝卜小粒、甜豌豆、蘑菇粒，再滴上几滴香油，宝宝看到这碗香喷喷的"五彩米饭"一定会食欲大增的。

蔬菜"隐身术"：不知不觉吃下去

爸爸妈妈在烹调时，还可以让蔬菜练成"隐身术"，把蔬菜"藏"起来。如宝宝不喜欢吃胡萝卜，妈妈就可以在给宝宝包馄饨时在肉里混入一些胡萝卜，这样宝宝并不会发觉。爸爸妈妈还可以在肉丸、包子、饺子馅里加入一些宝宝平时不喜欢吃的蔬菜，时间长了，宝宝自然就会接受它们了。

三 异常状况早知道：健健康康快乐多

从这个月起，有的宝宝会经常发热。此时妈妈一定不要紧张过度，因为适度的发热有时还有利于宝宝的生长发育。当宝宝生病或不适时，妈妈更不要动不动就带宝宝去医院输液、吃药，这样可能会让宝宝受不必要的苦。那么，究竟何时才要带宝宝上医院呢？这就需要妈妈多学习一些宝宝常见病的基本辨别和护理知识了。妈妈知道的常识越多，宝宝受的苦就会越少。

▶ 发热：宝宝成了小火炉

晚上睡觉时，阳阳怎么也睡不踏实。对此，阳阳妈十分纳闷："平时阳阳也不是这样啊，今天是怎么了？"阳阳爸说："该不会是今天练习走路出了太多的汗，着凉了吧？"阳阳妈摸了摸阳阳的额头，额头很烫，再摸摸他的身上，也是滚烫滚烫的。"老公，阳阳发热了！""发热？赶快给他吃退热药。""不行，医生说过不能随便给宝宝吃退热药。"不吃退热药？那怎样才能让宝宝退热呢？

❗ 如何判断宝宝发热

一般来说，宝宝的体温比成人的要略高一些。不同年龄的宝宝，发热标准不尽相同，但是一般来讲，肛门处温度为38℃，口腔内温度为37.8℃，耳内温度为37.5℃，腋下温度为37.2℃，超过上述指标时就可以认为是发热。一般来说，测量宝宝的肛门温度最准确。爸妈平时在家给宝宝测量体温时，最好选定腋下或肛门进行测量，这样，在宝宝真正发热时才能进行清晰比较。

❗ 发热，有害也有利

宝宝发热临床主要表现为体温升高，伴面红耳赤、口

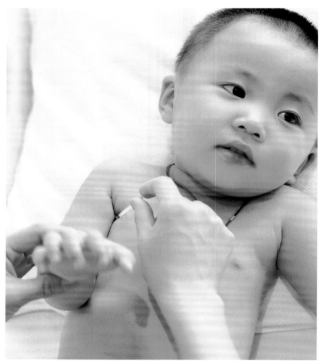

◆宝宝安平：爸妈平时在家给宝宝测量体温时，最好选腋下或肛门进行测量，这样在宝宝真正发热时才能进行清晰比较。

干、便秘、尿黄等症状，且多伴有急性、慢性疾病，慢性疾病多见低热或潮热，来势较缓，病程较长。然而宝宝发热以外感居多，多见于各种感染性疾病。

发热对人体有害也有利。发热时人体免疫功能明显增强，这有利于清除病原体和促进疾病的痊愈。

宝宝体温37.5℃～38℃，爸妈这样护理

如果宝宝发热了，爸爸妈妈先不要着急，更不可以立即就让宝宝吃退热药。应首先确定宝宝的体温，然后再根据宝宝的体温来选择合适的护理方法。

宝宝发热，体温若为37.5℃～38℃，爸爸妈妈可以采取以下方法对宝宝进行护理。

注意保暖

在37.5℃～38℃的低热时，注意给宝宝保暖，最好给宝宝盖上一层薄被。如果这时盲目地将宝宝的衣服脱掉的话，反而容易引起感冒。

保持室内空气流通

尽量将室内温度控制在19℃～20℃，湿度保持在50%～60%。妈妈要注意打开窗户保持室内空气流通，但要防止"穿堂风"。

用温暖的手帮宝宝按摩

宝宝发热时血液循环不畅，妈妈可以通过按摩促进宝宝全身的血液循环。在按摩前，妈妈需先搓手40次左右，才能将自己手中的热度传递给宝宝，按摩至宝宝全身放松即可。

足浴

对于发热初期的宝宝，爸爸妈妈可以采取足浴法来给宝宝治疗，方法如下图。

需要注意的是，盆内的温水要不断加热水，保持在42℃～43℃。结束时，要迅速擦干宝宝的脚，穿上袜子，以免着凉。

宝宝体温38.2℃～39℃，爸妈这样护理

宝宝发热，体温若为38.2℃～39℃，爸爸妈妈可以采取以下方法护理宝宝。

换较薄的衣服

宝宝出汗时如不给其换掉衣服，汗水将衣服浸湿后可能令宝宝的身体冰凉。因此，妈妈应注意给宝宝及时更换吸汗性好且轻薄的棉质衣服。

温水擦浴

温水擦浴就是用毛巾浸湿35℃左右的温水后，擦拭

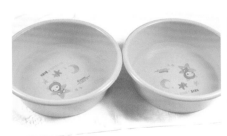

01 准备2个较大的盆，其中一个盆内倒入42℃左右的温水，另一个盆内倒入15℃～16℃的冷水，水量以能淹没宝宝脚踝为限。

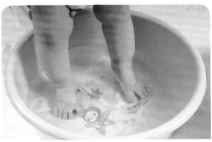

02 首先洗净宝宝的双脚，然后将其浸入温水盆内1分钟。

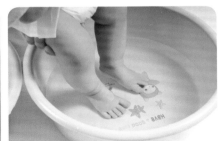

03 再将宝宝的小脚由温水盆转移到冷水盆中浸1分钟。如此交替进行，反复3次，以温水泡脚开始，以冷水泡脚结束。

宝宝手心、足心、肘窝、腋窝、大腿根部、颈部、后背等处，使皮肤的高温（38.5℃以上）逐渐降低，让宝宝觉得比较舒服。每擦完1遍，待皮肤上的水蒸发干后，再擦第2遍。如此反复数遍，直至体温下降。擦完后要注意给宝宝穿衣、盖被，以免受凉。

做半身浴

让宝宝坐在30℃左右的温水中，水浸至腰部左右，时间不宜过长，以免造成宝宝虚脱，每次时间以5分钟为宜。

常擦汗

汗水的蒸发会令宝宝感觉到寒气，妈妈要及时擦拭宝宝额头、脖子、大腿根部、腋下等出汗多的部位，这样有助于退热。

❗ 宝宝体温39℃以上，爸妈这样护理

宝宝发热，体温若为39℃以上，最好送宝宝去医院治疗。当然若宝宝精神状态良好，爸爸妈妈可以采取以下方法对宝宝进行护理。

冰块（水）降温法

宝宝高热39℃以上，妈妈可采取冰块降温法给宝宝降温，方法如下。

方法一：将小冰块加少量冷水放入热水袋或双层塑料袋中，外边用布包好，将冰袋按平，放在宝宝头枕部。这种方法一般在服用退热药后使用。（见左下图）

方法二：用毛巾在冰水或冷水中浸湿后拧成半干，叠成长方形，放在宝宝的额头上。可用2块毛巾交替进行，还可以把毛巾放在颈部、腋下、大腿根部等。（见右下图）

需要提醒妈妈的是，宝宝可能会嫌冷水、冰袋太凉而不能忍受，妈妈可将2次冷敷间的时间间隔延长几分钟。另外，在降温过程中要注意观察宝宝的状态，通常体温降到38℃即可。如出现皮肤发花等异常情况，应立刻停止物理降温。

脱掉衣服

当宝宝高温为39℃以上，妈妈首先要做的就是给宝宝脱掉衣服，最好将衣服全部脱掉，因为即使是最薄的衣服也具有一定的保温效果。衣服脱去后易着凉，应每隔1个小时用毛巾或毯子将宝宝的肚子盖住10分钟。

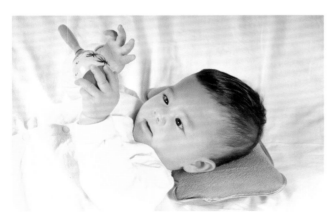

◆方法一

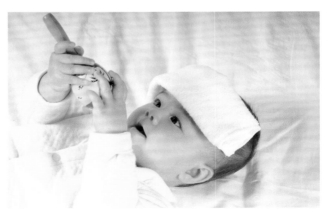

◆方法二

▶ 误食异物：如何应对宝宝的"不择食"

生活中，宝宝误食异物的事例经常可见。当发生这种情况，父母要采取正确的方法应对。

❶ 宝宝误食药物的处理

爸爸妈妈不要一发现宝宝误服药物后就惊慌失措，要冷静下来弄清宝宝误服的是什么药、服了多长时间，这有利于治疗处理。如宝宝服药时间在4～6个小时内，可以立即在家里采用催吐法，使宝宝把存留在胃内尚未消化吸收的药物吐出来。方法是：爸爸妈妈用一根筷子轻轻触碰宝宝的嗓子后部（咽后壁处），宝宝会感到恶心而引起呕吐。为达到更好的效果，可让宝宝喝些清水，反复催吐几次，这可以尽量减少药物的吸收，避免药物中毒发生。但如果宝宝服入的药量过大，特别是当宝宝已出现中毒症状时，应立即到医院抢救治疗。

❶ 宝宝吞食其他异物的急救

鱼刺、果核、花生仁、纽扣、硬币等体积较小的物体，都可能成为宝宝的致命杀手。若宝宝误食了这些物体，爸爸妈妈在立即给急救中心打电话求救的同时，还可以采取以下方法清除宝宝口、鼻内的物体残渣。

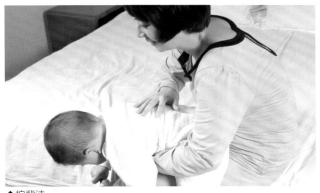

◆拍背法

拍背法

如果宝宝年龄稍大，可让宝宝趴在你的膝盖上，头朝下，托其胸，连续用力拍打背部4下，迫使异物排出。

催吐法

催吐法较易操作，方法为：将手指伸进宝宝口腔，刺激其舌根催吐。此法适用于较靠近喉部的气管异物。

海氏法

美国医生海姆里斯于1982年发明此法用于帮助排出气管异物，成功率较高。方法如下图。

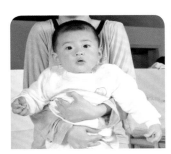

01 用双臂从宝宝身后将其抱住。

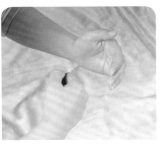

02 一手握拳，用拇指掌关节突出点顶住宝宝腹部正中线脐上部位。

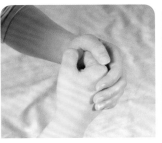

03 另一只手的手掌压在拳头上。

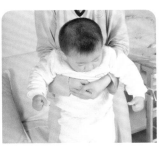

04 连续快速地将宝宝向后、上推压冲击6～10次，注意不要伤其肋骨。如无效，隔几秒后重复1次。

四 父母早教有方：宝宝聪明健康有道

简单的亲子游戏可以让宝宝在快乐中学习、运动，加深亲子感情，激励宝宝的进取精神。亲子游戏随时可做，不需要特意安排，越是自然地玩耍，越能使宝宝感到亲切，学习起来也更有兴趣，学得也比较快。

▶ 益智亲子游戏

和薇薇一起玩游戏是薇薇妈最开心的事情了，因为每次薇薇都能出人意料地做一些动作来把薇薇妈逗乐：妈妈把一个小鸭子玩具拽在手里，让薇薇找小鸭子"在哪里"，小宝宝用手指着旁边挂的年画，好像在说"小鸭子在那里"。薇薇妈一看，挂画里果然有一个小鸭子，小家伙视力还真好啊！

❗ 照顾好娃娃：培养宝宝的爱心

娃娃是宝宝的好朋友，但有些宝宝却很喜欢"虐待"娃娃，出现这种情况时，妈妈可以让宝宝做"照顾好娃娃"的游戏。

在游戏的过程中，妈妈要不断地提醒宝宝应该怎样对待娃娃，如果宝宝虐待娃娃，妈妈要表现出很生气的样子；如果宝宝做得很好，妈妈也要及时夸奖宝宝。通过妈妈的态度变化，宝宝会渐渐明白如何好好照顾娃娃。

这个游戏可以慢慢培养宝宝的爱心，提高其模仿能力。

❗ 揭盖子：发展观察能力

这个月，妈妈可以和宝宝玩揭盖子的游戏。准备几个带盖子的塑料杯子或碗（应选择大小不同的杯子或碗），

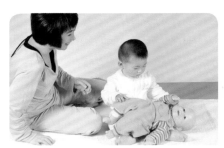

01 给宝宝准备一个娃娃玩具，让宝宝和它玩，或是拍它睡觉。

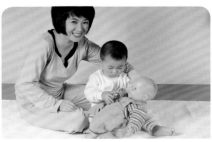

02 过不久妈妈提醒道："娃娃饿了，要吃奶啦。"就给宝宝拿个小瓶子代替奶瓶。

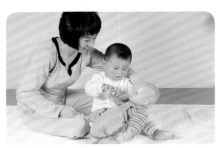

03 妈妈帮助宝宝给娃娃喂奶。如果有小勺和小碗，可以让宝宝喂娃娃吃饭，还可以拿个罐子当便盆，让宝宝给娃娃把尿。

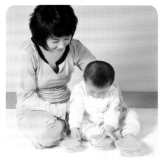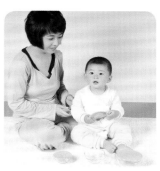

01 妈妈先做揭盖子的动作给宝宝看，并把杯子里的小玩具拿给宝宝看，引起他的兴趣。

02 妈妈又指着杯子对宝宝说"你也来试试。"让宝宝自己去揭、盖盖子。

在里边放上一些小玩具。

在游戏过程中，妈妈要耐心等待宝宝"尝试错误"。如果宝宝做对了，爸爸妈妈可以洗净杯子，倒入宝宝爱喝的饮料，盖上盖子，递给宝宝以示奖励。

这个亲子小游戏可以发展宝宝的观察能力与初步的思维能力。

🅘 套杯子：促进宝宝大脑发育

这个月，宝宝用双手拿物品的能力大大增强，爸爸妈妈可以和宝宝一起玩套杯子的游戏。首先准备好5个规格相同的塑料水杯（或纸杯），水杯的颜色要尽量不同，色彩要鲜艳，这样可以大大增加刺激宝宝的视觉发展。做好准备工作后，爸爸妈妈就可以和宝宝一起开始游戏啦。游戏方法如下。

（1）妈妈将水杯一字排开放在宝宝面前，依照水杯摆放的顺序，拿起一侧的水杯套在相邻的另一个水杯上。

（2）依次将5个水杯套在一起，然后再将水杯一字排开。在此过程中，要鼓励宝宝多看多学。

（3）让宝宝拿起一个水杯套在另一个水杯上，依次将5个杯子套在一起。

在宝宝掌握了这一游戏技巧之后，还可以让宝宝和爸妈比赛套杯子，看谁套得又快又准，这会让宝宝感觉更刺激、更有成就感。

这个游戏可以锻炼宝宝手拿物品的能力以及手眼协调能力，促进宝宝的大脑发育。在游戏过程中，父母还可以边套水杯边数数，以加强宝宝对数字的认知。

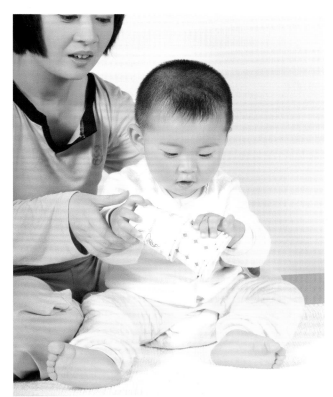

◆宝宝哲睿：哲睿很喜欢玩套杯子游戏，瞧他玩得多开心啊。

▶ 体能训练

宝宝刚刚开始扶着物体站立时，可能是摇摇晃晃的，慢慢就能站稳了。有些妈妈看到宝宝摇摇晃晃便十分心疼，进而停止对宝宝的训练。要知道，这样做对于宝宝的生长发育可是不利的。对宝宝的体能训练，每个月都不能停止。接下来就看看这个月，爸爸妈妈要如何训练宝宝吧。

❶ 把物体投进小桶里：锻炼精细动作

在宝宝面前放一个小桶，让宝宝手里拿着玩具。妈妈对宝宝说："把你手里的玩具放到这个小桶里。"如果宝宝没有听明白，妈妈可以给宝宝做示范，或让爸爸把他手里的物体投到桶里。这时，宝宝就会模仿大人的动作，把玩具放到桶里。妈妈还可以逐渐拉远宝宝与桶的距离，以训练宝宝投物的准确性。

等到宝宝熟练后，妈妈可以让宝宝把地上散乱的玩具一个个放到容器里，收拾起来。在此过程中，妈妈要不断鼓励宝宝，使宝宝认识到自己可以做到。

这个游戏可以训练宝宝小手的精细动作以及手眼的协调性。

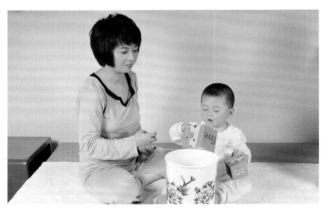

◆宝宝哲睿：在妈妈的训练下，哲睿现在已经可以将积木投入圆桶中了。

❶ 站立训练：学会站立，为行走做准备

宝宝在经历了抬头、坐、翻身、爬行等运动发展过程后，要慢慢过渡到学习站立了。一般宝宝在9～10个月时就能独自站立。站立不仅仅是运动功能的发育，同时也能促进宝宝的智力发展，所以这个月爸爸妈妈要积极训练宝宝练习站立。

起立练习

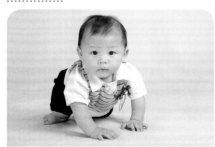

01 先教宝宝从俯卧位双手撑起身体。

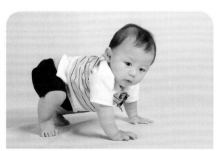

02 接着，鼓励宝宝双腿跪起来，呈爬姿。

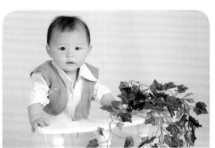

03 最后让宝宝抓住栏杆或扶其他物体站起来。

两手扶站

妈妈可双手扶着宝宝的腋下，让宝宝背部和臀部靠墙，两脚跟稍离墙，双下肢稍分开站稳，然后慢慢放手，并拍手鼓励宝宝独站。

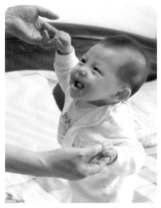

01 刚开始时, 可用双手托住宝宝的双手, 让其练习站立。

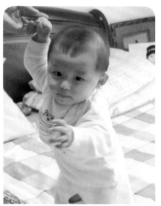

02 当宝宝双手扶站较稳时, 妈妈可训练宝宝一手扶站。刚开始时, 宝宝可能会害怕。经过一段时间训练, 宝宝一手扶站, 也能站得稳稳的。

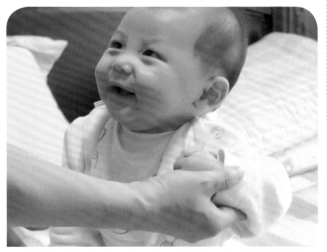

03 妈妈这时可加大难度, 让宝宝一只手扶站, 另一只手去取玩具。

⊘ 捡东西训练: 发展手眼协调能力

这个月的宝宝已经能听懂爸爸妈妈的一些话了，也认识了一些物品的名称，会站起来，会坐下，还会蹲下、爬和翻身。此时，妈妈就可以训练宝宝捡东西了。

这个游戏不仅能训练宝宝的体能，还能训练其手眼协调能力、思维能力、手的精细动作、对物品名称的认识，以及和爸爸妈妈的交往能力。方法如下。

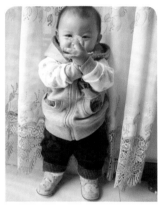

01 先让宝宝靠墙站立, 妈妈把玩具放在地上。

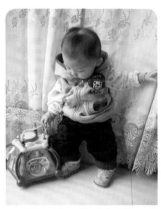

02 妈妈对宝宝说: "宝宝把玩具拿给妈妈, 好吗? "宝宝听到妈妈的请求, 就会看看地上的玩具。

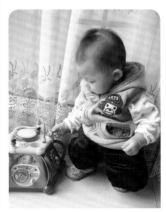

03 宝宝看一会儿, 便会慢慢地从站位变成蹲位或坐位, 把玩具捡起递给妈妈。妈妈要表扬"宝宝真棒", 亲一亲宝宝, 以示鼓励。

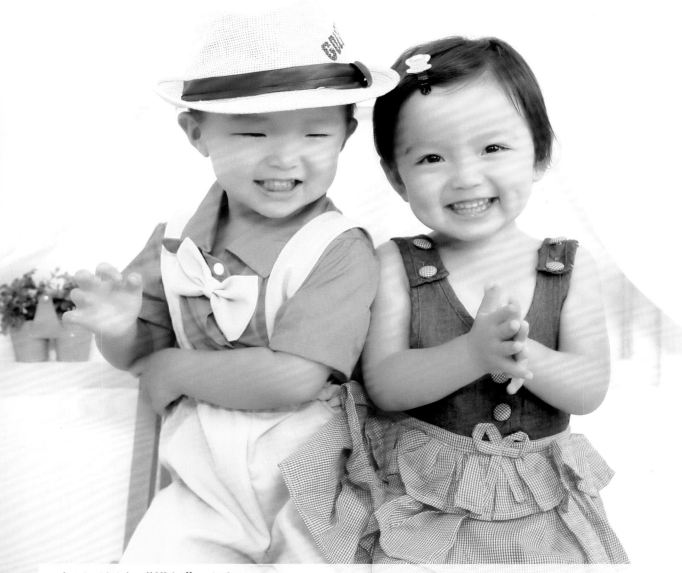

▶宝贝日记之"横行"无忌

　　11个月大的桐桐终于可以独立迈步了。开始时，他总是小心翼翼的，每踏出一步都要迟疑好久，仿佛在研究前面是否有地雷似的。当我将距离缩小到离他只有几步之遥时，桐桐忽然变得大胆起来，迈开脚丫子，撒欢儿似的朝我飞奔而来。为了鼓励他勇敢地向前走，我缩短了与桐桐的距离，这下宝宝一屁股坐到地上，麻利地朝我爬来，如此反复。不过我并没有气馁，逮着机会就训练桐桐走路。小家伙居然学会把长距离分成一个个短的距离，比如当我离他很远时，他会先摇摇晃晃地走到离他最近的沙发，然后再扶着沙发走到我附近，最后飞快地朝我奔过来。哈哈，桐桐真是太聪明了！

第11个月

迈出人生第一步

妈妈育儿手记之本月养育重点

○ 为宝宝精心布置安全的成长环境。○ 培养良好的饮食习惯。○ 预防宝宝上呼吸道感染。

○ 训练宝宝的语言能力。○ 培养宝宝的记忆力。○ 鼓励宝宝学习迈步。

一 宝宝的日常护理：悉心呵护保健康

随着桐桐身体能力的进一步发展（会站立、会迈步），妈妈心里真是乐开了花。但是，宝宝的能力越强，潜在的危险性也就越大，妈妈要注意为宝宝的安全保驾护航。另外，本月要及时纠正宝宝的诸多不良习惯。总之，妈妈在护理上越用心，宝宝的成长就会越顺利。

▶ 宝宝爱咬人：宝宝牙齿真锋利

11个月大的睿睿喜欢咬人。睿睿妈带睿睿去朋友家玩，朋友的小孩雯雯刚好也差不多大，两个人刚开始还挺亲密地一起摆弄玩具，忽然只听到雯雯发出尖锐的哭声，原来睿睿咬了雯雯一口。雯雯妈抚摸着雯雯红红的小伤口，心疼极了，一旁的睿睿妈既尴尬又内疚。

❗ 宝宝为什么会咬人

11个月大的宝宝有时会冷不防地咬别人一口，这种现象是很正常的，因为这一时期的宝宝正处于生理发育的高峰期，常会因为出牙、牙龈痒而引发咬人的行为，并非宝宝有攻击他人的倾向。

其次，了解一下11个月大的宝宝生长发育规律就可以发现，宝宝这一时期的情感逐渐发展，情绪变化大，容易冲动，加之宝宝的语言发育尚不够完善，不能准确表达自己的需求，大人也就无法及时满足其要求，所以宝宝常常出现特殊的行为。

另外，我们从心理学角度来看，11个月大的宝宝喜欢啃指甲、吮手指甚至咬人等，是因为宝宝正处于心理发育的口欲敏感期，啃咬会使宝宝产生快感，获得心理满足。

❗ 怎样缓解宝宝的啃咬行为

妈妈这样做，可以有效缓解宝宝的啃咬行为。

让宝宝体验疼痛

宝宝咬人后，妈妈可将宝宝的小手放在自己的牙齿上，轻轻咬一下宝宝的手指，让宝宝自己也感觉被咬的疼痛。

严厉制止咬人行为

当宝宝咬人时，爸爸妈妈要用语言或者是行动制止宝宝的行为，告诉宝宝这样做是不对的，并正确地引导宝宝该怎么做。

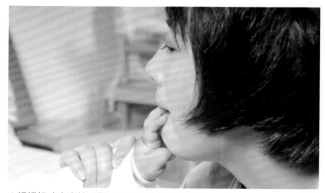

◆妈妈轻咬宝宝的手指，让他体验被咬的疼痛。

▶ 让宝宝迈好人生第一步

刚让睿睿学走路时，睿睿妈可谓费尽心机，因为小家伙好像很怕摔倒似的，总是不敢迈步。后来睿睿妈想了个办法：拿着睿睿最喜欢的玩具小风车在前面引导他，几次之后，睿睿想拿玩具的心思占了上风——他很快就能迈几小步了。

学走路，是宝宝成长路途中的一个必经过程。当宝宝的肢体运动日益增强，在经历了翻身、坐、爬行、站立后，走路就成了宝宝接下来要学习的一项重要肢体运动。

❶ 把握宝宝学习走路的最佳时机

宝宝学走路是一个循序渐进的过程，一般来说，宝宝会在11个月时开始学走路。至于何时是宝宝学习走路的最佳时机，爸爸妈妈可以根据自己宝宝的成长状况来发现。例如宝宝最先开始学走路的时候，是自己扶着支撑物（支撑物可以是爸爸妈妈的手、墙、窗台、桌子、床等）独自站起，然后在支撑物的帮助下开始拖着脚走，渐渐地宝宝扶着支撑物可以越走越快。接下来，宝宝可以不用支撑物自己也能站立一小会儿，但这时还应该让宝宝扶着支撑物行走。直到宝宝离开支撑物，能够独立地蹲下、站起，并能保持身体平衡时，才真正到了宝宝学步的最佳时机。

值得注意的是，宝宝在蹲下、站起并保持身体平衡时，一定要有足够的腿部力量进行支撑。因此，爸爸妈妈在宝宝学步前应有意识地锻炼宝宝的腿部肌肉力量。

❶ 为宝宝穿上学步装

背带装是宝宝学步时的最佳选择。背带装的两条带子一定要有松紧性，并且可以自行调节。

宝宝学步时，对鞋子的要求也是很高的。建议学步初期最好让宝宝光脚走路，光脚行走可调节人体的许多功能，如增强大脑的灵活性，使脚底肌肉受到摩擦，改善血液循环和新陈代谢，增强其对外界环境的适应能力，防止幼儿扁平足的发生。

如果怕宝宝脚冷，可以给他穿一双宽松的棉布袜；如果是去室外，可以穿一双由软皮制成的学步鞋，这样既可以保护宝宝的脚底，又不会对其脚部肌肉的发育有不良影响。鞋要买得大小合适（以不滑倒为度），这样宝宝的脚就会在舒适的"环境"中健康地生长。

当然，当宝宝开始独立迈步时，就一定要为他准备鞋子了。准备鞋子时应注意，为了利于宝宝脚的生长，鞋子的长度比宝宝实际的脚长应多出1厘米。同时爸爸妈妈要经常检查宝宝的鞋子是否合脚，一般2~3个月应给宝宝换一双新鞋。

❶ 营养健康也很重要

营养在宝宝的成长发育中占据着重要地位。充足、合理的营养为宝宝的身体注入活力，宝宝的肌肉发育良好，大动作的发展才会顺畅。所以，每天必须提供给宝宝一定量的奶制品，而品种丰富的副食品则会给宝宝带来更多营养素，细心、精心为宝宝准备好每一餐是爸爸妈妈一定要做的。

除充足的营养外，身体健康、不常生病的宝宝自然发育得更快、更好，学走路也比常生病的宝宝快。宝宝一生病，身体虚弱需要休息，自然就会使一些动作发展延后，所以爸爸妈妈要好好照顾宝宝，别让他总是生病。

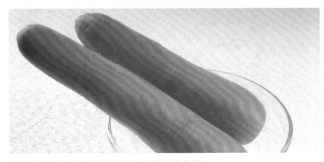

◆ 新鲜蔬菜是为宝宝补充维生素的首选食物。

宝宝的喂养方法：营养充足长得快

> 本月在喂养上，妈妈应根据不同的季节特点给宝宝添加适宜的辅食，特别像春季、秋季这样冷暖交替的季节要多关注宝宝的辅食添加，另外还要合理地把握宝宝吃零食的尺度。

▶ 本月宝宝喂养重心转移

这个月的宝宝接受食物、消化食物的能力有所增强，一般的食物几乎都能吃了。宝宝营养来源的重心已渐渐从配方奶粉转换为普通食物。

⚠ 宝宝学习自己进餐的最佳时间

10个月以上的宝宝总想自己动手，喜欢摆弄餐具，这正是训练宝宝自己进餐的好时机。宝宝手的对指功能有了很好的发展，此时宝宝拿取东西、抓握餐具、喂食的动作，基本上可以自己来完成。妈妈可以教宝宝用简单的餐具给自己喂食物啦。

需要提醒个别爸爸妈妈的是：宝宝学习自己进食时会搞得桌子上、地上都是饭菜，爱清洁的爸爸妈妈往往看不下去，一边跟在宝宝后面搞卫生，一边喂宝宝，这是很不好的。要是总怕宝宝把这里或那里弄脏了，不给宝宝自己学习独立进餐的机会，宝宝永远也学不会自己吃饭。

⚠ 增强宝宝抵抗力的春季饮食攻略

春天宝宝生长发育得最快，消化吸收功能相应增强，进食量增加，但这个季节的气温变化较大，宝宝易患病。因此，合理的饮食对于增强宝宝的抵抗力十分重要。

加倍重视含钙饮食：此阶段宝宝的生长发育速度加快，导致宝宝所需的钙量也在增加。妈妈应注意给宝宝补充含钙丰富的辅食，如奶制品、豆制品、骨头汤和芝麻等。

着重补充维生素：春季阳气上升，宝宝很容易上火，出现皮肤干燥、牙龈出血、口角炎等不适症状，因此需要及时给宝宝补充维生素。新鲜蔬菜是为宝宝补充维生素的首选食物，如芹菜、菠菜、西红柿、小白菜和胡萝卜等。

▶ 喂饭困难：良好的饮食习惯要从小抓起

11个月大的桐桐开始淘气了，整天像个小皮球似的动来动去。即使是吃饭，也喜欢边吃边玩，一顿饭常常需要妈妈或奶奶追着他喂好久才能勉强吃完。追着喂、边吃边玩等，都是不良的饮食习惯，妈妈要及时予以纠正。

ⓘ 本月宝宝容易养成的不良习惯

在喂养宝宝的过程中，如果妈妈不注意，这个月宝宝很容易养成下列不良习惯。

饭送到嘴边用手挡掉

当宝宝不高兴、不爱吃或吃饱了时，妈妈把饭送到宝宝跟前，宝宝会抬手打翻小勺。遇到这种情况时，妈妈千万不要再把饭送到宝宝跟前了，应该马上把饭菜拿走。

用手抓碗里的饭菜

这个月龄的宝宝，应该让他多学习用勺子舀饭菜，而不是用手抓饭菜。当然，宝宝能用手拿着吃的，就让他用手拿着吃；不能用手拿着吃的，就让他使用餐具。

挑食

挑食是很常见的，什么都吃的宝宝不多，每个宝宝在饮食上都有好恶。要慢慢培养宝宝养成不偏食的习惯，但不能强迫宝宝吃不爱吃的东西。

吐饭

从来不吐饭的宝宝突然开始吐饭了，爸妈首先要区分宝宝是故意把吃进去的饭菜吐出来，还是由于恶心才把吃进的饭菜吐出来。吐饭和呕吐不是一回事：把嘴里的饭菜吐出来，是吐饭；到胃里后再吐出来的是呕吐，呕吐多是疾病所致。吐饭多是宝宝不想吃了。如果宝宝把刚送进嘴里的饭菜吐出来，就不要再喂了。若是因为呕吐，则要带宝宝去看医生。

喜欢上大人的餐桌抓饭

宝宝都有上餐桌的兴趣，妈妈不能拒绝让宝宝上餐桌，但注意不要让宝宝把饭菜抓翻，不要烫着宝宝的小手。妈妈可以给宝宝禁止的信号，比如妈妈可以绷着脸说"不能抓"，但不要惩罚宝宝。有些妈妈喜欢用打手的方式来惩罚宝宝，这是不好的。

ⓘ 满足宝宝自己吃饭的愿望

这个月龄的宝宝往往吵着要自己吃饭，虽然他笨手笨脚，吃得不那么整洁，但爸爸妈妈还是应该尽量满足宝宝这个愿望，这也是锻炼宝宝独立能力的好机会。有些爸爸妈妈为了不让宝宝用手抓食物，便塞个玩具给他玩，这种办法是很不可取的。这样做不但错过了训练宝宝吃饭的好时机，还会让他把吃饭和玩耍混在一起，养成边吃边玩的不良习惯。

ⓘ 宝宝不想吃饭，不要强塞

这个月，宝宝对原来喜爱的食物突然不喜欢了，而不喜欢吃的食物又要吃了，每餐几乎都有波动。宝宝出现这种起伏变化是正常的，明白了这一点的爸爸妈妈会心平气和多了，给宝宝准备食物时也可注意一下。有些爸爸妈妈怕宝宝吃得不够多，想方设法能塞一口算一口，事实上，吃饱或没吃饱宝宝自己是知道的。他不想吃了，你虽然可以巧妙地再塞给他一口两口，却很容易影响他本来的胃口，以至于他以后都不喜欢吃了。所以，当他不肯再多吃或开始玩时，你只需把食物拿开便是了。

ⓘ 怎样才能让宝宝尽可能多吃些

首先，要给他容易吃、吃起来方便的食物，否则容易使宝宝厌倦。

其次，为了提高宝宝吃饭的兴致，吃饭和玩耍的时间安排要注意一定的技巧。吃饭前的一段时间，玩耍不要太剧烈，时间不可太长。

此外，在宝宝没吃饱之前，应将可能转移其注意力的东西或玩具移开，使他专心吃饭。

有些宝宝吃顿饭要花很长时间，出现这种情况时，妈妈要注意观察其原因。有些宝宝不肯吃饭是因为他感到孤独、被忽视，或想和大家待在一起。他发现用不好好吃饭这种方法能有效地吸引大家的注意力时，就会这样做。

有的宝宝不会咀嚼，总停留在吃汤汁或糊状食物的水平上，爸爸妈妈就要好好教宝宝咀嚼了。

三 异常状况早知道：健健康康快乐多

霓霓非常喜欢狗，每次看到小狗，她总要让妈妈抱她过去和小狗玩一会，有时还会抓住小狗的毛不放。其实11个月大的宝宝最好不要太接近宠物，因为这个月龄的宝宝会认为小宠物和他的小玩具没有什么差别，所以会用手去抓，有时还会用嘴巴去咬。如果遇见很凶猛或者有异常情况的宠物，后果就不堪设想了。

宝宝的成长过程中总是伴随着伤痛，但许多伤痛是完全可以避免的。妈妈们，当宝宝遭遇伤痛或病痛时，你会正确地护理宝宝吗？

▶ 意外伤害：警惕无处不在的危险

在宝宝的成长过程中，爸爸妈妈绝不希望宝宝遭遇到任何意外伤害。然而，残酷的事实告诉我们，我国因意外伤害造成的儿童死亡数占儿童死亡总数的**26.1%**。很多意外伤害看起来好像很难发生，但有时就出现在一瞬间。因此，在日常护理中，爸爸妈妈一定要警惕那些无处不在的危险，并做好相应的防范措施。

❗ 动物咬伤

宝宝喜欢和宠物狗、猫等小动物亲密接触，但又不懂如何与之安全相处，被宠物咬伤的情况时有发生。所以，养狗、猫的家庭应定时为宠物注射狂犬疫苗。宝宝被咬后必须立即送往医院诊治，不要延误。

❗ 烧伤、烫伤

烧伤、烫伤不仅会给宝宝身体留下大面积的瘢痕，甚至还可能导致毁容、失明，给他们未来的工作生活带来心理障碍和负担。为防止宝宝烧伤、烫伤，妈妈应做到以下几点：妈妈在给宝宝洗澡时，应先放冷水再放热水；不要

让宝宝靠近热水瓶、灶台、电熨斗等热源；养成用密封、隔热杯喝热水的习惯，以免杯子歪倒烫伤宝宝。

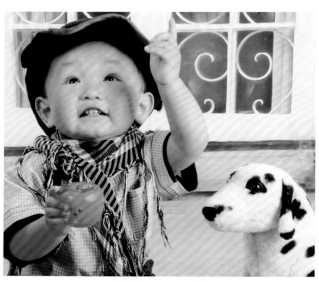

◆ 自从妈妈给涵涵买了这个玩具狗，他每天都会将它放在身边。不过，妈妈要记得不要让宝宝和真正的小狗有亲密接触呀。

⚠ 跌伤

跌伤是发生率最高的非致死性伤害，男宝宝的发生率是女宝宝的3倍。家中有宝宝的家庭应封闭阳台；患有癫病、高血压、低血压、低血糖等特殊疾病或易晕厥的成年人，抱宝宝时一定要注意，不要站在有危险的地方；损坏的门窗要及时修理，防止宝宝攀爬跌落。

▶ 上呼吸道感染：重在预防

旦旦突然有点鼻塞、流鼻涕，还有轻微咳嗽。旦旦妈是一位资深的儿科护士，看到宝宝出现这些症状，马上给旦旦服用了一些清热解毒、止咳化痰的中药，以防旦旦患上呼吸道感染。

宝宝的免疫系统发育并不完善，容易患上呼吸道感染，虽然轻重程度有所不同，但是在婴儿时期患重症的情况比较多，妈妈要小心护理。

⚠ 擦亮眼睛，辨别病的轻重缓急

上呼吸道感染一般会有2～3天的潜伏期，最初宝宝可能出现鼻塞、流鼻涕、打喷嚏、轻度咳嗽等症状，有时候还会伴有眼睛的红肿痛、全身发热、呕吐、腹泻等。

如果是中度上呼吸道感染，宝宝的体温可达到39℃～40℃，伴有头痛、全身无力、食欲不振、睡眠不安等症状，还可能出现扁桃体炎、疱疹性咽炎、鼻窦炎、中耳炎、颈部淋巴结肿大等症状。

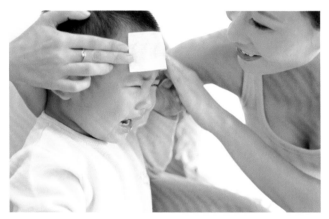

◆ 宝宝低热时不建议服用退热药，可采用物理降温的方法，如贴退热贴等。

⚠ 宝宝患病，家庭护理很重要

（1）宝宝得了急性上呼吸道感染，妈妈千万不要马上给宝宝服用抗生素，应以清热解毒、止咳化痰的中药治疗；服用抗生素的治疗应在医生的指导下进行。

（2）宝宝低热时不建议服用退热药，可采用物理降温的方法，高热不退时要赶快带宝宝去看医生。

（3）保证患病期间宝宝能够得到充分的休息，其休息环境要尽可能安静、舒适，室内保持通风，空气要新鲜。

（4）尽管宝宝可能会食欲不振，但仍然要让宝宝进食，以增强身体的抵抗力。

（5）让宝宝多喝水，以补充生病时身体失去的水分。

（6）即使宝宝病情不严重，也不要带他去公园、超市和菜市场等公共场所，那样可能会使病情加重。

（7）呼吸系统的疾病对空气质量要求比较高，宝宝周围的环境要干净、整洁。

（8）宝宝痊愈后，可给他补充牛初乳，以增强免疫力，提高其机体抗病能力。

四 父母早教有方：宝宝聪明健康有道

11个月的睿睿已经掌握很多的技能了，比如，妈妈问他小羊是怎么叫的，他会回答"咩咩"；问他小狗是怎么叫的，他会回答"汪汪"。

对于宝宝来说，生活即游戏。他在游戏中成长，也在游戏中提高智力水平。在这个月里，宝宝的活动范围随着神经系统的发育突飞猛进地扩大，游戏种类也越来越多。与前几个月相比，父母会发现宝宝的主动性大大提高，与宝宝在一起时互动的时间越来越长。

▶ 益智亲子游戏

爸爸妈妈在引导宝宝做游戏的同时，也应意识到宝宝才是每个游戏的主导者，宝宝会表明他在多大程度上需要你的帮助。因此，做游戏时，爸爸妈妈需要根据宝宝的状态调适自己，不能带有强迫性。

❗ 捏小人：促进宝宝智力发育

宝宝抓到黏土时，黏土的触感会让宝宝惊奇。妈妈开始给宝宝示范怎么玩黏土。有时宝宝因为好奇，会把黏土放进嘴里，妈妈要时刻注意阻止这种情况的发生，并反复告诫宝宝"这是不能吃的"。如果宝宝兴趣索然，妈妈不妨多露几手，做出各种形状的泥人，增加宝宝的好奇心，然后再握着宝宝的手一起把黏土捏成各种形状。捏小人的游戏既能锻炼宝宝的小手，也能让宝宝感到无穷乐趣，有利于宝宝智力的发展。具体方法如下。

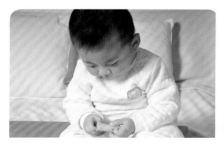

01 准备足够多的黏土或橡皮泥。妈妈先示范如何捏，之后将之交给宝宝，让宝宝试着去捏、搓、拍打黏土或橡皮泥。

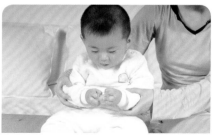

02 妈妈向宝宝示范，将黏土或橡皮泥打成一个大饼或搓成一个面条，并鼓励宝宝学习妈妈的做法。

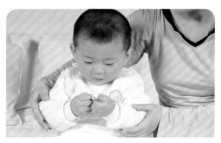

03 随着宝宝兴趣的提升，妈妈慢慢增加难度，将黏土或橡皮泥捏成一个小人，让宝宝产生惊奇感。妈妈自己捏好一个小人之后，握着宝宝的手捏出同样的小人。

⚠ 拿笔乱画：锻炼宝宝手眼协调能力

先给宝宝准备一张干净的纸和各种颜色的笔，爸爸妈妈引导宝宝拿起笔在纸上随意乱画。可以鼓励他："宝宝画的是什么？像红色的太阳，真棒。""宝宝拿红色的笔画画呢！"

让宝宝拿笔乱画，可以锻炼他手部肌肉的力量及手眼协调能力。

⚠ 套碗游戏：帮助宝宝区分大小

这个月里，妈妈可以和宝宝一起做套碗游戏。游戏方法如下。

（1）在宝宝面前摆两个大小不同的碗，妈妈先给宝宝玩一会儿大的碗，并告诉他："这是大的碗。"

（2）过一会儿，妈妈可以给宝宝玩小的碗，并且告诉宝宝："这是小的碗。"

（3）当宝宝明白了大碗和小碗的区别后，妈妈就可以告诉宝宝："请将小碗放到大碗的上边。"或是"请宝宝把大碗给妈妈"。这时候，宝宝便会按照妈妈的指示做出相应的动作。

这种练习可以帮助宝宝正确地分辨出碗的大小。

⚠ 套圈：帮助认识物体位置关系

准备一些圈圈，教会宝宝怎样将它们逐个套起来。最初，宝宝可能只能套2个圈圈，妈妈要鼓励他，为他鼓掌。随着玩的次数增多，宝宝能够逐渐了解物体之间的大小和位置关系，放置正确的次数也越来越多。

这个游戏不仅能锻炼宝宝的手的精细运动能力，而且还使宝宝在认识大小的同时，认识物体的位置及里外的关系。

▶ 体能训练

这个时期的宝宝会越来越不安分，他已不满足于总是一个姿势或总在一个小的范围内活动。爸爸妈妈可给宝宝准备一块相对大些的活动区域，如可在沙发前、床前空出一块地方，把周围带棱角的东西拿开，让宝宝练习扶站、坐下及行走。

⚠ 爬的游戏：锻炼平衡能力

在这个时期，宝宝的爬行动作已经非常熟练，并喜欢往高处爬。爸爸妈妈可以仰卧在床上做出各种姿势，让宝宝爬过你的身体；或者准备干净的楼梯，让宝宝练习爬上楼梯、爬下楼梯。这个游戏既可以锻炼宝宝的平衡能力，又可以促进亲子交流。

⚠ 滑滑梯：锻炼攀爬能力

宝宝喜欢感受滑梯的刺激，爸爸妈妈要经常带宝宝滑滑梯。游戏方法如下。

爸爸或妈妈站在宝宝后面，扶住宝宝爬上滑梯，上去后扶着宝宝坐稳，再让其慢慢滑下。下滑时要予以帮助，以保持宝宝的身体平衡性。

这个游戏能够锻炼宝宝的攀爬能力。宝宝从刚开始的倾斜着下来，变成坐得正正当当地下来，身体的平衡性由此得到了锻炼，为将来走路稳当做好了准备。

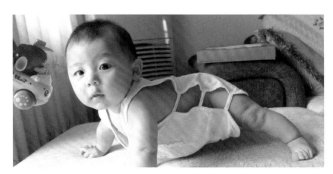

◆ 宝宝耕宇：宝宝的爬行动作已经非常熟练。

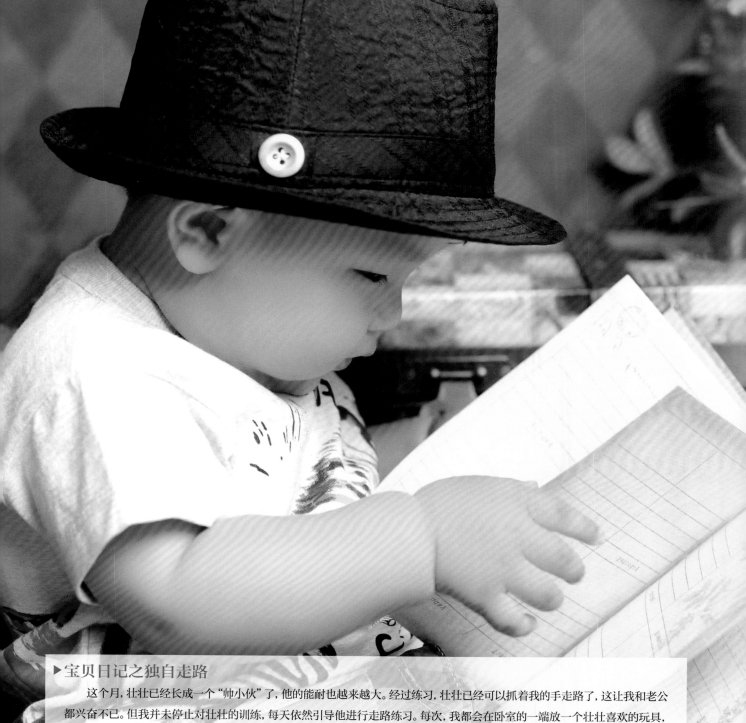

▶宝贝日记之独自走路

　　这个月，壮壮已经长成一个"帅小伙"了，他的能耐也越来越大。经过练习，壮壮已经可以抓着我的手走路了，这让我和老公都兴奋不已。但我并未停止对壮壮的训练，每天依然引导他进行走路练习。每次，我都会在卧室的一端放一个壮壮喜欢的玩具，贪玩的小家伙看到玩具后走得越发起劲了。每当他拿到玩具就会"咯咯"笑个不停，我也适时地夸他："壮壮好棒！"这下，壮壮就更加得意了。看到壮壮的成长，我真的好开心！

第12个月

小小乖乖1岁啦

妈妈育儿手记之本月养育重点

- ○ 训练宝宝独站和行走的能力，帮助宝宝蹒跚学步。
- ○ 引导宝宝开口说话，提高宝宝对语言的理解能力，给宝宝创造一个良好的语言环境。
- ○ 培养宝宝的认知和社交能力。○ 倘若已经完成断奶，要合理安排宝宝的膳食。
- ○ 如果还在进行母乳喂养，要开始做断奶准备了。○ 训练宝宝用杯子喝水。
- ○ 正确护理厌食宝宝。

宝宝的日常护理：悉心呵护保健康

壮壮马上就满周岁了，站起、坐下、扶着家具走等行动更加敏捷了。壮壮能力的增强给爸爸妈妈带来了极大的惊喜，但也给他们带来了新的护理难题，如壮壮会站着弯下腰去捡东西，还会尝试爬到一些矮的家具上去，这就需要爸爸妈妈在安全问题上更加留心。总之，宝宝成长的每个阶段都需要爸妈的悉心呵护。

▶ 宝宝学走路仍是本月重点

初学走路的宝宝还不会讲话，他的想法和行动只能用身体语言来表达。当你看到宝宝试图在某个支撑物的帮助下迈步的时候，宝宝的探索开始了。像小熊一样的宝宝，笨拙地一步一步向前挪动，每挪动一步，眼里的光彩就多一分。在此过程中，妈妈的手、墙角，或者任何一个可以用于支撑的物体，都可以成为他的扶手。那么，在宝宝学走路的过程中，妈妈要怎么做呢？

❗ 帮助宝宝顺利度过恐惧期

初学走路的宝宝会经历一个恐惧期，表现为既期待走路又害怕跌倒。当宝宝出现这种情况时，妈妈一定要好好呵护他。要知道，对于宝宝来说，摇摇晃晃地走路虽然很好玩，但此时他也非常缺乏安全感。妈妈千万不要为了训练宝宝的独立能力而忽略了宝宝的情绪变化，这会使宝宝感到无助，也会使宝宝的自信心受到打击。

❗ 爸爸妈妈是宝宝的好扶手

这个月，宝宝可以靠着自己的能力抓着东西或者扶着栏杆走路了。对于学步的宝宝来说，爸爸妈妈可是宝宝的好扶手呢！如果爸爸妈妈拉着宝宝的一只手或双手，宝宝就可以慢慢迈开步子。刚开始时，宝宝两条腿的运动也许还不协调，但爸爸妈妈无须为此而担心。经过一段时间的练习，这种现象会慢慢消失。当宝宝身体摇晃的时候，爸爸妈妈一定要扶好宝宝，给宝宝安全感，并要及时地鼓励宝宝。爸爸妈妈还可以在宝宝前方放一些宝宝喜欢的玩具，鼓励宝宝去拿。宝宝看到自己喜欢的玩具，就会忘记走路的艰难与危险，摇摇晃晃地往前走啦。

❗ 及早纠正宝宝"八字脚"

看到美丽的小天鹅迈着"八字脚"翩翩起舞，人们首先想到的是美丽、高贵。但是，在现实生活中，如果有人迈着"八字脚"走路，那可太难看了。

"八字脚"分为"内八字"和"外八字"。"内八字"的人行走时足尖相对、足跟朝外；"外八字"的人则相反，足尖朝外、足跟相对。

"八字脚"的形成还要从宝宝学步时说起。有的妈妈以会走路的早晚来衡量宝宝聪明与否，于是早早地就让宝宝学走路。但此时宝宝的身体处于发育阶段，脚部力量还不够，学步及站立时双脚会自然地分开，使其脚底面积加宽以增加力度来防止跌倒，结果便会出现双脚自然分开的姿势。

另外，由于宝宝骨骼含钙量低，再加上行走和站立时对骨骼的压力，容易使宝宝双侧骨髋关节出现向外分的现象，形成"外八字"脚。因此，妈妈一定要注意，千万不要让缺钙的宝宝过早学步。对于学步期的宝宝，妈妈要及时给宝宝添加含蛋白质、钙和维生素D丰富的食物，多带宝宝去户外晒晒太阳。

如果发现宝宝走路时出现"八字脚"，妈妈要及时矫正宝宝。首先要给宝宝摆正步型，然后再教他踏着节拍迈步，或用粉笔在地上画2条直线—直线的距离可为8～10厘米，教宝宝沿直线走，步伐由小到大、由快到慢。宝宝行走时要注意膝盖的方向始终向着前方。这种方法每天锻炼2次，坚持下去必有效果。

▶ 和奶瓶说"拜拜"

宝宝用杯子喝水有早有晚，因人而异。但是要注意的是，当宝宝已经能够走路、讲话、自己动手吃饭时，就该逐渐学习使用水杯了。

❗ 培养宝宝用水杯喝水的习惯

用餐时如果宝宝感到口渴，可以让他先用水杯喝水，然后再使用奶瓶。一旦小家伙习惯了新的喝水方式，你就可以让他完全脱离奶瓶了。午餐时间通常是改变宝宝饮水习惯的最佳时机，宝宝一般在这个时候比较活跃，有较强的独立性。过了中午，宝宝对奶瓶的依赖心理会逐渐增强，因此妈妈最好不要选择在晚上临睡前纠正宝宝的喝水习惯。

还有一个方法可以帮助宝宝改变用奶瓶的习惯。如果在奶瓶中倒进白开水，而在水杯中放入宝宝喜爱喝的饮料。在这种情况下，即便是最固执的宝宝也会选择水杯，而不是奶瓶。

❗ 减少用奶瓶的频率

限制宝宝用奶瓶的时间、地点和频率。一天只给宝宝使用2～3次奶瓶，正餐间的点心或饮料则放在杯子里供应。

另外，绝不允许宝宝带着奶瓶上床或是爬行、走路以及游戏。规定宝宝只能在特定场合，如坐在爸爸妈妈腿上时才能使用奶瓶，万一宝宝想溜下去玩，而奶瓶仍有剩余物时，可将奶瓶冰起来不给宝宝喝。

❗ 充分利用宝宝的好奇心理

当宝宝索要他的奶瓶时，可以用玩具、游戏或零食来分散他的注意力。另外，爸爸妈妈可以在宝宝面前用水杯喝水，给宝宝做出很好的示范，宝宝也会一时兴起模仿爸爸妈妈的动作。

❗ 多给宝宝关爱

宝宝终将抵不住爸爸妈妈的关爱而自愿放弃用奶瓶，当然，这需要一个过程。想让宝宝彻底放弃奶瓶有一定的难度，但在爸爸妈妈无微不至的关怀和照顾下，宝宝会逐渐减少对奶瓶的依赖。

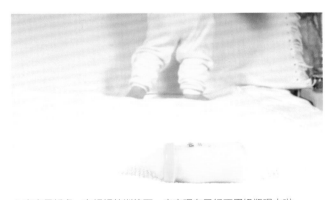

◆ 宝宝吴哲睿：在妈妈的训练下，宝宝现在已经不用奶瓶喝水啦。

▶ 引导宝宝开口说话就是如此简单

在说话方面，壮壮的表现很棒，如今他已经会叫很多人了，如爸爸、妈妈、奶奶、爷爷等，不过有个比较有挑战性的称呼他至今未能完全学会，那就是"阿姨"。每次壮壮都是从牙缝里挤出半个"阿"字，然后迅速地滑到"姨"这个音节上，虽然叫得不是那么标准，但阿姨还是非常高兴。这个月，妈妈要采取什么方法引导宝宝开口说话呢？

❗ 创造说话的环境

宝宝的语言能力发展相差很大，这并不一定是宝宝智力有差异，而是和其所处的环境及爸爸妈妈的教养方式有很大的关系。有些爸爸妈妈对宝宝照顾得体贴入微，久而久之，宝宝会因没有说话的机会而不开口说话。因此，爸爸妈妈一定要积极给宝宝创造说话的环境。

❗ 把宝宝当作大人一样对话

爸爸妈妈要用正确的读音和这个月龄的宝宝说话，不要强化宝宝说的儿语也就是叠音字、儿话音，例如猫猫、狗狗、水水、饭饭和车车等。

❗ 寓教于乐，激发宝宝说话的兴趣

在生活中，妈妈可随机地教宝宝学说话，或是通过儿歌、讲故事、玩游戏教宝宝学说话，寓教于乐。千万不要让宝宝刻板、枯燥地学习，否则很容易让宝宝失去学说话的兴趣。

❗ 父母教得好，宝宝快乐学

本月宝宝已经能听懂爸爸妈妈的话了。爸爸妈妈教宝宝说话时，一定要表情丰富，让宝宝看清说话的口形、嘴的动作，加深他对语言、语调的感受，学会区别复杂的音调，使其逐渐模仿成人的发音。比如宝宝指着帽子要戴帽时，就教他说"帽""帽子"和"戴帽子"等。

❗ 给宝宝"打气"

学习发音时，爸爸妈妈的语言要准确到位，要有耐心地鼓励宝宝说话，不能急于求成。不论宝宝说得对还是错，爸爸妈妈都不要批评宝宝，更不能讥笑、挖苦宝宝。

❗ 爸爸妈妈要当最耐心的听众

宝宝说话时，常常语言不清、片断化，爸爸妈妈不要急于抢宝宝的话头，不要争做宝宝的"代言人"，要耐心、专注、饶有兴趣地听宝宝把意思表达完整，这样宝宝渐渐地会更加乐于表达。

❗ 巧用心思，因材施教

对于一些比较腼腆、内向的宝宝，爸爸妈妈应巧用心思，耐心地引导宝宝开口。比如爸爸妈妈发现宝宝喜欢动物玩具时，就给他买来各种动物绒毛玩具，和宝宝一起游戏，如动物音乐会、大象拔河、龟兔赛跑、小马过河等。爸爸妈妈可不停地说"兔子跑、小马跑、宝宝跑不跑"，当宝宝反反复复听到"跑"后，慢慢就会开口说"跑"字了。

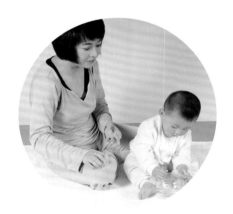

◆ 宝宝哲睿：哲睿很喜欢玩套碗游戏，他现在已经可以很熟练地将两个碗套在一起啦。

二 宝宝的喂养方法：营养充足长得快

自从奶类食物退居次要地位后，妈妈就天天变着法儿给壮壮做好吃的，加上壮壮也不挑食——鸡、鸭、鱼肉样样不拒绝，蔬菜水果也很喜欢，所以人如其名，小身板长得壮壮的。宝宝即将满周岁啦，妈妈在喂养方面要做出哪些相应的调整呢？

▶ 本月宝宝喂养须知

在壮壮爸妈的精心呵护下，壮壮从一团小肉球变成了今天这个身体倍儿棒的"壮小伙"。看来，壮壮爸妈在喂养宝宝这方面还真有一套。这个月他们究竟是怎么喂养壮壮的呢？

❗ 继续执行断奶计划

长时间哺乳后，妈妈和宝宝都会形成一定的惯性，如到一定时间，宝宝会要求吃奶，而妈妈的乳房也会有胀满的感觉等。断奶期间，妈妈要抑制住想主动给宝宝喂奶的冲动。如果宝宝要求吃奶，妈妈就喂他，但妈妈不要主动提醒他要吃奶了。妈妈要避免给他任何有关"吃奶时间到了"的暗示。

❗ 坚持供应奶制品

宝宝快1岁了，开始从乳类为主食逐渐向正常饮食过渡，但这不等于完全断绝奶制品供应。即使已断了母乳，每天也应该给宝宝喝配方奶，要保证宝宝每天摄入400～500毫升配方奶，因为它不仅易消化，而且营养丰富，能提供给宝宝身体发育所需要的各种营养素。

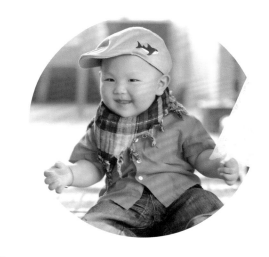

❗ 断奶后要合理安排饮食

经常有宝宝断奶后变瘦的情况发生，虽说引起的原因很多，但膳食安排不当是最主要的原因。因此，探讨一下刚断奶的宝宝应该吃什么是很有必要的。

吃营养丰富、细软、容易消化的食物

1岁的宝宝咀嚼能力和消化能力都很弱，吃粗糙的食品不易消化，易导致腹泻。因此，妈妈要注意给宝宝吃一些软、烂的食品。一般来讲，主食可吃软面条、米粥、小馄

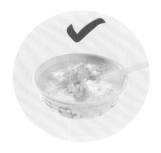

◆ 青菜粥极易消化，妈妈可经常给宝宝吃。

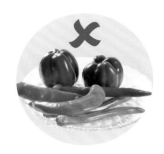

◆ 避免给宝宝吃刺激性食物。

食上，除了吃米、面外，还要给宝宝补充一些豆类、薯类等；在副食方面，可让宝宝适当吃些豆制品及各类绿叶蔬菜等。如此，不仅可以给宝宝补充其生长发育所需的各种营养素，还能增强宝宝的食欲。

避免吃刺激性强的食物

刚断奶的宝宝，在味觉上还不能适应刺激性强的食品，其消化道对此也很难适应，因此，妈妈应避免给宝宝吃辛、香、麻和辣等的食物，调味品也应避免。

良好的卫生习惯

养成良好的卫生习惯对于刚断乳的宝宝来说也是极其重要的。母乳是卫生无菌的，且母乳中又有使机体免受侵害的免疫性物质，断奶的宝宝则失去了这些有利的条件。因此，断奶后，妈妈一定要注意宝宝食物及餐具的卫生，要给宝宝准备单独的餐具，让宝宝使用消过毒的碗筷等。另外，也要培养宝宝建立良好的卫生习惯，如饭前、便后要洗手等。

饨等，副食可吃肉末、肉松、菜泥和蛋羹等。

食品多样化

每种食物有其特定的营养构成，因此，只有各种食物都品尝，才能保证机体摄入足够丰富的营养。不仅如此，每天总吃同样的食物，还会使宝宝厌食，从而导致某些方面营养不足，因此，宝宝的食品要多样化。妈妈在主

▶ 独立，从吃饭开始

独立吃饭，是衡量宝宝自理能力和爸爸妈妈教养水平的依据。宝宝不会自己吃饭，主要是因为爸爸妈妈担心宝宝没有吃饱，或者嫌他吃得太慢，不给宝宝提供自己练习的机会。快满周岁的宝宝，妈妈应该多让宝宝自己动手吃饭，可以尝试以下一些方法：

❶ 让宝宝用手抓食物

随着宝宝一天天长大，他会想自己用手抓起食物来吃。这时，爸爸妈妈千万不要觉得烦，应让宝宝用手抓着吃。最初，可先让宝宝抓面包片、磨牙饼干吃；再把水果块、煮熟的蔬菜等放在他面前，让他抓着吃。刚开始时，一次少给他一点，以防他把所有的东西一下子全塞进嘴里。

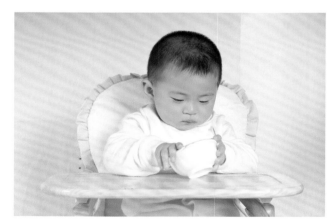

◆ 宝宝哲睿：妈妈不妨试着让宝宝自己用手抓吃饭，不过，饭前一定要将宝宝的小手洗干净哦。

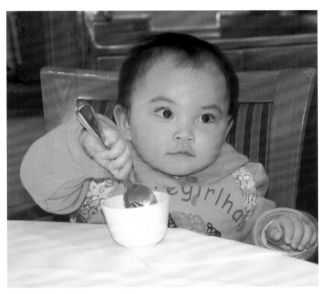

◆ 宝宝烊旸：妈妈可以试着将勺子交给宝宝，让宝宝学着自己吃饭。

把勺子交给宝宝

给宝宝喂饭最让妈妈头痛的莫过于宝宝总是要抢勺子。大多数妈妈这时会失去耐心，甚至对宝宝大吼大叫，这样宝宝学习吃饭的热情就会被扼杀。其实爸爸妈妈应该多一点耐心、多一点容忍，要照顾到宝宝的实际情况，可以给宝宝用较重的、不易掀翻的盘子或者底部带吸盘的碗。当宝宝吃累了，用勺子在盘子里乱扒拉时，妈妈要及时把盘子拿开；当宝宝成功吃到时，妈妈一定要称赞和夸奖宝宝。

爸爸妈妈的心态很重要

在宝宝吃饭的问题上，爸爸妈妈的心态很重要。宝宝的口味几乎随时会发生改变，所以有时当你精心制作好他上一顿喜欢吃的东西时，他也许会一口也不吃。这时，你

的宝宝并不是存心捣蛋，只是他真的不想吃，可能是他不喜欢这种做法而非这东西，妈妈此时可以换一种制作方法试试。

良好的饮食习惯

爸爸妈妈要告诉宝宝，吃饭就是吃饭，要规规矩矩地坐在饭桌前，定时定量，不要让宝宝养成一边吃饭一边看电视或玩玩具的坏习惯。

轻松愉悦的就餐气氛

吃饭时，爸爸妈妈可以告诉宝宝哪些食物好吃、哪些有营养，唤起宝宝对吃饭的兴趣。饭桌上的教育只是一部分，爸爸妈妈平时也要有意识地向宝宝灌输"好好吃饭，长得更快，变得更聪明"之类的观点。

不要总是强迫宝宝多吃

爸妈不必担心宝宝会饿着，如果他饿了，他会主动要求吃东西的。如果总是强迫宝宝吃饭，只会使他的胃口变差，从而导致厌食。爸爸妈妈应心平气和地对待宝宝的吃饭问题，不要因为宝宝吃得多而表扬他，也不要因为他吃得少而表现得失望。如果宝宝一时不想吃，过了吃饭时间可以先把饭菜撤下去，等宝宝饿了，再热热给他吃。这样几次过后，宝宝就会形成这样一种意识：不好好吃饭就意味着挨饿，接下来自然就会按时吃饭了。

宝宝能自己吃了，不要再喂他

宝宝能独立吃饭了，有时他反而想要妈妈喂。这时，如果爸爸妈妈觉得他反正会自己吃了，再喂一喂没有关系，那就很可能前功尽弃。如果宝宝坚持让爸爸妈妈喂，爸爸妈妈可以简单地喂他几口，然后就漫不经心地表示他已经吃饱了，这样，他如果还想吃的话，就得自己吃。

异常状况早知道：健健康康快乐多

现在，不少宝宝已经学会了独立行走，活动范围也越来越广，不过宝宝的抵抗力还比较弱，所以要注意预防传染病。满周岁的宝宝能吃的东西更多了，但宝宝胃肠娇嫩，再加上宝宝不会分辨食物的好坏，因此也常出现不少健康问题。在宝宝成长的每个阶段，爸爸妈妈都要与妨碍宝宝健康成长的状况斗智斗勇，现在准备好应对这些问题了吗？

▶ 手足口病：小心传染

表姐打来电话告诉晶晶妈说诺诺患了手足口病，前几天晶晶跟诺诺一起玩了，问晶晶是否被传染了。晶晶妈放下电话就火急火燎地将晶晶全身上下检查了遍，并未发现什么异常，一颗心稍稍放宽了些。但是晶晶妈上网查了资料后才知道手足口病的潜伏期有1周，立刻又担心起来。手足口病，到底是个啥病啊？

❗ 了解手足口病症状，及时发现宝宝病情

手足口病是由数种肠道病毒引起的传染病，该病的主要症状表现为发病初期出现咳嗽、流鼻涕、烦躁、哭闹等症状，多数不发热或有低热，发病1~3天后口腔内、口唇内侧、舌、软腭、硬腭、颊部、手足心、肘、膝、臀部和前阴等部位出现小米粒或绿豆大小，且周围发红的灰白色小疱疹或红色丘疹，后转为疱疹，疹子不痒、不痛、不结痂、不结疤、不像蚊虫咬、不像药物疹、不像口唇牙龈疱疹，也不像水痘。口腔内的疱疹破溃后即出现溃疡，导致宝宝常常流口水，不能吃东西。如果疱疹破溃，极容易传染。手足口病具有流行面广、传染性强、传播途径复杂等特点。

手足口病病毒可以通过唾液飞沫或带有病毒的苍蝇叮爬过的食物，经鼻腔、口腔传染给健康的宝宝，也可以直接接触传染。重症患儿病情发展快，甚至可引起小儿心肌炎、肺水肿、无菌性脑膜炎等并发症，容易导致死亡。

该病没有免疫性，宝宝患过一次后还可能再患，所以爸爸妈妈在做好预防的同时也要了解一些手足口病的家庭护理以及饮食调理方法。

❗ 宝宝患病，妈妈要科学护理

手足口病具有较强的传染性，一旦发现宝宝患上手足口病，应该及时就医，避免宝宝与外界接触。若宝宝症状较轻，可在家休息治疗。在家时，妈妈可采取以下方法护理宝宝。

皮疹护理

手足部皮疹初期可涂炉甘石洗剂，有疱疹形成或疱疹破溃时可涂0.5%碘伏。宝宝臀部有皮疹，妈妈应注意随时清理宝宝的大小便，以保持宝宝臀部的清洁干燥。

妈妈要注意保持宝宝的皮肤清洁、防止感染；宝宝的衣服要舒适、柔软，经常更换；可把宝宝的指甲剪短，必要时包裹宝宝的双手，以防抓破皮疹。

口腔护理

由手足口病所引发的口腔溃疡会导致宝宝拒食、流

涎、哭闹不眠等，所以要常常清洁宝宝的口腔。饭前饭后，都要用生理盐水给宝宝漱口。如果宝宝还很小，不会漱口，妈妈可用棉签给生理盐水轻轻地清洁宝宝口腔。

注意降温

重症的手足口病患儿可能会伴有发热症状。如果宝宝的体温在37℃～38.5℃，妈妈要注意给宝宝散热、降温，可以通过喝温水及洗温水浴的方法降温。

做好家庭物品的消毒工作

要积极做好家中物品的消毒工作。如果餐具是耐高温的材料，可以煮沸20分钟；玩具、衣物、书籍等可以在阳光下暴晒；污染严重（如被患儿粪便污染）的衣物或床上用品可用含氯消毒剂（如84消毒液）浸泡30分钟，浸泡完要将消毒剂冲洗干净等。

饮食得当

宝宝在夏季得病，容易造成脱水和电解质紊乱，妈妈需要给宝宝适当补水，要让宝宝好好休息，多喝温开水。患病期间，宝宝可能会因发热、口腔疱疹、胃口较差而不愿进食，这时要给宝宝吃清淡、易消化的流质或半流质食物，避免让宝宝吃辛辣或过咸等刺激性食物，也不要让宝宝吃鱼、虾、蟹等水产品。

▶ 宝宝厌食：养成良好习惯最重要

厌食是一种症状而非一种独立的疾病，指的是宝宝在较长的一段时间内食欲不振甚至拒食的一种现象，以1～6岁小儿较为常见。如果厌食的时间持续较长，就会影响宝宝正常的生长发育。

❶ 宝宝为什么会厌食呢

宝宝厌食的原因有疾病因素也有非疾病因素。实际上，由疾病引起的婴幼儿厌食的临床比率是比较低的，绝大多数的宝宝厌食都是由不良的饮食习惯和喂养方式所导致的。不良的饮食习惯主要包括以下几种。

饮食不规律

宝宝饮食没有规律，进食的时间不固定，时间或延长或缩短，导致胃肠正常的消化规律被打乱。

高蛋白、高糖食物要适量

爸爸妈妈过多地给宝宝喂食高蛋白、高糖的饮食，损伤了胃肠，引起消化不良，使宝宝食欲下降。

零食不宜吃多

宝宝吃零食过多，导致胃肠道蠕动受影响和消化液分泌紊乱，从而引起厌食。

滥用补品

服药太多或滥用保健品，增加胃肠消化吸收的负担，也会增加宝宝患厌食症的概率。

最后，需要提醒妈妈的是，有时候宝宝厌食也可能是因为宝宝患了器质性的疾病，如身体局部或全身性疾病、胃肠道疾病等。

❶ 宝宝厌食时的家庭护理要点

宝宝一旦出现厌食现象，爸爸妈妈千万不要焦虑慌张，尤其不要在宝宝面前表现出忧心的样子。

首先，爸爸妈妈应该更加爱护自己的宝宝，多给他鼓励和关爱。

其次，对于疾病因素引起的厌食，爸爸妈妈要让宝宝积极配合治疗原发病，对于较为严重的疾病要到医院诊治；如果是非疾病因素引起的厌食，则要纠正宝宝不良的饮食习惯，培养其养成良好的饮食习惯。

四 父母早教有方：宝宝聪明健康有道

这个月的宝宝有着强烈的好奇心和学习能力，他们会带着好奇心到处活动。有些妈妈会左一句"危险"、右一句"不要"地劝阻宝宝，殊不知，对宝宝过度保护，会使宝宝失去探索的欲望。这时，妈妈正确的做法是带着宝宝一同做游戏，让宝宝在游戏中认识精彩的世界。

▶ 益智亲子游戏

在给本月宝宝选择亲子游戏时，妈妈要注重宝宝的智力培养、认识事物和身体的协调能力，和宝宝玩游戏的时候妈妈要多用语言交流，用语言指导，让宝宝自己动手、动脑。

🛈 拆礼物：让宝宝理解物体的恒存性

我们都喜欢收到礼物，不过对宝宝们来说，打开礼物的包装才是最重要的。在这个过程中，宝宝的兴奋感来自发现和用自己的手指做了想做的事。在这个游戏中，"礼物"实际上有可能是宝宝已经玩了几个月的旧玩具，不过这完全没有关系——打开包装的惊喜才是最重要的。

这个游戏可以训练宝宝的手眼协调性，帮助宝宝理解物体的恒存性。

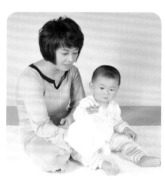 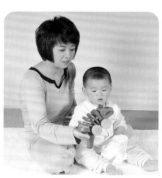 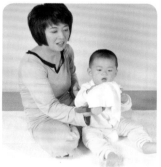 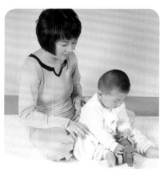

01 妈妈先用一块毛巾"包"住一个小号玩具，如玩具小车，把"包装"好的礼物拿给宝宝。

02 宝宝会打开毛巾，高兴得大声尖叫，而且会要求再来一遍。

03 做这个游戏的时候，妈妈也可以用毛巾将玩具盖上一半，让宝宝动手拿掉毛巾。

04 当宝宝拿掉毛巾后，妈妈就可以将玩具交给宝宝，让宝宝尽情地玩耍。

推圆筒：提高宝宝的思维能力和自我意识

在这个月，爸爸妈妈可以和宝宝一起玩推圆筒的游戏。

这个游戏可以通过宝宝的手的动作发展，使宝宝初步的思维能力和自我意识得到提高。在做游戏的时候，妈妈一定要注意，要宝宝把推的动作和圆筒倒下来联系在一起需要多次重复练习。妈妈千万不要为宝宝无法完成这一游戏而急躁，一定要耐心地引导和鼓励宝宝进行练习。游戏方法如下。

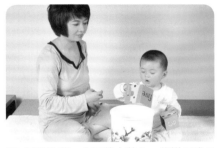 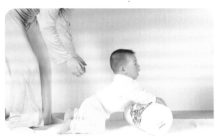

01 妈妈先在一个圆筒中装入一些饼干或是小玩具，并将圆筒放到宝宝面前，让宝宝施展"推"筒之术，同时用手示意宝宝做推的动作。

02 当宝宝推倒圆筒时，妈妈还可以让宝宝玩一会儿玩具或是吃一块饼干，以表示对宝宝的鼓励。

汽车开动啦：开发宝宝智力

妈妈可以和宝宝一起玩"汽车开动啦"的游戏。在做这个游戏之前，首先要准备一根长1米、宽30厘米的木板（若没有，则可以用其他类似物品代替），垫木板的板凳以及一辆玩具小汽车。这些东西准备好之后，妈妈就可以和宝宝开始游戏了。

接下来可以重复这个游戏，让宝宝慢慢感觉汽车上去要用力，下来可以自己跑。这个游戏可以训练宝宝的方向感，认识上、下、去、来，有助于开发宝宝智力。

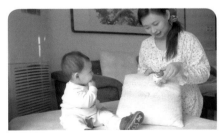 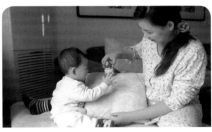 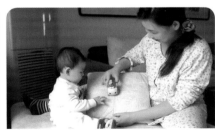

01 妈妈让宝宝手拿小汽车，先从高处往下开。汽车很快从斜面开下来，妈妈就告诉宝宝："汽车开下来了喽。"

02 再让宝宝拿小汽车从下面往上开。当小汽车开不上去时，妈妈提示宝宝："汽车上坡开不动，要加油，要推，宝宝用手推上去。"

03 妈妈和宝宝一边推一边发出"嘟嘟嘟"的声音，一直开到上面，再从上面开下来。开下来时让宝宝注意方向。

▶ 体能训练

　　壮壮妈总是在育儿中融合运动，让宝宝不知不觉爱上运动，如与宝宝玩寻宝、捉迷藏的游戏，宝宝在寻找途中，会运用他的肢体移动位置，不管是爬、磨蹭还是走，都可以让他充分发展体能，宝宝也会玩得很高兴。

❗ 串成串：强化宝宝精细动作技能

　　现在，那些圆形的小东西对宝宝来说有着极大的吸引力，因为他正在学习掌握用2个手指捏取物品呢。

　　做这个游戏之前，妈妈首先要准备一个小碗或盘子，在里边放一些带有适中圆孔的"O"形谷物食品或者玩具。截一段约50厘米长的线绳或塑料绳，或使用一根带有塑料封头的细鞋带。

　　这个小游戏可以锻炼宝宝的精细动作和手眼协调性。

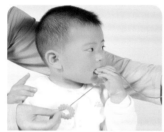 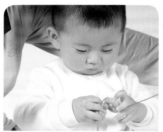 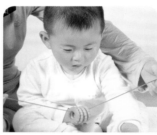 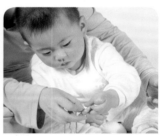

01 妈妈向宝宝示范如何将线绳穿过"O"形谷类食品或玩具的圆孔。

02 让宝宝自己试着动手将线绳穿过"O"形谷类食品或玩具的圆孔。

03 刚开始，宝宝很难完成这一任务。别着急，妈妈要向宝宝多示范几次动作。

04 让宝宝再次动手将线绳穿过"O"形谷类食品或玩具的圆孔。现在，宝宝已可以成功完成这一动作啦。

❗ 走楼梯：改变直膝行走

　　宝宝刚开始直立行走时往往是直膝行走，且为了保持平衡，宝宝的两条腿分得比较开。改变直膝行走最好的方法就是带宝宝一起走楼梯。之所以要这么做，是因为楼梯的台阶会迫使宝宝屈膝抬腿。

　　走楼梯的方法为：爸爸妈妈在宝宝前面拉住宝宝的双手后，让宝宝慢慢地跟着走即可。

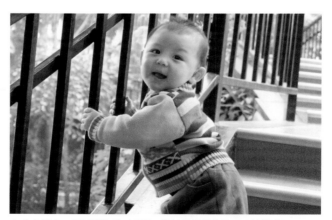

◆ 宝宝耕宇：经过训练后，已经可以扶着楼梯的扶手下楼梯啦。

附录

宝宝每月身体发育指标参考表

男宝宝的身体发育指标

月份	身高	体重	头围	胸围
出生时	平均50.4厘米 47.1~53.8厘米	平均3.3千克 2.5~4.1千克	平均34.3厘米 31.9~36.7厘米	平均32.3厘米 29.3~35.3厘米
满月时	平均56.9厘米 52.3~61.5厘米	平均5.1千克 3.8~6.4千克	平均38.1厘米 35.5~40.7厘米	平均37.3厘米 33.7~40.9厘米
1~2月	平均60.4厘米 55.6~65.2厘米	平均6.2千克 4.8~7.6千克	平均39.7厘米 37.1~42.3厘米	平均39.8厘米 36.2~43.4厘米
2~3月	平均63.0厘米 58.4~67.6厘米	平均7.0千克 5.4~8.6千克	平均41.0厘米 38.4~43.6厘米	平均41.6厘米 37.4~45.8厘米
3~4月	平均65.1厘米 60.7~69.5厘米	平均7.5千克 5.9~9.1千克	平均42.1厘米 39.7~44.5厘米	平均42.3厘米 38.3~46.3厘米
4~5月	平均67.0厘米 62.4~71.6厘米	平均8.1千克 6.3~9.9千克	平均43.0厘米 40.6~45.4厘米	平均43.0厘米 39.2~46.8厘米
5~6月	平均68.6厘米 64.1~73.1厘米	平均8.4千克 6.6~10.2千克	平均44.1厘米 41.5~46.7厘米	平均43.9厘米 39.7~48.1厘米
6~7月	平均70.1厘米 65.5~74.7厘米	平均8.8厘米 6.9~10.7厘米	平均45.0厘米 42.4~47.6厘米	平均44.9厘米 40.7~49.1厘米
7~8月	平均71.5厘米 66.5~76.5厘米	平均9.1千克 7.2~11.0千克	平均45.1厘米 42.5~47.7厘米	平均45.2厘米 41.0~49.4厘米
8~9月	平均72.7厘米 67.9~77.5厘米	平均9.3千克 7.2~11.4千克	平均45.5厘米 43.1~47.9厘米	平均45.6厘米 41.6~49.6厘米
9~10月	平均73.9厘米 68.9~78.9厘米	平均9.5千克 7.5~11.5千克	平均45.8厘米 43.2~48.4厘米	平均45.9厘米 41.9~49.9厘米
10~11月	平均75.3厘米 70.1~80.5厘米	平均9.8千克 7.7~11.9千克	平均46.3厘米 43.7~48.9厘米	平均46.2厘米 42.2~50.2厘米
11~12月	平均77.3厘米 71.9~82.7厘米	平均10.1千克 8.0~12.2千克	平均46.5厘米 43.9~49.1厘米	平均46.5厘米 42.5~50.5厘米

宝宝每月身体发育指标参考表

女宝宝的身体发育指标

月份	身高	体重	头围	胸围
出生时	平均49.8厘米 46.6~53.1厘米	平均3.1千克 2.4~3.9千克	平均33.9厘米 31.5~36.3厘米	平均32.2厘米 29.4~35.0厘米
满月时	平均56.1厘米 51.7~60.5厘米	平均4.8千克 3.7~5.9千克	平均37.4厘米 35~39.8厘米	平均36.5厘米 32.9~40.1厘米
1~2月	平均59.2厘米 54.6~63.8厘米	平均5.7千克 4.4~7.0千克	平均38.9厘米 36.5~41.3厘米	平均38.7厘米 35.1~42.3厘米
2~3月	平均61.6厘米 57.2~66.0厘米	平均6.4千克 5.0~7.8千克	平均40.1厘米 37.7~42.5	平均39.6厘米 36.5~42.7厘米
3~4月	平均63.8厘米 59.4~68.2厘米	平均7.0千克 5.5~8.5千克	平均41.2厘米 38.8~43.6厘米	平均41.1厘米 37.3~44.9厘米
4~5月	平均65.5厘米 60.9~70.1厘米	平均7.5千克 5.9~9.1千克	平均42.1厘米 39.7~44.5厘米	平均41.9厘米 38.1~45.7厘米
5~6月	平均67.0厘米 62.4~71.6厘米	平均7.8千克 6.1~9.5千克	平均43.0厘米 40.4~45.6厘米	平均42.9厘米 38.9~46.9厘米
6~7月	平均68.4厘米 43.6~73.2厘米	平均8.2厘米 6.4~10.0厘米	平均43.8厘米 42.2~45.4厘米	平均43.7厘米 39.7~47.7厘米
7~8月	平均70.0厘米 65.4~74.6厘米	平均8.5千克 6.7~10.3千克	平均44.2厘米 41.5~46.9厘米	平均44.1厘米 40.1~48.1厘米
8~9月	平均71.3厘米 66.5~76.1厘米	平均8.7千克 6.7~10.7千克	平均44.5厘米 42.1~46.9厘米	平均44.4厘米 40.4~48.4厘米
9~10月	平均72.5厘米 67.7~77.3厘米	平均8.9千克 7.1~10.7千克	平均44.8厘米 42.4~47.2厘米	平均44.7厘米 40.7~48.7厘米
10~11月	平均74.0厘米 68.8~79.2厘米	平均9.2千克 7.2~11.2千克	平均45.2厘米 42.6~47.8厘米	平均45.1厘米 41.1~49.1厘米
11~12月	平均75.9厘米 70.3~81.5厘米	平均9.4千克 7.6~11.2千克	平均45.4厘米 43.0~47.8厘米	平均45.4厘米 41.4~49.4厘米